# 骨科常见病临床诊治与康复

连世超　等主编

吉林科学技术出版社

图书在版编目（ＣＩＰ）数据

骨科常见病临床诊治与康复 / 连世超等主编. -- 长
春：吉林科学技术出版社，2023.7
ISBN 978-7-5744-0299-7

Ⅰ.①骨... Ⅱ.①连... Ⅲ.①骨疾病－诊疗②骨疾病
－康复 Ⅳ.①R68

中国国家版本馆 CIP 数据核字(2023)第 063666 号

# 骨科常见病临床诊治与康复

主　　编　连世超等
出 版 人　宛　霞
责任编辑　张　凌
封面设计　史晟睿
制　　版　张灏一
幅面尺寸　185mm×260mm
开　　本　16
字　　数　300 千字
印　　张　14.25
印　　数　1–1500 册
版　　次　2023年7月第1版
印　　次　2023年10月第1次印刷

出　　版　吉林科学技术出版社
发　　行　吉林科学技术出版社
地　　址　长春市福祉大路5788号
邮　　编　130118
发行部电话/传真　0431-81629529 81629530 81629531
　　　　　　　　　　　81629532 81629533 81629534
储运部电话　0431-86059116
编辑部电话　0431-81629518
印　　刷　廊坊市印艺阁数字科技有限公司

书　　号　ISBN 978-7-5744-0299-7
定　　价　110.00元

# 前 言

骨科学历史悠久，创伤是骨科最常见的疾病，对于创伤疾病的治疗，传统的骨科治疗方法一直在发挥着重要的作用，并且还向西方医学学习，积极利用手术的方法治疗创伤疾病，形成了中西医结合治疗创伤疾病的典范。骨科的学习仅仅依靠教科书是不够的，还需要大量的临床实践。因此，我们在参阅国内外最新研究成果的基础上，总结了大量的临床经验，编写了本书。

本书以向临床医生提供一本简易、实用、便查的骨科手边书为目的。所以，我们在编写过程中，力求做到知识系统连贯、深入浅出、通俗易懂，突出了常见病、多发病的诊断及治疗方法，以适应临床医生的需要。本书主要讲述了骨科学发展史，骨科疾病的分类与病理生理、主要症状、临床检查、实验室检查、影像学检查、治疗，以及骨科手术的麻醉；临床部分以骨科临床常见病、多发病为纲，着重阐述了临床常见骨科疾病的病因病机、诊断及鉴别诊断、治疗、具有先进水平的手术理念和技术，以及预防为先的理念及具体方法。

本书具有较强的科学性和实用性，在编写过程中我们进行了许多有益的探索和尝试。但是由于我们的精力和水平有限，定有诸多欠缺和不尽如人意之处。希望各位同行和广大读者批评指正。

# 目　录

# 第一章 骨伤诊断学总论

骨折是骨科学的一个主要组成部分，在骨关节损伤中占80%以上；且随着高速公路的发展与工矿事业的蒸蒸日上，其发病率将会更高，因此每位骨科医师均应倍加重视，尤其是正确的诊断与合理而及时的治疗，显得尤为重要。

## 第一节 骨折的定义、致伤机制及分类

### 一、骨折的定义

骨或软骨组织遭受暴力作用引起骨组织或软骨组织连续性部分或全部中断或丧失称为骨折。骨折在生物力学特性上表现为在外力作用下，骨组织某一区域的应力超过骨材料所能承受的极限强度而导致的骨材料的断裂。骨骼本身有病变者在遭到外力时发生骨折，则称为病理性骨折。

### 二、致伤机制

引起骨折的暴力主要有以下4种。

1.直接暴力

当外力直接作用于骨骼局部，并引起骨折者，属直接暴力。其中以工矿交通事故、斗殴及战伤为多见。因暴力直接作用于局部，致使软组织损伤较重，易引起开放性骨折，尤其表浅的胫骨中下段为多见。骨折如发生在前臂或小腿时，两骨折线常在同一水平面上，此时骨折端多呈横形或粉碎形。

2.间接暴力

指外力通过传导、杠杆或旋转等作用，间接地引起骨折者，以四肢及脊柱为常见。骨折多发于骨骼结构薄弱处，软组织损伤一般较轻，骨折线以斜形及螺旋形为多见，在脊柱上则多表现为楔形压缩或爆裂状。如发生在小腿或前臂时，双骨的骨折线多不在同一平面。

3.肌肉拉力

当肌肉突然猛烈收缩时，可间接产生强大的拉应力，以致附着点处骨折，以撕脱骨折多见。临床上常见的有：股四头肌所引起的髌骨骨折（多为横断骨折，而跪下跌倒所引起的髌骨骨折则多为粉碎性），肱三头肌所致的尺骨鹰嘴骨折或肱骨干骨折，缝匠肌引起的髂前上棘骨折，股直肌所造成的髂前下棘骨折，以及腰部肌群所引起的横突骨折等。此种骨折多较单纯，少有血管神经损伤者。

4.慢性压应力

由于骨骼长期处于超限负荷，以致局部压应力增加而产生骨骼疲劳，渐而骨小梁不停地断裂（可同时伴有修复过程），以致形成骨折。其中以长途行军的第二、三跖骨骨折和风镐手的前臂骨折等为多见。除上述外力致伤机制外，尚与骨骼本身的解剖特点、年龄差异、健康状态及骨骼本身有无病变等密切相关。

### 三、骨折的分类

根据分类的角度不同，其名称及种类各异，现将临床上常用的分类叙述如下。

（一）因致伤原因不同

1.外伤性骨折

指因外界暴力或肌肉拉力作用而引起骨骼连续性中断者。

2.病理性骨折

系骨组织本身已存在病变，当遇到轻微外力，甚至无明显外伤情况下引起骨折者。

3.应力性骨折

又称疲劳性骨折，由于骨组织长期承受过度的压应力，逐渐引起受力最大一侧的骨膜及骨小梁断裂，并渐而扩大波及整个断面者。

（二）视骨折之程度不同

1.不完全性骨折

指骨骼断面上骨小梁部分断裂，骨骼仅部分失去连续性者，可无移位或仅有轻度成角移位，以儿童为多见。其又可分为如下五种类型。

（1）青枝骨折：多发生在小儿长管骨，因其骨膜较厚，当遭受的外力突然中止，则可引起仅一侧骨膜及骨皮质断裂，而另一侧完整。似树枝被折断状，故又称柳枝骨折或青枝骨折。此种骨折常在骨折端出现三角形骨块，其底边位于受力侧。

（2）裂缝骨折：以成年人为多见，仅在骨皮质上出现一个裂隙征，骨骼的连续性大部分仍存在。

（3）楔形骨折：见于脊椎骨，尤以胸腰段受屈曲暴力影响而出现前方压缩、后方完整或基本完整之楔状外观。

（4）凹陷骨折：指扁平骨，如颅骨及骨盆等，外板受外力作用后呈塌陷状，内板完整。

2.完全骨折

指骨骼完全断裂并分成两块或多块者，此型临床上最为多见。

（三）依照骨折线之走行方向不同

1.横形骨折

指骨折线与骨骼长轴呈垂直状者。

2.斜形骨折

骨折线与骨骼纵轴呈斜形走向者。

3.螺旋形骨折

多因旋转暴力致骨折线与骨骼纵轴呈螺旋状外观者。

4.压缩形骨折

块状松质骨呈纵向或横向压缩、体积变小及密度增加者。

5.撕脱骨折

指因肌肉或韧带突然收缩而将附着点之骨骼撕裂者，骨折片多伴有移位。

6.青枝骨折

如前所述，呈柳枝受折状，并出现三角形骨块的不完全性骨折。

7.粉碎骨折

指骨骼在同一部位断裂，骨折块在 3 块以上者。

8.脱位骨折

关节处骨折合并脱位者。

9.纵形骨折

指骨折线沿骨骼纵轴方向延伸者。

10.蝶形骨折

指骨盆双侧坐骨支与耻骨支同时骨折者，因其形状似蝶状而得名。

11.T 型、Y 型及 V 型骨折

指股骨与肱骨下端的骨折线似"T"型（髁上+髁间骨折）、"Y"型（内、外髁+髁间）及"V"型（内外髁骨折）者。

12.爆裂性骨折

指松质骨骨折时，其骨折块向四周移位者，多见于椎体及跟骨。前者易引起脊髓损伤。

（四）视骨折后局部稳定性程度不同

1.稳定性骨折

指复位后不易发生再移位者，多见于长管骨之横形、嵌入性及不完全性骨折，椎体之压缩性骨折及扁平骨折。

2.不稳定性骨折

指复位后不易或无法持续维持对位者。治疗较复杂，常需牵引、外固定或手术疗法。多见于长管骨之斜形、粉碎性及螺旋形骨折等。

（五）按照骨折在骨骼上的解剖部位

1.骨干骨折

指长管骨骨干部骨折者，又可分为上 1/3、中 1/3 及下 1/3 等；亦可再延伸分出中上 1/3 及中下 1/3 等。

2.关节内骨折

凡骨折线波及关节表面（囊内）骨折统称关节内骨折。需要解剖对位，治疗较为复杂。

3.干骺端骨折

长骨两端之干骺部骨折者（骨折线波及关节面时，则属关节内骨折）。

4.骨骺损伤

指儿童骨骺部受累者，临床上分为骨骺分离、骨骺分离伴干骺端骨折、骨骺骨折、骨骺和干骺端骨折、骨骺板挤压性损伤等五型。以骨骺分离为多见，此时可伴有骨折片撕脱。

5.脱位骨折

即骨折与邻近关节脱位并存者。

6.软骨骨折

系关节内骨折的特殊类型，多需要借助关节镜或 MRI 等进行确诊。

（六）依据骨折端是否与外界交通

1.闭合性骨折

骨折处皮肤完整、骨折端与外界空气无交通者。

2.开放性骨折

凡骨折端刺穿皮肤或黏膜，或外来暴力先引起皮肤破损，再伤及骨骼，引起骨折并与外界相交通者，即为开放性骨折。因暴力往往较大，易伤及软组织并伴有血管神经损伤，诊断时应注意。又因骨折局部多受污染，故感染的机会较大，治疗时应注意抗感染。

（七）按骨折是否伴有邻近神经血管损伤

1.单纯性骨折

指不伴有神经、血管或脏器损伤者。

2.复杂性骨折

除骨折外，尚伴有邻近神经、血管或脏器损伤者，多为高能量损伤所致。

## 第二节　骨折的临床表现

### 一、外伤史

除病理性骨折外，一般均有明确的外伤史，应详细了解患者年龄，所从事的职业及受伤的时间，致伤机制，外力的大小、作用方向及持续时间，受伤时周围的环境尤其是污染情况，有无畸形发生，以及伤后处理情况等。在诸外伤中，以间接暴力（多引起闭合性骨折）及直接性暴力（多为开放性骨折）为多见。在运动损伤中，肌肉拉力所致的骨折则明显高于其他类型。而在参与军事或强度训练等专门人群中，则以慢性应力性损伤为多发。以上特点在患者来诊时应详细了解。

### 二、主诉与症状

（一）疼痛

为骨折患者的首发症状，且较剧烈，尤其在移动骨折局部时疼痛更甚。主要由于受伤局部，尤其是骨折处的骨膜感觉神经遭受刺激所致。

（二）异常活动

四肢长管骨完全骨折时，患者可突然发现肢体有异常活动出现，并伴有难以忍受的剧痛。但在不完全性骨折或周围肌肉处于持续痉挛状态的患者，肢体异常活动可不出现或不明显。

（三）功能障碍

由于骨骼连续性中断，任何波及骨折局部的活动均可引起剧痛，以致呈现明显的功能障碍。上肢骨折者表现为持物困难，下肢骨折者则无法站立，更不能行走；脊柱骨折除表现为脊柱活动障碍外，若有脊髓损伤，尚可表现为损伤平面以下的神经功能缺失。但对某些不完全性骨折、嵌入性骨折或感觉迟钝的高龄患者，功能障碍可不明显，仍可勉强步行、骑车等，此在临床检查时应注意，切勿漏诊。

### 三、体征

视骨折的部位、类型、数量及伤后时间等不同，其体征差别较大，在检查时应区别对待。

（一）全身症状

包括以下 5 点。

1.休克

是否出现与严重程度视伤情而定，严重、多发性骨折或伴有内脏等损伤者容易出现。依据损伤程度、持续时间及其他因素不同，休克的程度差别亦较大。

2.体温升高

骨折后全身反应表现的一种，骨折断端之血肿吸收而出现反应性全身体温升高，其程度及持续时间与血肿之容量成正比。一般于伤后 24h 出现。

3.白细胞增多

多于伤后 2～3d 出现白细胞数略有增高。此外，红细胞沉降率亦稍许增快。

4.伴发伤

凡致伤机制复杂或身体多处负伤者，易伴发其他损伤。也可由骨折端再损伤其他组织，并出现相应的症状，在检查时应力求全面，以防漏诊。

5.并发症

主要指骨折所引起的并发症。除早期休克及脂肪栓塞综合征外，中、后期易发生坠积性肺炎、泌尿系感染、褥疮等，均需注意观察，及早发现。

（二）局部症状

根据骨折的部位，受损局部解剖状态及骨骼本身的特点等差异，其所表现的症状亦轻重不一，差别较大。

1.肿胀

骨折断端出血，软组织损伤及局部外伤性反应等所致。四肢骨折肿胀出现较早，部位深在的椎体骨折等则难以显露。

2.瘀斑、血肿及水疱

除不完全性骨折外，一般四肢骨折均可见明显的水肿。当积血渗至皮下，则出现瘀斑，其大小和面积与局部出血量成正比，并与肢体的部位有关。由于局部肿胀组织液渗透出，当压力达到一定程度后可形成水疱，以肘、踝及腕部等为多见。

3.畸形

骨折的畸形主要包括如下几种。

（1）成角畸形：指骨折远端偏离原来纵轴者。

（2）短缩畸形：指骨折在纵轴方向缩短者。

（3）旋转畸形：指骨折远端向内或向外旋转移位者，并分别称为内旋畸形或外旋畸形。

（4）内、外翻畸形：指关节部骨折端向内或向外成角变位者。

除上述常见之畸形外，不同部位尚可出现诸如餐叉样畸形（桡骨远端骨折）、驼背畸形（胸腰椎骨折）等。畸形的程度除了与损伤程度及暴力方向等有关外，还与骨折端的重力作用及附近肌肉的收缩方向等关系密切。

4.压痛

为各种骨折所共有的基本症状。四肢骨干骨折时，其压痛部位呈环状，此征可与软组织损伤进行鉴别。

5.传导叩痛

当轻轻叩击骨折远端，如下肢叩击足跟，上肢叩手掌或鹰嘴，脊柱则叩击头顶等，患者主诉受损处疼痛剧烈，多系骨折。此项检查对部位深在或不完全性骨折的判定甚为重要，也是与软组织损伤进行临床鉴别诊断的主要依据之一。

### 6.异常活动

四肢上、下两个关节之间的骨干处出现活动者谓之异常活动，此征可作为骨折诊断之依据。一般仅在搬动病人时无意中发现，不宜专门检查，以防增加患者痛苦。甚至会引起休克。

### 7.骨摩擦音

即骨折两断端相抵，发生摩擦时所发出吱吱声。亦可作为确定骨折诊断的依据。骨摩擦音可在搬运患者过程中偶尔发现，应切忌专门检查获取。

### 8.骨传导音

即将听诊器置于胸骨柄或耻骨联合处后，分别叩击双侧上肢或下肢的骨突部，对比测听双侧骨传导音的高低。传导音低或消失的一侧者疑有骨折。因检查不便，故已很少使用。

## 第三节　骨折的诊断

一般骨折的诊断并无困难，尤其四肢长管骨骨干骨折，易于诊断，甚至患者本人也可判定。但波及关节或关节内骨折，且病人处于昏迷、失神经支配等状态下，尤其是骨骺未闭合的骨折者，如临床经验不足，极易漏诊或误诊，必须注意，关节部位尤其是髋关节处漏诊率最高。

由于暴力的强度及机体反应性等不同，不仅骨折的轻重不一，且其并发症亦可有可无，程度相差悬殊。

骨折的诊断主要依据外伤史、主诉、体征及 X 线检查。个别难以诊断的关节内骨折、波及椎管的骨折等，尚需依据 CT 扫描或磁共振成像（MRI）技术。

### 一、病史

主要包括如下 3 个方面。

### 1.外伤史

除对遭受暴力的时间、方向及患者身体（或肢体）的姿势等详细询问外，尚应了解致伤物的种类、场所及外力作用形式等，以求能较全面地掌握致伤时的全过程。这对伤情的判定、诊断及治疗方法选择均至关重要。尤其是脊柱损伤的诊断与治疗，例如颈椎在过屈或过伸状态下所造成的损伤，不仅诊断有别，且其治疗原则亦完全不同。

### 2.急救或治疗史

指在现场及从现场转运到医院前的急救及其治疗过程，其中尤应了解伤肢的感觉与运动改变、止血带的使用情况、脊柱骨折病人搬动时的姿势、途中失血及补液情况、用过何种药物等。

### 3.既往史

主要了解与骨折有关的病史，包括有无骨关节疾患，有无骨质疏松或内分泌紊乱症，以及心、肺、肝、肾功能等。这不仅密切关系到对某些骨折的判定，且常影响到治疗方法的选择及预后。

### 二、症状与体征

**1.全身症状**

一般骨折全身反应并不严重，但股骨、骨盆或多发性骨折者常出现程度不同的休克征，尤其是合并颅脑、胸腹及盆腔脏器伤者，其休克发生率可高达80%以上，甚至出现危及生命的深度休克。全身体温升高一般出现在伤后2d以后。除非合并感染，一般不超过38.5℃。主要是由损伤组织渗出物及血肿被吸收所致，因此也称为"吸收热"。

**2.局部体征**

（1）确诊体征：凡在搬动过程中发现肢体有异常活动，听到骨摩擦音以及在伤口出血中发现有脂肪滴者，基本上可确诊骨折。

（2）重要体征：肢体伤后突然出现明显的成角、旋转及短缩畸形等，均对骨折的诊断具有重要的诊断价值。此外，肢体的环状压痛及传导叩痛，对四肢骨折的诊断及与软组织损伤的鉴别诊断，亦具有重要意义。

（3）参考体征：其他局部症状，如肿胀、血肿、功能障碍及瘀斑等，难以与软组织损伤进行鉴别，故仅可作为骨折诊断时的参考。

**3.神经血管检查**

（1）周围神经损伤：无论是脊柱或四肢骨折，均应对受伤部位以下肢体的运动和感觉功能进行检查，以判定有无神经损伤及其受损的程度与范围等。

（2）四肢血管损伤：凡四肢腕、踝部以上骨折，均应同时检查桡动脉或足背动脉有无搏动及其是否减弱等，以除外四肢血管伤。

### 三、实验室检查

一般无特殊改变，但在24h后，视骨折的程度不同可出现白细胞计数升高或略有增加；红细胞沉降率也可稍许加快。

### 四、影像学检查

**（一）普通X线平片检查**

绝大多数骨折可通过拍摄X线片进行确诊，并成为分型及治疗方法选择的主要依据。但检查时应注意以下内容。

**1.投照位置**

至少包括正位（前后位）及侧位两个方向，个别病例尚需加照左、右斜位或切线位。这不仅对不完全性骨折的诊断帮助较大，且能以此来判定骨折的移位、类型及骨骼本身的状态等。

**2.摄片范围**

对四肢伤，投照范围应包括上、下两个关节，以防漏诊，且可判定关节是否同时受累；对骨盆损伤，应用大号底片以便同时显示全骨盆及双侧骶髂关节和髋关节，并酌情加拍双侧骶髂关节斜位；对脊柱伤则应以压痛及传导叩痛处为中心，上下各包括4~6个椎节，同时应注意相距较远之多个关节段损伤。

3.摄片清晰度

不仅要求能分辨出肌肉与骨骼组织之间的界限，而且应尽可能地显示出关节囊壁阴影，以有利于对关节内骨折的判定或推断。对椎节则要求能显示椎体内的骨小梁纹理。

4.对比摄片

对儿童关节部位损伤，尤其是骨骺部，为便于判定，可将双侧肢体置于同一体位，在同一张片子上摄片对比观察。

5.摄片技巧

对特殊部位摄片，例如齿状突开口位及下颈椎侧位片等均有特殊摄片技术要求，应注意认真操作。

6.追踪摄片

对初次拍片难以显示骨折线的腕部或其他部位骨折（以舟状骨多见），除了改变角度重复摄片外，亦可于2～3周后再次摄片。此时骨折端边缘骨质被吸收而易于显示骨折线。

7.透视

非十分必要，不需要直接在透视下观察骨折。必须透视时，应做好防护工作。

（二）断层摄片

主要用于关节内骨折或椎体骨折时，判定有无较小的骨折片及其是否侵入椎管或关节腔内，但其影像欠清晰。自CT技术普及后，当前已较少使用。

（三）CT扫描

其作用与断层摄片相似。对一般病例不需要采用，主要用于以下情况。

1.脊柱骨折

CT判定椎体骨折的特征、骨折线走行及骨片移位方向，尤其是突向椎管内之程度等，对小关节、颈椎的横突以及骶骨的状态等也显示良好。

2.关节内骨折

CT扫描对部位深在的关节内骨折、微小的骨折片或一般X线平片上无法发现骨折线的不完全性骨折等，均有利于判定。

3.其他

对骨折后期如股骨头，骨折早期如舟、距骨等骨骼无菌性坏死的研究发现，关节周围软组织损伤的判定，以及对椎管的重建等均可选用CT扫描。

（四）磁共振成像（MRI）

因价格较高，除非需同时判定软组织情况者，比如脊髓损伤的程度及其与椎骨骨折的关系，肩、髋及膝关节内韧带的损伤情况，以及关节囊的状态等，一般病例不需要此种检查。

（五）造影

包括脊髓造影、关节内造影及血管造影等。除少数伴有其他损伤之特殊病例酌情选用外，一般较少使用。

## 第四节　骨折的治疗要领

对骨折的治疗，一直存在着不同的观点和方法，尤其近年来，随着外科技术的广泛开展，治疗方法更是意见不一。加上骨折病人的个体特性及骨折特点不同，从而更增加了选择治疗方法的难度，尤其是对初学者。为此，每位临床医生在对骨折患者确诊后，都需要选择最佳治疗方案。因此平时应先从掌握基本理论开始，全面了解当前各种治疗方法的优缺点及适应证，以求使病人获得最佳疗效。

骨折治疗的基本原则是急救、复位、固定及功能锻炼。除急救需另外讨论外，现将来院病人的处理原则分述于后。

**一、骨折的复位**

对有移位的骨折均应争取及早复位，在保证功能复位的基础上，力争解剖对位，尤其是涉及关节的骨折。现对有关问题分述如下。

（一）复位的基本原则

对任何骨折均应遵循以下基本要求。

1.早期复位

早期复位不仅使病人减少痛苦，且易于获得满意的复位效果。尤其是在伤后 1～2h 内，由于局部创伤性反应刚开始，肿胀及出血较轻，易于使骨折端还纳。因此，对任何骨折均应在可能范围内，力争早期进行。

2.无痛

疼痛可增加患者痛苦，易诱发或加重休克，又能引起局部肌肉痉挛而直接影响复位的效果，难以达到解剖对位。因此，除非青枝骨折等勿需用力行手法操作外，对一般病例均应选用相应的麻醉措施，确保在无痛情况下施以复位术。

3.肢体中间位

指作用方向不同的肌肉均处于放松状态的适中体位。对周围肌肉丰富的长管骨，如股骨上 1/3、股骨髁上、尺桡骨骨干，以及肱骨上端等处骨折，试图将妨碍骨折复位的肌肉置于松弛、均衡的理想位置并非易事。

4.手法操作轻柔

这是任何外科技术规范的基本要求之一，既可避免造成对周围软组织、尤其是神经血管的损伤，又可使复位顺利进行。在操作时，一般按骨折损伤机制的相反方向逐渐复位，这样对周围组织的损伤才最小。

5.首选闭合复位

原则上能用闭合复位达到解剖或功能对位者，切勿随意行手术复位。这不仅仅是由于开放复位可能引起各种并发症，且局部过多的损伤，尤其是对骨膜的过多剥离将明显影响骨折的愈合过程。

6.力争解剖对位，保证功能对位

众所周知，良好的解剖对位方能获得满意的生理功能。因此，对各种骨折，尤其是关节内骨折，应设法力争解剖对位。对关节功能影响不大的骨折，至少要求达到功能对位。当肌肉、韧带或关节囊嵌顿无法还纳时，则应选择最佳时机进行开放复位，以保证其功能恢复。

7.小儿骨折

应以闭合复位为主，因其可塑性强，只要不是对位严重不良者，均可获得满意的结果。

但对骨骺分离仍应坚持解剖对位。

**8.肢体严重肿胀**

应先采用石膏托临时固定、患肢抬高及牵引等措施，让肿胀消退后再行手法复位。否则，在肿胀情况下所获得的对位，一旦肿胀消退，便迅速恢复到原位。且在肿胀情况下操作甚易引起皮肤破损、水疱及外固定选择上的困难。

**（二）复位方法的分类**

骨折的复位主要分为如下两大类。

**1.闭合复位**

即通过无血技术达到骨折端复位目的，临床上常用的方法如下。

（1）徒手复位：即利用术者或助手双手的技术操作使骨折断端恢复到原位者。

病例选择。①稳定性骨折：指复位后不会或难以再移位者。一般多为横形骨折，或青枝骨折伴有成角移位者。②复位后易采用外固定者：可选用四肢骨骼周围软组织较少，易被一般石膏、肢体牵引等固定者。③年龄：一般无限制，年迈者及幼童均可选用。④全身情况：以能忍受麻醉而对全身无明显影响者为标准。

复位手法操作。①麻醉：以局麻为多用，即将 1%普鲁卡因 10～14mL 推注至血肿内。或采用神经阻滞麻醉，但全麻很少使用。②体位：视骨折之部位、类型及具体要求不同而异，临床多采用仰卧位及坐位。③手法：可根据骨折的致伤机制及移位特点等不同而酌情选择。操作时除术者外，多有 1～2 名助手参加固定肢体或协助牵引。主要方法有以下 3 种：按骨折机制复位法、徒手牵引复位法、折角复位法。④外固定：完成徒手复位后，患肢仍在助手维持牵引状态下采用相应的外固定方式，临床上多选取用石膏管型、石膏托、皮肤牵引或夹板等来继续保持肢体的对位。至此，助手方可停止牵引及对肢体的固定作用。如系石膏制动，应注意塑型，以防错位。

（2）器械复位：指采用某些器械，如上肢螺旋牵引架、尺桡骨复位牵引装置及跟骨复位器等，协助术者对骨折进行复位。

病例选择：多系难以复位的骨折。①非稳定性尺桡骨双折：一般徒手复位难以操作，更难以在维持对位情况下行外固定术，因此多需协助复位器进行。②跟骨骨折：此种松质骨骨折后多呈粉碎状，因而难以复位，一般需采用可恢复跟骨形态的跟骨复位器进行。③大骨骼骨折：下肢骨折行徒手复位时难以达到所需要之牵引力量，故多需在下肢螺旋牵引架上进行。④年龄：主要用于肌力较强的成年人，幼儿及高龄者一般勿用。⑤全身情况：适合身体状况较佳、无全身性严重疾患者。

具体操作。①麻醉：上肢多采用臂丛阻滞麻醉，下肢则多用单次硬膜外。②体位：视骨折部位而定，一般以平卧位为多用。③操作步骤：视所采用之器具不同而异，常用的器具有尺桡骨复位器、上肢螺旋牵引器、下肢螺旋牵引器、跟骨复位器。

（3）牵引复位：指利用皮肤、骨骼或兜带牵引达到骨折复位的目的，一般兼具固定作用。

病例选择：不稳定型骨干骨折、颈椎骨折脱位、幼儿股骨干骨折、年迈不适合手术者。

牵引方式：包括骨牵引、皮肤牵引及兜带牵引等 3 种形式。

2.开放复位

又名切开复位，指通过外科手术达到骨折还纳原位者。一般多与内固定同时完成。

（1）手术适应证：①手法复位失败者；②关节内骨折；③手法复位后外固定不能维持对位者；④合并血管神经伤；⑤多发骨折；⑥某些部位骨折；⑦陈旧性骨折；⑧其他。

（2）术前准备：①按一般术前常规：包括皮肤准备及使用抗生素等。②器械准备：除开放复位所需的器械外，因多同时行内固定术，故应一并准备。③其他：包括备血、患者精神准备等。

（3）术中注意点：除各种骨折有各自不同要求外，均应注意如下。

①严格无菌操作。②尽量减少对周围软组织损伤，尤其应避免对骨膜过多剥离。③操作轻柔，切忌粗暴，尽量利用杠杆力学的原理对骨折端复位。④出血多者，应及时补充血容量。⑤避免对血管、神经的损伤。⑥对直视下难以判定复位情况者，可术中摄片。

（4）术后处理。

同一般手术后常规。定期摄片观察骨折的对位情况，及时更换已松动的外固定，尤其是内固定不确实者。

**二、骨折的固定**

骨折固定是维持骨折对位和获得愈合的基本保证，因此必须妥善处理。目前，对前几年广泛开展的内固定技术，由于发现其存在难以克服的缺点，大家已采取更为谨慎的态度。

（一）固定的基本原则

1.功能位

必须将肢体固定于功能位，或者是治疗要求的体位，以使肢体最大限度地发挥其活动范围及其有效功能。

2.固定确实

对骨折局部的固定应确实。一般情况下均应包括骨折上、下两个关节，如骨折线距关节面少于 2cm 时，则可不包括骨折线的远处关节。

3.时间恰当

固定时间应以临床愈合为标准，切勿过早拆除，亦不宜过长而影响关节功能与恢复。

4.功能活动

未行固定的关节应让其充分活动，以防止出现"医源性"关节僵硬症。

5.检查对位

固定后即应通过 X 线摄片或透视，以检查骨折对位情况，牵引者可在 3～5d 后进行。对复位未达要求者，应立即拆除固定物，再次复位及固定。

6.及时调整固定

于患肢固定期间，如遇肿胀消退、肌肉萎缩，或因肢体本身的重力作用等导致骨折端移位时，应及时更换或调整固定。对使用石膏管型固定中骨折端出现成角畸形者，应采用楔形切开术矫正之。

7.能用外固定者不用内固定

凡可外固定达到治疗目的者，不应使用内固定，以防止因切开操作所引起的各种并发症。

8.血循环不佳者禁用小夹板

由于小夹板对肢体的包裹较紧，易引起或加剧血循环障碍。凡是血循环不良者均不应使用小夹板固定，一般可采用有衬垫石膏托或牵引制动等措施。

9.酌情下地负重

下肢稳定性骨折可根据固定方式不同而于伤后数日至4周下地活动。但不稳定者，切勿过早负重，以防变位。

10.拆除外固定后

应及早使患肢充分地进行功能锻炼以恢复其正常功能。必要时可配合理疗、体疗及其他康复措施。

（二）固定的分类

主要分为外固定、框架固定和骨内固定三大类。

1.外固定

为临床上最常用的固定方式，包括如下数种。

（1）石膏固定：此法已有200多年历史，不仅具有确实的固定作用，且具有良好的塑形性能，对维持复位后骨折端的稳定性具有独特的作用，同时也便于患者活动及后送。

（2）牵引固定：牵引既具有复位作用又是骨折固定的有效措施之一，已广泛用于临床。

（3）小夹板技术：因其固定范围较小，易松动，一般用于不完全性骨折、稳定性骨折及骨折后期。

2.内固定

即通过外科手术在开放复位后，或闭合复位后，采用金属或生物材料维持骨折端对位的技术。

（1）手术适应证：基本上与开放复位病例选择相似，唯对小儿骨折，特别在波及骨骺处的骨折应严格控制。

关节内骨折：凡有移位而又难以通过手法复位达到解剖对位者，以肘、膝、踝部为多见。

外固定无法维持对位的骨折：多系因强大肌群牵拉之故，如髌骨骨折、尺骨鹰嘴骨折及胫骨结节撕脱等。

骨折端软组织嵌顿：多系长管骨骨干骨折或邻近关节的骨折，由手肌肉、肌腱或关节囊嵌入骨折两端之间。而需行开放复位，并同时行内固定术者。

开放性骨折：在6～8h以内清创，创口污染较轻者，在复位后亦可酌情选用内固定。

多段骨折：包括一骨数折或一肢数折者，多需开放复位及内固定。

畸形愈合：骨折畸形 愈合矫正术后亦多选用内固定。

延迟愈合或不愈合：内固定亦可与植骨术并用或单独应用（如对骨折端的加压疗法等）。

其他：凡有开放复位手术适应证者，一般多可同时行内固定术。

（2）手术禁忌证：以下情况不宜选用。①全身情况不佳：指伴有心、肺、肝、肾功能不全而不能承受手术及麻醉者。②局部条件不适宜手术者：包括局部感染、皮肤缺损而又不能手术修补或局部血运不佳，以及创口污染严重者等。

（3）内固定的种类：基本方式分为骨内固定、骨外固定及复合式固定三类。

骨（髓）内固定：指内固定物通过髓内腔纵轴对骨折端起控制作用达到固定目的者。提倡这一入路的学者认为外骨膜在骨折愈合过程中起主要作用，内骨膜起次要作用，髓内钉固定技术对骨折的正常愈合过程影响不大。

骨外固定：指内固定物位于骨皮质外方，借助骨自身或是通过附加之固定物将骨折端持住，并维持对位之技术。骨外固定之种类较多，一般常用的有：钢板螺丝钉、螺丝钉、钢丝、加压钢板、骨栓钉、特种形态钢板及张力带固定装置等。

复合式固定：用于脊柱骨折时的脊柱椎弓根螺丝钉复位固定技术及用于股骨上端骨折的鹅头钉等技术均属此项。

3.框架固定

指用金属框架将多根穿入骨骼中的钢针连结成一整体结构，并对骨折断端起固定作用的设计。一般情况下其亦兼具复位作用。

此种框架结构经过数十年临床应用和改进，目前被认为是最佳的骨外固定框架结构。国内近年来此项技术正在兴起，由于它兼具内外固定之优点，且可调整骨折对位，能早期负重与活动，从而显示出其优越性。但此种装置之钢针大多要穿过骨骼外方的肌群，易引起感染，且可能误伤骨旁神经、血管，因此在选择时应慎重考虑。

其操作技术视设计不同而要求各异。基本方法是史氏钉贯穿技术，对骨科医生一般多无困难。但必须避开神经、血管、骨骺线及关节囊。

**三、功能锻炼**

在骨折固定期间及拆除固定后，功能锻炼是骨折治疗全过程中的最后一道程序，不仅关系到肢体的功能恢复，且直接影响患者本人的职业延续与日常生活等。因此，必须通过早期、及时与正确的功能锻炼，促使患部功能良好康复。

## 第五节　骨折并发症的诊断与治疗

**一、骨折的早期并发症**

骨折并发症是指由于骨折本身，在骨折愈合过程中，或是在对其处理过程中所出现的全身和（或）局部的异常现象。轻者影响患肢的康复与痊愈，重者则可危及肢体甚至生命。视其出现时间不同，可分为早期并发症及晚期并发症两大类。早期并发症大多由损伤本身所致，可出现于受伤当时；亦可迅速地或逐渐地继发于伤后。虽然并非每例均可发生并发症，但因其可引起一系列后果，并将影响骨折的全过程，因此必须加以重视。现将早期并发症分为全身性与局部性两类，分别阐述如下。

（一）全身并发症

多见于多发性或大骨骼骨折者，伴有内脏伤者尤易发生。但在骨折患者中发生率＜5%。

1.坠积性肺炎

多在长期卧床后出现。但对高龄病例伤后不敢活动者，亦可于骨折后1～2d发生。

（1）原因：卧床后胸部活动受限，以致肺泡得不到充分扩张，加之卧床体位下的毛细支气管内之分泌物难以向外引流，继而进一步加剧或引起肺小叶不张，并为呼吸系统内之病原菌生长创造了条件。如患者年迈体弱，或因疼痛而不敢咳嗽，或是呼吸道原有慢性炎症存在，则病情发展更为迅速。

（2）临床表现：视炎症的范围、程度及机体反应等不同，其症状差别较大。轻度者仅出现发热、咳嗽及咳痰等一般症状，严重者则可引起呼吸循环衰竭而危及生命。

（3）诊断：除根据主诉、体征及病理学检查外，常规需摄胸片确诊。在卧床情况下所摄的胸片多欠清晰，甚至无法确定诊断，此时应重复拍摄。

（4）预防与治疗：本病的关键是预防，凡因骨折卧床病例，除非昏迷不醒及无法合作者外，均应强调以下措施。①深呼吸：鼓励患者将胸廓完全扩张，以达到全部肺泡处于正常的开闭状态，不仅有利于氧气的交换，且可避免分泌物的滞留。②引体向上运动：通过这一活动，既可使骨折端具有"动静结合"的作用，亦可在胸腹及腰背部升降的同时，增加肺活量，加快血循环和促进氧气的交换，从而降低了肺部并发症的发生率。③翻身及拍打胸背部：也有利于增加肺活量，改善机体的呼吸功能，减少肺不张及感染的发生。④已形成坠积性肺炎者：除继续上述措施外，应按其程度及分期不同选择有效的抗感染措施，包括抗生素、支持疗法及对症处理等。

**2.静脉血栓形成**

多见于年迈及卧床时间较久及缺乏肢体功能活动者，此种并发症后果严重，应注意预防。

（1）病因：因老年人血管壁退行性改变，加之长期卧床，血管内血流缓慢造成下肢或下腔静脉血栓形成而出现下肢静脉回流阻塞。

（2）临床表现：侧支循环丰富者症状较轻，表现为患肢的轻度肿胀及疼痛，重者患肢剧烈疼痛并伴明显的间歇性跛行，多为单侧。

（3）诊断。

病史：长期卧床病史，且双下肢活动较少。

临床表现：当患者下肢出现对称性肿胀及疼痛者应首先想及本病。

血管造影：可发现深静脉迂曲或血流受阻，亦可行 MRIV（静脉磁共振）。

腹部、盆部及下肢血管超声：可明确血栓部位及形态、大小，具有无创、便捷的优点。

（4）治疗原则：采用一般疗法即可，侧支循环不佳已形成完全阻塞时，则需手术摘除。

**3.石膏压迫疮及褥疮**

此种并发症多见于骨折治疗早期，亦可发生于中期及后期，应注意。

压迫疮系指因石膏、夹板或其他制动器具在骨折固定期间，由于包扎过紧或其他原因，如长期卧床等造成对躯干或四肢骨骼突出部的机械性压迫，并引起皮肤甚至皮下组织出现炎性反应，乃至坏死性改变者。其中由于长期卧床，肢体或自身重量造成骨突处与床褥之间压迫者，则称为褥疮。

（1）原因：由于长时间的压迫所致，多见于如下情况。

石膏塑形不当：包扎有衬垫或无衬垫石膏时，均应依据躯干及四肢的外形进行塑形，并特别注意对骨突处的处理，切勿造成压迫，否则甚易引起压迫疮。

小夹板包扎过紧：制作不佳、缺乏生理曲线及衬垫的夹板，因与体形不符合，一旦包扎过紧，骨突处首先受压而易出现压迫疮。

未按规定翻身：对长期卧床者，特别是年迈、昏迷及截瘫者，由于其感觉迟钝或消失，长时间在一个体位上受压极易引起褥疮。褥疮在骶尾部、足跟及股骨粗隆部为多见。

（2）临床表现：初期为皮肤潮红，继而液体渗出，水疱形成，表皮脱落，最后出现皮肤坏死，并可波及皮下乃至骨骼。由于局部缺血，营养状态不良或失神经状态，故多伴有感染，严重者可出现骨髓炎，并可由此而继发一系列不良后果。

（3）诊断：依据病史及临床表现一般均可确诊。

（4）治疗。

轻度：指仅局部红肿者。可采用定时更换体位，硫酸镁或乙醇湿敷，或采用复方安息香酊外用等方法。

中度：指已形成水疱者。可在无菌条件下抽出渗液，再涂以各种消毒剂。对已形成坏死创面者，应先送细菌培养及药物敏感试验，再使用局部或全身抗 感染药物。

重度：指深及真皮以下感染、坏死或结痂者。此时多需采用外科手术将痂皮切除，然后再酌情采用皮瓣转移等手术消灭创面。

4.其他并发症

如尿路结石及尿路感染等，多见于脊柱骨折脱位合并脊髓神经损伤者，由持续留置导尿管引流所致。此类并发症以骨折后期多见，应以预防为主。

（二）局部并发症

1.血管损伤

为四肢骨折时常遇到的并发症之一，多见于肱骨髁上骨折时的肱动脉损伤，股骨髁上骨折时的腘动脉损伤，尺桡骨骨折时的伴行动脉伤及胫腓骨骨折的胫前或胫后血管等。因后果严重，因此在处理时应置于优先于骨折的地位。

（1）临床表现：开放性骨折者有其特殊性。以下为闭合性骨折伴血管损伤的临床表现：

全身改变：视出血量多少可表现口干嗜饮、脉快、呼吸急促、血压下降，甚至出现休克等，一般多较轻。

局部肿胀：多较明显，尤以邻近关节部位者，因组织较疏松，可于伤后数小时达高度肿胀，并伴有瘀斑。

远端缺血症：根据受损血管的部位、程度及侧支循环等情况不同，而表现出各种缺血、缺氧症，严重者脉搏消失，甚至发生缺血性挛缩症（Volkmann 症）。

感觉及运动障碍：因外伤及缺血所致，轻者肢体功能有稍许障碍，重者则完全丧失。

搏动性血肿：受累血管裂口较大并呈开放状时，可形成与脉搏同时跳动的搏动性血肿。

（2）诊断：主要依据如下 3 点。

外伤史：应详细询问，包括运输途中的处理及止血带使用情况等。

临床表现：如前所述，应详细检查。

影像学检查：常规 X 线平片检查，以求及时判定骨折情况并酌情行血管造影（急性期较少应用）或血管数字减影技术（DSA），对判定损伤血管的部位及特点帮助较大，亦可选用 MRIA（血管磁共振）检查。

（3）治疗。

开放性血管伤应设法立即止血：可酌情选择结扎、加压包扎及输血等有效措施。非必要者，切勿轻易使用止血带，以防意外。

骨折复位及制动：对髁上部骨折合并血管损伤者，约半数以上可通过对骨折局部的复位与制动而使受刺激的痉挛血管得到减压及解痉，从而恢复肢体的正常血供。

封闭疗法：适用于血管痉挛所致的病例，可在血肿内注射 Novccain，亦可采用颈封或肢体近端的套式封闭。

血管探查：对诊断明确的血管损伤，经上述疗法无效时，可行手术探查，并根据血管受损情况的不同，而酌情采取筋膜减压术、骨折端复位术、血管修复术或血管移植术等。

2.神经损伤

四肢神经干损伤较常见。其中以肱骨干中 1/3 骨折时伤及桡神经为多发，其次为腓骨颈骨折时所致的腓总神经损伤，其他如肱骨头附近的腋神经、肱骨内髁处的尺神经等亦可被骨折片所波及。

（1）诊断依据。

外伤及骨折病史：应详细询问。

临床检查：主要是受累部位感觉、运动反射异常。

肌电图检查：有助于神经功能的判定，但急性期少用。

（2）治疗要求：对其治疗主要强调对骨折的及时复位与固定，以解除局部的致压因素，并观察其恢复进展情况。真正需早期行神经探查术者仅个别病例。

3.缺血性挛缩

为骨折中容易发生且后果最严重的肢体并发症，必须提高警惕，杜绝其发生。

（1）原因：动脉血流受阻所致，前臂肌肉缺血一旦超过 6h，即可引起此种后果严重的并发症。其直接原因包括以下几点。

机械压迫：多数因使用前臂或肘部夹板时束缚过紧，又未及时放松所致。可因前臂或上肢石膏管型及石膏托过紧，以致压迫阻断前臂血供而引起前臂肌肉组织缺血性坏死。

血管挛缩：以髁部骨折所引起的肱动脉痉挛为多见，尤以伸展型者发生血管痉挛最多。

肌间隔内高压：多系软组织损伤后局部肿胀及渗出，先波及静脉系统，然后再压迫动脉，以致形成肢体缺血性改变。

（2）临床症状：其表现可以 4P 表示。

疼痛（pain）：因血管损伤后，该血管供区的神经支及肌肉组织缺血所致。

苍白（pallor）：在动脉血供受阻前提下，如皮下静脉丛内血液排空，则指（趾）端皮肤多呈苍白色。如果静脉损伤，血流受阻，则表现为发绀。

脉搏减弱或消失（pulselessness）：视动脉受损程度不同，而表现出桡动脉或足背动脉的搏动减弱或完全消失。

麻痹（paralysis）：由于肌肉组织及其支配神经的缺血和缺氧而功能丧失，患肢远端呈废用状。

（3）诊断：主要依据病史及临床表现。

踝部骨折及外伤病史：应全面了解。

临床表现：按常规检查。

筋膜间室内压力测定：正常筋膜室压力约 0.8mmHg，达 30mmHg 时应考虑肌间隔综合征的诊断。

（4）预防与治疗：本病的关键是预防，必须强调以下几点。

常规检查：任何四肢骨折在来院时，均需检查肢体远端的血管搏动情况，以判定有无血管受累现象。

密切观察：对其治疗及观察过程中也仍应定期检查肢体远端的血管搏动或末梢血供情况，尤其对好发部位如肱骨髁上骨折等，即使在石膏固定情况下，仍应密切注意。凡可能出现此种后果的患者，无论收住院治疗或门诊观察，均应反复交代注意事项，并予以积极处理。

手术探查：一经发现血管痉挛、受压或损伤，经非手术疗法，如骨折复位、封闭、牵引等均无效时，则应及时进行探查。术中再决定进一步处理方案。

4.感染

骨折早、晚期均可发生感染，尤以伤情严重的开放性损伤最易发生，可于伤后 24～48h 出现。

（1）原因：可与多种因素有关，常见的有。

全身情况不佳：此时抵抗力较弱，尤以伤前体质虚弱者为著。

污染严重：陆路及水上交通事故不仅伤情较重，且污染亦较明显，患者如坠入市区阴沟污水及河流中，任何开放性损伤均被高度污染。

转运拖延：指伤员由于途中耽搁以致错过早期清创闭合创口时机者。除非战争情况下或边远山区及地区交通不便，一般可设法避免。

早期处理不当：包括伤后未及时使用抗生素，清创不彻底，创口内积血，对坏死组织判断及切除不够及骨折固定不确实等，均构成感染的好发因素。

（2）临床表现：视感染程度不同，其临床表现也明显不同，轻者仅局部分泌物增多，表皮或皮下感染，重者可出现败血症而产生一系列不良后果。

（3）诊断：①有外伤尤其是开放性损伤病史。②临床表现。③局部分泌物培养有助于诊断及抗生素的选择。④全身感染者应抽血作细菌培养检查，以明确细菌种类及合理选择应用抗生素。

（4）治疗：除一般抗炎疗法，如大剂量广谱抗生素支持疗法及对症处理等外，从骨科角度还应强调如下。

清除异物及坏死组织：一旦发现异物及坏死组织，只要患者全身状态无手术及麻醉禁忌证者，均应及早地摘除或切除，以消除感染源及细菌繁殖条件。

充分引流：任何药物均代替不了外科切开引流，因此一定要保证引流的通畅，并注意消灭无效腔。

局部灌流：可用有效的抗生素溶液通过硅胶管向创口深部滴注，同时用另一硅胶管自低位引出，以起到药物杀菌及机械冲洗的双重作用。

其他：包括视病情轻重而酌情进行肢体固定、患部抬高、加强营养等。

5.合并伤

严重的骨关节损伤常伴有不同部位的合并伤，此时其伤情往往较骨折更为严重，处理上更为棘手，因此，必须加以注意，以防顾此失彼而发生意外。视骨折的部位不同和致伤机制的差异，其合并伤的种类亦很多。其中因骨折本身所致者，如骨盆骨折所致的尿道直肠伤、脊柱骨折所引起的脊髓伤、四肢骨折所致的神经血管伤等，将分别在各有关章节中阐述；而另一些是在外伤时与骨折同时发生的，如颅脑伤、内脏伤等。

### 二、骨折的后期并发症

骨折的早期与后期并发症难以截然分开，事实上它们互呈交叉状，为便于叙述，将下列情况列为后期并发症。

#### （一）延迟愈合或不愈合

**1.定义**

凡超过骨骼本身正常愈合期限 1/2 以上时间仍未愈合，并需进一步采取其他有效措施促使其愈合者，谓之延迟愈合。在前者基础上，骨折的修复过程完全停止，且于骨端出现硬化、髓腔封闭、两断端之间有空隙存在，并形成类似关节样改变者，称为不愈合。所形成的关节，称为假关节。

**2.原因**

有多种因素影响与干扰骨骼的正常愈合过程，在临床上关系密切的主要如下。

（1）血供：在骨折处，除因外伤所造成的血供中断或受阻而影响愈合外，骨骼本身的血供特点亦影响骨折的愈合过程，其中包括：舟状骨、距骨、股骨颈、胫骨中下 1/3 等部位一旦发生骨折，其愈合时间较之其他部位明显为长。

（2）骨缺损：外伤当时骨折片失落或手术摘除后，致使骨折断端两侧失去连接亦影响骨折的愈合过程，此段距离即使是数毫米之差，也可造成数月不愈的后果。

（3）牵引过度：由于过度牵引，不仅使骨折端之间形成缺损，且同时可使局部的毛细血管拉长、变扁、变细，以致影响骨折愈合所需要的正常血供。

（4）反复手法及粗暴操作：二者不仅可对局部的软组织造成损伤加剧，且直接破坏了已形成的肉芽组织及局部血肿的正常演变过程。

（5）固定不当：主要包括如下。

固定范围不够：一般情况下，长管骨骨干骨折的固定范围应超过上、下两个关节。否则，由于关节本身的活动，势必增加骨折局部的活动度，而影响愈合的正常进程。

固定不确实：除前述原因引起骨折端的活动过多外，在选择各种内固定物或其他外固定方式时，如不能达到确实固定者，均可造成同样不良后果。

时间不足：由于过早拆除固定物，致使骨折端过早地进行活动而破坏了原有的愈合过程，尤其是新近生成的骨痂，因其脆性较大，甚易断裂而造成延迟愈合或不愈合。

外固定物选择不当：各种外固定方式均有相应的适应证与操作要领，尤其对小夹板的固定作用应充分认识，凡是需要确实而长期固定者应慎重选择。

内固定物选择不当：除两种金属材料不配套的内固定物可引起电解作用外，对长管骨如果选用无滑动作用的钢板螺丝钉，则由于骨折断端的吸收反应，势必造成一定距离的空隙，推迟骨折愈合时间。

（6）手术损伤：开放复位及内固定有其有利的一面，但如果对骨折处的软组织剥离过多，尤其是对骨膜的破坏超过一定限度，则会使骨折端失去正常血供，以致愈合延迟。此外，术中对正常骨质切除较多，若未缩短肢体，则将造成骨缺损的后果。

（7）功能锻炼失当：过早、过多或方法不当的功能锻炼，一旦使骨折端产生过度的剪切力、扭转应力或侧方拉应力等，则势必影响骨折的正常愈合过程。

（8）感染：不仅感染本身可造成局部的血管栓塞及骨坏死等后果，且由于感染而增加了换药、再复位、更换固定方式等操作，继而影响了骨折的正常愈合过程。

（9）其他：包括全身各种影响骨生长的疾患、高龄、营养不良，骨折局部有肌肉、韧带、关节囊等软组织嵌顿等，均可影响骨折的愈合进程。

3.诊断分析

现将延迟愈合与不愈合诊断要点分述如下。

（1）延迟愈合主要诊断依据如下所述。

临床表现：即超过正常愈合时间 1/2 以上，局部仍有痛感、压痛及叩击痛者。在检查过程中如发现肢体有异常活动时，则可确诊。

X 线平片：显示骨折端边缘不整，多呈绒毛状，间隙增宽，骨痂生长较少，且似有模糊的囊性改变，但无骨端的硬化及髓腔闭塞征。

其他：CT 扫描及磁共振等均有助于本病的诊断，但一般情况下不必进行。

（2）不愈合其诊断标准如下。

临床表现：骨折端有异常活动而无疼痛、压痛及传导叩痛。

X 线平片：多表现为以下两种类型。a.硬化型：骨折断端处的髓腔闭合，接触面呈硬化状，常形成球形或杵臼状关节。b.萎缩型：显示骨质吸收，骨折端萎缩疏松，中间可见明显的空隙。

4.治疗要领

（1）延迟愈合：大多数病例可通过一般疗法获得愈合，仅少数病例需特殊处理。

延长固定时间：尤其是对采用牵引或石膏外固定者，采取相应地延长制动时间和纠正固定中的不良因素等，大多可获得愈合。

加压疗法：对某些长管骨，对骨折断端适当地给予压应力，不仅可缩小骨折断端的间隙，且可促进局部的骨痂形成。

电刺激疗法：少数病程较长难以愈合者，可采用直流电刺激疗法促进其愈合。

高压氧疗法：不仅可增加血中氧含量而促进骨折的愈合，且具有加速软骨样组织形成骨组织的作用。

内分泌疗法：包括促甲状腺激素、生长激素、雄性激素等，对骨折愈合均有一定作用，因其具有相应的副作用，不宜任意选用。

其他：一般不用手术，除非内固定物应用不当或其他原因需手术治疗时方可进行。

（2）不愈合：凡已形成假关节的不愈合者，一般多需手术治疗，当然也可试以电刺激疗法，但收效不大。常用的术式如下：①滑槽植骨；②髓腔内植骨术；③带蒂骨块（条）；④吻合血管的植骨术；⑤其他：尚有多种术式，包括加压钢板、髓内钉+植骨、骨折端周围植骨及其他各种手术设计，可酌情选用。

（二）畸形愈合

1.定义

凡骨折后由于各种原因致使骨骼在非功能位愈合并伴有症状者，谓之畸形愈合。

2.原因

造成畸形愈合的原因十分复杂，未治疗或治疗失误必然会引起畸形愈合。但在某些情况下，即使十分仔细地处理，也仍有可能出现这一后果。因此，处理每例骨折，尤其对容易引起畸形的骨折部位、骨折类型，或在特殊情况下，例如对多发伤、严重并发症及感染等的病例，必须小心谨慎。临床上常见的原因主要如下。

（1）骨折后未行治疗：患者大多来自农村、山区及偏远地带，多因伤后误诊为软组织损伤而仅采取一般药物外敷等治疗。尤以小儿肘部骨折等为多见，以致来诊时已经形成肘部畸形。

（2）骨折复位后固定不当：有35%～40%的畸形愈合病例因此所引起，其中包括如下情况。

固定不确实：不同部位及不同类型的骨折，对固定物的选择均有相应要求，如果所用之固定物本身就不能确实地维持骨折对位，必然出现移位而在非所要求的位置上愈合。

固定范围不够：固定的范围如不合乎要求，当然起不到应有的制动作用，尤以四肢长管骨，可随着邻近关节的活动而逐渐变位，以致易出现畸形愈合或不愈合。

固定时间不够：未达到骨折愈合时间就拆除固定，既可引起延迟愈合，也易因骨折端过早地失去固定而逐渐变位，以致最后在非功能状态下愈合。

内固定物强度不够：指四肢大长管骨，因其周围有强大的肌群附着，如果所选用之内固定物本身不合要求，或是金属发生疲劳断裂，无法对抗邻近肌肉的拉力，则必然难以维持其原有对位。此时如再附加确实的外固定，并手法矫正，尚可获得功能对位，否则则易形成畸形愈合。

（3）随访观察不够：任何骨折在治疗时均应密切观察，直至骨折愈合及功能基本恢复为止，否则易出现各种并发症。四肢骨折制动后并非万事大吉，由于局部肿胀的消退、肌肉组织的废用萎缩及骨折端血肿的吸收等，将使治疗初期认为非常贴合的外固定迅速变得松脱，并失去固定作用。再加上骨折端的重力作用，易使骨折端恢复原骨折位或形成向下成角畸形。此种原因造成骨畸形愈合者，占30%～35%。

（4）损伤严重：严重的创伤，尤其是同时伴有骨缺损的开放性骨折，由于治疗复杂，易顾此失彼，可能产生非功能位的愈合。但所占比例甚小。

（5）治疗失当：包括各种因素未能使患者得到最佳的治疗方案，尤其是对闭合性复位失败，而又未及时行手术复位者，在全部畸形愈合病例中约占15%。

3.骨折畸形愈合的后果

主要可造成以下影响。

（1）精神压力：由于畸形，尤其是位于浅表处的异常外观，不仅会影响患者的社会活动，甚至会影响到其家庭生活。因此易给患者在心理上造成平衡失调。

（2）关节劳损及损伤性关节炎：无论是成角、旋转及短缩等畸形，均首先引起邻近关节的劳损。这主要是该关节周围的韧带及肌肉平衡失调及压应力分布不均所致，并随着时间的延长波及关节面。受压大的关节面最早出现变性，渐而波及全关节，并形成破坏与增生同时发生的创伤性骨关节炎。

（3）代偿性劳损：由于畸形而使张力较大一侧的肌肉、韧带及关节囊等承受的拉应力增大，渐而形成劳损。劳损程度与畸形的严重性呈正比。

（4）继发性神经炎：与骨折畸形相邻的或伴行的神经干，由于局部的刺激、拉应力增大及瘢痕粘连等逐渐形成炎性改变，并产生一系列神经干的症状。例如，肘部畸形所引起的尺神经炎，肢骨干中 1/3 畸形所出现的桡神经炎及腓骨颈部畸形或膝关节畸形所造成的腓总神经功能障碍等。

（5）自发性肌腱断裂：较少见，临床以桡骨远端骨折畸形愈合所致伸拇肌肌腱断裂为多发。

4.畸形愈合的种类及其处理原则

骨折畸形愈合并非仅指解剖形态改变，更为重要的是功能丧失，以致出现一系列不良后果。由于机体的代偿能力对新生组织的再塑形作用，以及儿童发育的自身矫形能力等，可使一般轻度的畸形并不产生症状。只有那些超过代偿、塑形及发育能力限度的患者，方成为临床上需要进行处理的病例。由于全身骨骼数量较多，处于不同解剖部位的骨骼功能又各异，加之其所引起的畸形很难发现完全相同者，因此对畸形的分类及治疗方法的选择，尤其是对每个骨折畸形愈合者的具体判定很难做到一目了然，大多需经过反复思考与推敲后方能做出决定。在此情况下首先需要明确此种畸形是否属于非功能性，畸形的程度是否要纠正，如何纠正等。现仅选择具有代表性的畸形，对其在治疗上的基本原则，尤其手术选择方面加以阐述。

（1）四肢长管骨畸形愈合较为多见。

成角畸形：成角超过 15°者，尤其是下肢，即属非功能性畸形愈合。其对邻近关节的咬合、周围软组织的平衡及肢体长度均带来影响，易引起创伤性骨关节炎。上肢病例可先进行观察，根据功能障碍的程度再决定是否需要手术；下肢者则应及早矫正，一般多需施截骨术。

旋转畸形：主要造成关节咬合的变异而引起关节过早地退变。一般情况下，如果内旋或外旋超过 15°时，即可明确诊断，并酌情进行手术，如杵臼截骨术等。

短缩畸形：上肢短缩 4cm 以内功能可无影响，但下肢超过 2cm 时，则由于超过髋关节的代偿限度而可引起跛行、肢体无力、腰痛、腰部侧弯等。症状较轻者，可穿矫形鞋使足底垫高等；严重的病例，多需行髋部外展截骨术。

（2）关节内骨折：凡波及关节的骨折，并引起关节面骨质塌陷与变位，以及活动受限者，均应及早处理。除轻症病例可通过关节镜施术外，一般多需切开行关节修整或重建术。一般情况下，对关节内骨折处理应持积极态度，因关节面在不正常咬合状态下负重与活动，势必迅速出现退变及创伤性骨关节炎。

（3）松质骨骨折。①脊柱：以椎体楔形压缩性畸形为多见，除伴有脊髓损伤应按脊髓伤处理外，此种类型主要引起后方小关节的咬合改变、半脱位及损伤性关节炎。轻者可通过腰背肌锻炼增加脊柱的稳定性获得疗效，重者需行椎节融合术，常用后路小关节或棘突间融合术。其他严重畸形在脊柱上亦可遇到，但处理的重点应首先是脊髓，其次方为椎骨。②其他：指跟骨、距骨、髂骨等松质骨的畸形，多呈不规则状，如已构成与周围关节的咬合变异，以致继发损伤性关节炎时，常需行植骨融合术等手术治疗。

（4）籽骨骨折：以髌骨为代表，当其畸形愈合时，视其对关节面的影响而定。髌骨下极畸形者可行部分髌骨切除术；波及髌骨关节面者，则需行全髌骨切除术。

（5）儿童骨骺损伤：所造成的畸形愈合在处理上应持慎重态度，以防对骨骼的发育造成不良影响。其注意点如下。

强调早期骨骺复位：已失去复位时机而又需矫正术者，则应在避开骨骺的部位施术，以减少对骨骺的影响。

因幼年骨骺损伤、成年时已形成关节畸形者，如其功能良好，无特殊主诉时，则无须作特殊处理。

对发育中儿童的畸形处理应考虑到年龄及发育因素：例如常见的肘内翻畸形等，原则上应等到成年或即将成年时施术，过早施术则易移位而失效。

（6）数种畸形并存：在处理上较为棘手，必须全面考虑。施术的部位并不一定非在畸形处，可酌情选择邻近或远隔部位。凡是通过自身发育可以矫正的畸形，或是可以通过骨组织自身塑形改善的轻度畸形，不需要施术矫正。

（三）关节僵硬

此种并发症相当多见。其中半数以上是可以通过提高医生的责任心和知识水平而避免发生的。因此，每位骨科医师都有责任遵守骨折的治疗原则，预防其发生，个别难以避免者，亦尽可能多地保留其生理功能，以减少以后治疗上的难度。

1.定义及相关术语

（1）关节僵硬：由于关节本身组织的反应性渗出、水肿、变性，渐而纤维性粘连、囊壁增厚、弹性减低，以致关节活动功能大部丧失者。

（2）关节挛缩：指因关节外软组织瘢痕形成与收缩，并使关节活动明显受限者。

（3）关节强直：指关节骨性融合，并完全丧失其活动功能者。

2.原因

由多种原因所致，主要如下。

（1）关节制动时间过长：因病情需要将关节长时间置于固定状态，逾期固定未及时拆除外固定者，以及因各种并发症而延长制动时间者等。

（2）固定期间缺乏功能锻炼：例如下肢骨折，在长期卧床牵引或髋人字石膏固定期间，如不及早训练并严格辅以功能锻炼时，则被固定的关节及其相邻关节均易引起僵硬性改变。

（3）波及关节的骨折：凡骨折线波及关节者，均可出现以下情况，并构成关节僵硬的直接因素。①关节内积血：虽可穿刺抽出，但残留的积血机化后则易在关节腔内形成广泛的纤维性粘连，以致关节运动受限。②关节内骨痂：关节骨折时骨痂多高出关节平面，因而当其活动时易出现疼痛而不敢进行活动，尤其是在早期阶段，从而加速了关节僵硬的发生与发展。③关节周围组织的粘连、纤维化及瘢痕化：创伤时，关节周围的软组织大多同时受累，尤其是关节囊、韧带、肌腱及肌肉等组织，可出现粘连、纤维化及瘢痕形成，从而对关节的活动范围构成制约。其影响范围视损伤程度、受累组织对关节活动所起的作用，以及病变的转归而定。

（4）感染：伴有感染的骨折最易引起关节僵硬，尤其是当炎症波及关节囊时。严重的关节内感染可造成强直的后果。因此，从损伤早期就应采取有效措施，防止或减轻感染的发生。

3.临床表现

临床上主要表现为关节活动度的明显受限，严重者甚至仅有轻度的活动范围。稳定期时一般无疼痛，除活动不便外多无其他主诉。关节局部的外观视原发伤患而异，一般病例原有解剖标志大多欠清晰，肌肉萎缩多较明显，关节的被动活动度与主动活动度基本相一致。

4.治疗要领

轻者以非手术疗法为主，严重者则多需手术松解。

（1）非手术疗法：适用于轻症，有手术禁忌证不能施术，关节局部状态暂不允许手术者及作为手术前、后的辅助性治疗。

（2）手术疗法：主要为关节粘连松解术。对伴有畸形愈合者，一般应先矫正畸形，然后再行关节松解术。

（四）创伤性骨化性肌炎

骨化性肌炎可见于身体各个部位，在截瘫病例，以双髋部或膝部多见。一般情况下，多见于肘部损伤。本病有别于进行性骨化肌炎，后者属于一种独立性疾患。

1.发生原因及机制

本病的确切原因尚不明了。以下原因已被大多数学者认可。

（1）骨膜剥离或撕裂：损伤波及骨膜，以致骨化组织长入肌肉组织中，渐而在彼处骨质增殖而出现骨化征。

（2）血肿演变：指血肿在机化过程中先由纤维组织演变成软骨组织，再从软骨组织发展至骨组织，并延伸至肌肉组织内。

（3）骨膜增生：即外伤后在修复过程中，骨膜细胞分化时逆向肌肉组织内生长，渐而发育成为骨质。

（4）其他：有各种解释，包括前列腺素作用、肌组织本身的创伤反应、肌代谢过程异常等，均有待进一步证实。

2.临床表现

多表现为关节周围的骨块形成。上肢以肘部为多见，下肢则好发于髋部、大腿或膝部等，其临床特点视早、晚期而有所区别。

（1）早期：显示关节局部肿胀、疼痛及温度升高，关节活动受限。3周后在 X 线平片上显示有淡淡的云雾状阴影，多呈片状，界限不清。

（2）后期：关节局部症状消失，然而活动范围仍明显受限，且可触及骨性块状物；X 线片显示界限清楚、边缘整齐、密度较高的骨块。

3.诊断分析

（1）外伤史：一般均较明确。

（2）治疗史：伤后多次复位操作，关节脱位复位后肢体未行制动，或脱位后治疗时间晚于 24h 等情况下均易发生。

（3）临床特点如前所述。

（4）X 线平片：3周后一般均可获得阳性所见，个别病例必要时可行 MRI 检查。

4.治疗要领

（1）早期：局部制动，减少手法操作及被动运动，让关节局部充分休息。个别病例可行放射疗法。

（2）后期：视关节受阻情况及功能需要酌情选择相应的手术方法，包括关节松解术、骨块切除术等。

# 第二章　上肢骨折诊疗

上肢为日常生活、运动和劳动操作的主要器官，其功能要求是灵活性高于稳定性。上肢骨折由近及远主要包括肩胛骨骨折、锁骨骨折、肱骨骨折、尺桡骨骨折及手腕部骨折等。

## 第一节　肩胛骨骨折

肩胛骨为一扁而宽的不规则骨，周围有较厚的肌肉包裹而不易骨折，如发生骨折，易伴发肋骨骨折，甚至血气胸等严重损伤，在诊治时需按病情的轻重缓急进行处理，按骨折部位不同，一般分为如下六类所述。

### 一、肩胛体骨折

（一）致伤机制

多由仰位跌倒或来自侧后方的直接暴力所致。暴力多较强，以肩胛体下部多见，可合并有肋骨骨折，甚至伴有胸部并发症。

（二）临床表现

1.疼痛

限于肩胛部，肩关节活动时尤为明显。其压痛部位多与骨折线相一致。

2.肿胀

需双侧对比方可发现，其程度视骨折类型而定。粉碎性骨折者因出血多，肿胀明显，甚至皮下可有瘀斑出现。而一般的裂缝骨折则多无肿胀。

3.关节活动受限

患侧肩关节活动范尤以外展为甚，并伴有剧痛而拒绝活动。

4.肌肉痉挛

包括冈上肌、冈下肌及肩胛下肌等因骨折及血肿刺激而出现持续性收缩样改变，甚至可因此而显示出假性肩袖损伤的症状。

（三）诊断分析

主要依据如下。

1.外伤史

多为直接暴力所致。

2.临床表现

以肩胛部肿胀、疼痛、压痛及肩关节活动障碍等为主。

3.影像学检查

要求清晰的 X 线平片（前后位、侧位及切线位），大多可获得确诊，对诊断困难者可借助于 CT 扫描；在影像学检查中尚应注意有无胸部伴发伤。因此，常规而清晰的全胸片是不可缺少的。

（四）治疗要领

1.无移位者

一般采用非手术疗法，包括患侧上肢吊带固定等。制动时间以 3 周为宜，可较早地开始肩部功能活动。

2.有移位者

利用上肢的外展或内收来观察骨折端的对位情况，多采用外展架或卧床牵引将肢体置于理想对位状态进行固定。需要手术复位及固定者仅为个别病例（图 2-1）。

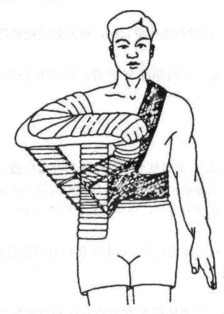

图 2-1 肩胛体骨折的治疗

## 二、肩胛颈骨折

（一）致伤机制

主要为作用于手掌、肘部的传导暴力所引起，但亦可由外力撞击肩部所致。前者的远端骨片多呈一完整块状，明显移位者少见；后者多伴有肩胛盂骨折，且骨折块可呈粉碎状。

（二）临床表现

1.疼痛

局限于肩部，活动时更甚。压痛点多呈环状，并与骨折线相一致。

2.肿胀

见于有移位的骨折，显示"方肩"样外形，锁骨下窝可完全消失。

3.活动受限

一般均较明显，尤以有移位的骨折活动受限更甚。

（三）诊断分析

主要依据如下。

1.外伤史

一般均较明显，应详细询问。

2.临床症状特点

如前所述，以肩关节活动受限及剧痛为主。

3.影像学检查

常规 X 线平片多可显示骨折线，对 X 线显示不清者，可行 CT 扫描检查或加照斜位片。

（四）治疗要领

1.无移位者

上肢悬吊固定 3～5 周。待骨折临床愈合时，可开始功能锻炼。

2.有移位者

闭合复位后行外展架固定。年龄超过 55 岁者，可卧床牵引以维持骨折对位，少有需要手术治疗者。

### 三、肩胛盂骨折

（一）致伤机制

多来自肩部的直接传导暴力，通过肱骨头作用于肩胛盂所致。视暴力的强度与方向不同，骨折片的形态及移位程度有显著差异。可能伴有肩关节脱位（多为一过性）及肱骨颈骨折等。骨折之形态以盂缘撕脱及压缩性为多见，亦可遇到粉碎性骨折。

（二）临床表现

视骨折之程度及类型不同而差别较大，基本症状与肩胛颈骨折相似，惟肩部肿胀较为明显，且活动范围较前者更小。

（三）诊断分析

除外伤史及临床症状外，主要依据 X 线片进行诊断及鉴别诊断。X 线投照方向除常规的前后位及侧位外，应加拍腋窝位，以判定肩盂的前缘、后缘有无撕脱性骨折。

（四）治疗要领

为肩胛骨骨折中处理最为复杂的一种。依据骨折的类型不同，治疗方法有着明显的差异，现分述如下。

1.一般病例

可行牵引疗法，并在牵引下进行关节活动。

2.严重移位者

先牵引复位，保守疗法失败者行切开复位及内固定术；关节内不可遗留任何骨片，以防继发损伤性关节炎。关节囊撕裂者应进行修复。术后患肢以外展架固定。

3.畸形愈合者

以功能锻炼疗法为主。畸形严重已影响关节功能及疼痛明显者，可行关节盂修整术或假体置换术。

### 四、肩峰骨折

（一）致伤机制

因该骨块骨突短而不易骨折，故较少见。主要为以下两种机制。

1.直接暴力

即来自肩峰上方垂直向下的外力，其骨折线多位于肩锁关节外侧。

2.间接传导暴力

当肩外展或内收位时跌倒，因肱骨大结节的杠杆顶撬作用而引起骨折。其骨折线多位于肩峰基底部。

（二）临床表现

1.疼痛

局部疼痛明显。

2.肿胀

其解剖部位浅表，故局部肿胀显而易见，多伴有皮下淤血或血肿形成。

3.活动受限

外展及上举动作受限，无移位骨折者较轻，合并肩锁关节脱位或锁骨骨折者则较明显。

4.其他

除注意有无伴发骨折外，尚应注意有无臂丛损伤。

（三）诊断分析

依据外伤史、临床表现及 X 线平片。拍片时均应拍摄前后位、斜位及腋窝位，如此可较全面地了解骨折的类型及特点。在阅片时应注意与不闭合的肩峰骨骺相区别。

（四）治疗要领

视骨折之类型及并发伤不同而酌情采取相应措施。

1.无移位者

将患肢用三角巾或一般吊带制动即可。

2.可手法复位者

可采用肩-肘-胸石膏固定。

3.开放复位+内固定术

手法复位失败者，可行开放复位+张力带固定（图 2-2）。

## 五、喙突骨折

相当少见，主要因为其位置深在，且易漏诊。

（一）致伤机制

1.直接暴力

多因严重暴力所致，一般与其他损伤伴发。

2.间接暴力

当肩关节前脱位时，因肱骨头撞击及杠杆作用所致。

3.肌肉韧带撕脱暴力

指肩锁关节脱位时，喙肱肌和肱二头肌短头猛烈收缩或喙锁韧带牵拉，可引起喙突撕脱性骨折，此时骨折片多伴有明显移位。

（二）临床表现

因解剖部位深在，主要表现为局部的疼痛和屈肘、肩内收及深呼吸时肌肉收缩的牵拉痛。

个别病例可合并臂丛受压症状。

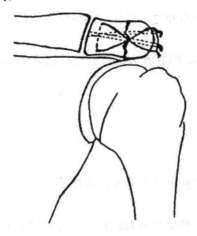

图 2-2 肩峰骨折治疗

（三）诊断分析

除外伤史及临床表现外，主要依据 X 线平片检查，拍摄前后位、斜位及腋窝位。

（四）治疗要领

无移位及可复位者，可行非手术疗法；移位明显或伴有臂丛神经症状者，宜行探查、开放复位及内固定术；晚期病例有症状者，亦可行喙突切除及联合肌腱固定术。

**六、肩胛冈骨折**

肩胛冈骨折多与肩胛体部骨折同时发生，少有单发。诊断及治疗与肩胛体部骨折基本相似，不赘述。

# 第二节　锁骨骨折

因锁骨较细及其所处解剖地位特殊，易受外力作用而引起骨折，为门、急诊常见的损伤之一，约占全身骨折的 5%；尤以幼儿更为多见，且易漏诊，应引起注意。

**一、致伤机制**

多由平地跌倒手掌或肩肘部着地的间接传导暴力所致，直接撞击等暴力则较少见。骨折部位好发于锁骨的中外 1/3 处，斜形多见。直接暴力所致者，多属粉碎型骨折，其部位偏中段。产伤所致锁骨骨折亦可遇到，多无明显移位。内侧断端因受胸锁乳突肌作用向上后方移位，外侧端则因骨折断端本身的重力影响而向下移位。由于胸大肌的收缩，断端同时出现短缩重叠移位。个别病例骨折端可刺破皮肤形成开放性骨折，并有可能伴有血管神经损伤，应注意检查下方的臂丛神经及锁骨下动、静脉，以防引起严重后果。直接暴力所致者尚应注意有无肋骨骨折及其他胸部伤。

## 二、临床表现

**1.疼痛**

多较明显，幼儿跌倒后啼哭不止，患肢拒动。切勿忘记脱衣检查肩部，否则颇易漏诊，年轻医师在冬夜值班时尤应注意。

**2.肿胀与畸形**

对完全骨折，畸形及肿胀多较明显。因其浅在，易于检查发现及判定。

**3.压痛及传导叩痛**

对小儿青枝骨折，可以通过对锁骨触诊压痛的部位来判定，并结合传导叩痛的部位加以对照。

**4.功能受限**

患侧上肢运动明显受限，尤以上举及外展时因骨折端的疼痛而中止。

**5.其他**

注意上肢神经功能及桡动脉搏动，异常者应与健侧对比观察，以判定有无神经血管损伤。对直接暴力所致者，应对胸部认真检查，以除外肋骨骨折及胸腔损伤。

## 三、诊断分析

**1.外伤史**

多较明确。

**2.临床表现**

如前所述，应注意明确有无伴发伤。

**3.X 线平片**

不仅可明确诊断，且有利于对骨折类型及移位程度的判定。有伴发伤者，可酌情行 MRI 或 CT 检查。

## 四、治疗要领

**1.青枝骨折**

无移位者以 8 字绷带固定即可，有成角畸形者，复位后仍以 8 字绷带维持对位。有再移位倾向的较大儿童，则以 8 字石膏为宜。

**2.成年人无移位的骨折**

以 8 字石膏绷带固定 6～8 周，并注意对石膏塑形，以防发生移位。

**3.有移位的骨折**

均应在局麻下先行手法复位，之后再施以 8 字石膏固定（图 2-3）。

**4.开放复位及内固定**

主要用于以下几种病例。

（1）有神经血管受压症状，经一般处理无明显改善或加重者。

（2）手法复位失败的严重畸形者。

（3）因职业关系，如演员、模特儿及其他舞台表演者，需双肩外形对称美观者，可放宽施术标准。

（4）其他：包括合并胸部损伤、骨折端不愈合或晚期畸形影响功能或职业者等。视骨折的部位及类型等不同，在开放复位后可酌情选择钢丝结扎术（斜形骨折）、克氏针+张力带固定术或钢板螺丝钉固定术等方式。

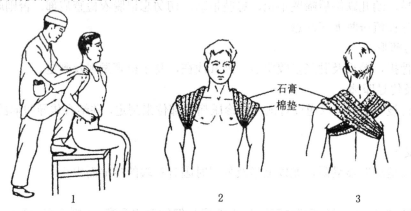

图 2-3 锁骨骨折手法复位及"8"字石膏固定示意图

1.手法复位；2."8"字石膏前面观；3."8"字石膏后面观

5.并发症处理

对明确有锁骨下血管损伤者，应急诊做血管探查修整术；伴臂丛神经损伤、肋骨骨折及肺部损伤者，应分别按其诊断及伤情采取相应措施处理。

## 第三节　肱骨髁上骨折

### 一、肱骨大结节骨折

根据骨折移位情况可分三种类型（图 2-4），无移位型、移位型以及合并肩关节脱位型。少数为单独发生，大多系肩关节前脱位时并发，故对其诊断应从关节脱位角度加以注意。

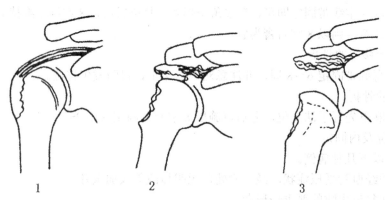

图 2-4 肱骨大结节骨折分型

1.无移位型；2.移位型；3.合并肩关节脱位型

（一）致伤机制

1.直接暴力

平地跌倒，或重物直接撞击肩部所致；亦可由肩关节前脱位时大结节碰击肩峰等所致。骨折以粉碎型居多，但少有移位。

2.间接暴力

跌倒时由于上肢处于外展、外旋位，致使冈上肌和冈下肌突然收缩，以致大结节被撕脱形成伴有移位骨折。当暴力较小时，骨折可有明显移位。

（二）临床表现

主要表现如下。

1.疼痛

于肩峰下方有痛感及压痛，但无明显传导叩痛。

2.肿胀

由于骨折局部出血及创伤性反应，显示肩峰下方肿胀。

3.活动受限

肩关节活动受限，尤以外展、外旋时最为明显。

（三）诊断分析

主要依据如下。

1.外伤史

多见于生活及交通（步行滑倒居多）意外。

2.临床表现

如前所述，以肩部的肿、痛及活动受限为主。

3.影像学检查

主要是 X 线平片，包括正位、侧位及轴位，一般不需要 CT 及 MRI 检查。

（四）治疗要领

视损伤机制及骨折移位情况不同，其治疗方法可酌情掌握。

1.无移位者

上肢悬吊制动 3～4 周，而后逐渐功能锻炼。

2.有移位者

先施以手法复位，在局麻下将患肢外展，压迫骨折片还纳至原位，而后在此外展位上用外展架固定之。固定 4 周后，患肢在外展架上功能活动 7～10d，再拆除外展架让肩关节充分活动。手法复位失败，且骨折片移位明显者，可于臂丛麻醉下行开放复位+内固定术。

**二、肱骨小结节撕脱骨折**

除与肩关节脱位及肱骨上端粉碎性骨折伴发外，单独发生者罕见。

（一）发生机制

由肩胛下肌突然猛烈收缩牵拉所致，并向喙突下方移位。

（二）临床表现

主要表现为局部疼痛、压痛、肿胀及上肢外旋活动受限等，移位明显者可于喙突下方触及骨折片。

（三）诊断分析

除外伤史及临床症状外，主要依据 X 线片进行诊断。

（四）治疗要领

1.无移位者

上肢悬吊固定 3～4 周后开始功能锻炼。

2.有移位者

将上肢内收、内旋位制动，多可自行复位，然后用三角巾及绷带固定 4 周左右。复位失败且移位严重者，可行开放复位及内固定术。

3.合并其他骨折及脱位者

将原骨折或脱位复位后，多可随之自行复位。

### 三、肱骨头骨折

（一）发生机制

与肱骨大结节骨折直接暴力所致的发生机制相似，即来自侧方的暴力太猛，可同时引起大结节及肱骨头骨折；或是此暴力未造成大结节骨折，而是继续向内传导以致肱骨头骨折。前者骨折多属粉碎状，而后者则以嵌压型多见。

（二）临床表现

因属于关节内骨折，临床症状与前两者略有不同。

1.肿胀

为肩关节弥漫性肿胀，范围较大。主要由局部创伤反应及骨折端出血积于肩关节腔内所致。嵌入型者则出血少，因而局部肿胀亦轻。

2.疼痛及传导叩痛

除局部疼痛及压痛外，叩击肘部可出现肩部的传导痛。

3.活动受限

其活动范围明显受限，尤以粉碎型者受限更甚。骨折嵌入较多者，骨折端相对较为稳定，受限则较轻。

（三）诊断分析

依据外伤史、临床症状及 X 线平片诊断多无困难，所摄 X 线片应包括正、侧位，以判定骨折端的移位情况。

（四）治疗要领

视骨折类型及年龄等因素不同对其治疗要求亦有所差异。

1.嵌入型

无移位者仅以三角巾悬吊固定 4 周左右。有成角移位者应先行复位，青壮年者以牵引、固定于外展架上为宜（图 2-5）。

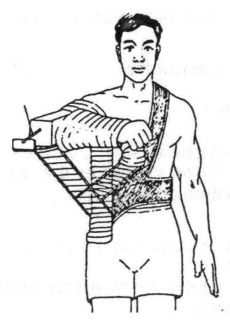

图 2-5  肱骨头骨折外展架牵引固定示意图

**2.粉碎型**

手法复位后外展架固定 4～5 周。手法复位失败者可将患肢置于外展位牵引 3～4 周，并及早开始功能活动。亦可行开放复位及内固定术。开放复位后仍无法维持对位或关节面严重缺损（缺损面积超过 50%）者，可采取人工肱骨头置换术，尤适用于 60 岁以上的老年患者。

**3.游离骨片者**

手法复位一般难以还纳，可行开放复位，对难以还纳者，可将其摘除。

**4.晚期病例**

以补救性手术为主，包括关节面修整术，肱二头肌腱的腱沟修整术，关节内游离体摘除术，肩关节成形术及人工关节置换术等。

**四、肱骨上端骨骺分离**

**（一）致伤机制**

肱骨上端骨骺在 18 岁前尚未闭合时，该处解剖学结构较为薄弱，可因作用于肩部的直接暴力，或通过肘、手部向上传导的间接暴力而使骨骺分离。外力较小时，仅使骨骺线损伤，断端并无移位。作用力大时，则骨骺呈分离状，且常有一个三角形骨片撕下。视骨骺端的错位情况可分为稳定型与不稳定型。前者指骨骺端无移位者，后者指向前成角大于 30°，且前后移位超过横断面 1/4 者，多为年龄较大的青少年。

**（二）临床表现**

其临床症状与体征与肱骨外科颈骨折相似，年龄多在 18 岁以下，个别病例可达 20 岁。

**（三）诊断分析**

主要根据外伤史、患者年龄、临床症状及 X 线片所见等进行诊断。无移位者则依据于骨骺线处的环状压痛、传导叩痛及软组织肿胀阴影等。应注意，此型最易漏诊。

（四）治疗要领

视骨骺移位及复位情况而酌情灵活掌握。

1.无移位者

一般悬吊固定 3～4 周即可。

2.有移位者

先行手法复位，而后以外展架固定 4～6 周。手法复位失败而骨骺端移位明显（横向移位超过该处直径 1/4 时），且为不稳定型者则需开放复位，而后用损伤较小的克氏针 2～3 根交叉固定，并辅助上肢外展架固定，术后 3 周拔除。

**五、肱骨外科颈骨折**

较为多见，占全身骨折的 1%左右，尤多发于中老年患者。

（一）致伤机制及分型

因该处骨质较薄，甚易发生骨折；视外伤时机制不同，所造成的骨折类型各异；临床上多将其分为外展型及内收型两类。

1.外展型

跌倒时患肢呈外展状着地，由于应力作用于骨质较疏松的外科颈部而引起骨折。骨折远侧端全部、大部或部分骨质嵌插于骨折的近侧端内。多伴有骨折端向内成角畸形，临床上最为多见。

2.内收型

指跌倒时上肢在内收位着地所发生的骨折，在日常生活中此种现象较少遇到。在发生机制上，患者多处于前进状态下跌倒，以致手掌或肘部由开始的外展变成内收状着地。

3.粉碎型

少见，为外来暴力直接打击所致，此型在治疗上较复杂，且预后欠佳。

（二）临床表现

与其他肩部骨折大致相似，但其症状多较严重。

1.肿胀

因骨折位于关节外，局部肿胀较为明显，尤以内收型及粉碎型者为甚。

2.疼痛

除外展型者外，多较明显，尤以活动时明显且伴有环状压痛及叩痛。

3.活动受限

以后二型为最严重。

4.其他

注意有无神经血管受压症状。错位明显者患肢可出现短缩、成角畸形。

（三）诊断分析

主要依据如下。

1.外伤史

多种暴力均可引起。

2.临床表现

主要依据肩部肿胀、疼痛及活动受限等。

3.影像学检查

常规 X 线片可显示肱骨外科颈骨折线及成角畸形与移位情况，大多可明确诊断；一般不需要行 MRI、CT 等其他影像学检查。

（四）治疗要领

1.外展型

多属稳定性，成角畸形可在固定同时予以矫正。其中对 65 岁以上老年患者，可用三角巾悬吊固定 4 周，待骨折端临床愈合后，早期功能活动。对全身情况较好青壮年患者，则需外展架固定，并在石膏塑形时注意纠正其成角畸形。

2.内收型

在治疗上多较困难，尤其是移位明显的高龄者，常成为临床治疗中的难题。

（1）年迈、体弱者：局麻下手法复位，而后以三角巾制动，或对（搭）肩位宽胶布及绷带固定，此类病例以预防肺部并发症及早期功能活动为主。

（2）骨折端移位轻度者：局麻后将患肢外展、外旋位置于外展架上，在给上肢石膏塑形时或塑形前施以手法复位，X 线拍片或透视证实对位满意后，将患肢再固定于外展架上。

（3）骨折端移位明显者：则需将患肢置于上肢螺旋牵引架上，一般多采取鹰嘴骨牵引，或牵引带牵引，在臂丛麻醉或全麻下先行手法复位。并以过肩石膏将上肢固定，X 线拍片证明对位满意后再以外展架固定，并注意石膏塑形。

（4）手法复位失败者：可酌情采取牵引疗法或开放复位+内固定术

## 第四节　肱骨干骨折

随着我国体育运动事业的蓬勃发展，易见于运动及训练场上的肱骨干骨折日益增多；当然，骑车族及助动车的增加也促使其发生率的提高。此种损伤在诊断与治疗上的问题较少，关键是应注意是否伴发神经干损伤。其在治疗上问题远较骨折为多，应注意。

### 一、概述

（一）骨折范围

肱骨干的解剖范围指肱骨外科颈远端 1cm 以下，相当于胸大肌止点上方，下端至肱骨上方 2cm 以上的骨干。

（二）解剖特点

其上方为圆柱状，中段以下则近似三角形，近髁上部又呈扁形。于肱骨中上 1/3、三角肌附着点以下，为桡神经沟部位，有桡神经和肱深动脉绕过该沟向下走行。在肱骨干上与骨折端移位有关的肌群主要有胸大肌、三角肌、肱二头肌、肱三头肌、背阔肌、大圆肌和喙肱肌等。因此，在主要肌群附着点之上或之下的骨折，其移位方向可以截然不同，此对手法复位的成败至关重要。

（三）发生率

肱骨干骨折多见于青壮年患者，发生率占全身骨折的 1%～1.5%。除交通、工矿事故外，以运动训练伤为多见。

## 二、致伤机制

主要由以下三种暴力所致。

（一）直接暴力

常发生于交通及工矿事故或工伤事故。由外来暴力直接作用于肱骨干局部，包括重物撞击、压砸等，以致在受力处常有一个三角形骨块可见（底部在受力侧，尖部在对应处）。在战争情况下则以火器伤所致的开放性骨折为多见，此时，骨折多呈粉碎状。

（二）间接暴力

跌倒时因手掌或肘部着地所致。由于身体多伴有旋转或因附着肌肉的不对称收缩，骨折线多呈螺旋形或斜形。多系生活伤，以家庭、学校为多发场所。

（三）旋转暴力

主因肌肉收缩所致，故又称之肌肉收缩暴力，以军事或体育训练的投掷骨折，以及掰手腕所引起的骨折最为典型。多发于肱骨干的中下 1/3 处，其主要由于肌肉突然收缩，引起肱骨轴向受力，因而其骨折线多呈螺旋形，并伴有程度不同的移位。

## 三、骨折端移位的特点

除取决于暴力的方向及骨骼本身的重力外，肌肉的收缩更具有直接关系，因此，在骨折复位前必须全面了解，并注意有无桡神经损伤伴发。

（一）骨折线位于三角肌附着点以上

近侧端受胸大肌、背阔肌及大圆肌之作用而向内移位，呈内收状。远端则因三角肌收缩而向外上方位移，并同时受纵向肌群作用而出现短缩（图 2-6）。

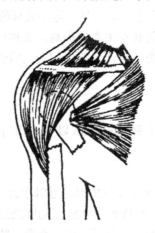

图 2-6 骨折线位于三角肌附着点以上时骨折端移位示意图

（二）骨折线位于三角肌肱骨附着点以下

骨折近端受三角肌及喙肱肌的作用而向前、向外移位，远侧端因纵向肌群作用而产生向上的位移（图 2-7）。

（三）骨折线位于肱骨干下 1/3

两端肌肉拉力基本平衡，其移位方向及程度主要取决于外力方向、强度、肢体所处位置及骨骼的重力等。此处骨折易合并桡神经损伤，尤其是投掷骨折者，桡神经有可能被嵌夹于骨折断端之间，加之受伤时的肢体向远端牵拉，从而加重桡神经损伤程度。但真正完全断裂者十分少见。

以上是典型移位情况，但大型机器损伤所引起的碾轧伤，由于肌肉组织的损伤、断裂，其骨折端移位多不典型，甚至可无移位。

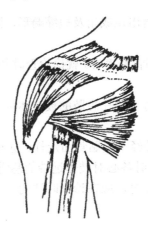

图 2-7 骨折线位于三角肌附着点以下时骨折端移位示意图

**四、分类及分型**

视分类要求不同，可有多种分类及分型。

1.按骨折部位分类

一般分肱骨干上 1/3 骨折，中上 1/3 骨折，中 1/3 骨折，中下 1/3 骨折及下 1/3 骨折五种。

2.按骨折部位是否与外界交通分类

可分为开放性骨折及闭合性骨折两大类。

3.按骨折线状态分类

一般分为横形、斜形、螺旋形及粉碎性四种。

4.Muller 分类

其属 AO 治疗方法选择的分类标准，一般分类如下。

（1）简单骨折：包括螺旋形、斜形和横形三种亚型。

（2）楔形骨折：亦包括螺旋楔形骨折、斜形楔形骨折和横形、碎裂楔形骨折三种类型。

（3）复杂骨折：又有螺旋粉碎骨折、多段骨折及不规则骨折三种。

此种分类便于 AO 钢板内固定的选择。但对肱骨干骨折髓内钉更为适用，因此，此种分型仅有相对意义。

### 五、临床表现

其临床症状与体征主要包括如下内容。

**1.疼痛**

表现为局部疼痛、环状压痛及传导叩痛等，一般均较明显。

**2.肿胀**

完全骨折，尤其粉碎型者局部出血可多达 200mL 以上，加之创伤性反应，局部肿胀明显。

**3.畸形**

在创伤后，患者多先发现上臂出现成角及短缩畸形，除不完全骨折外，一般多较明显。

**4.异常活动**

于伤后立即出现，患者可听到骨摩擦音。就诊检查时勿重复检查，以避免增加患者痛苦。

**5.功能受限**

亦较明显，且患者多采取用健手扶托患肢的被迫体位。

**6.并发症**

骨折线多波及桡神经沟，桡神经干紧贴骨面走行，甚易被挤压或刺伤。周围血管亦有可能被损伤。因此在临床检查及诊断时务必对肢体远端的感觉、运动及桡动脉搏动等加以检查，并与对侧对比观察。凡有此并发症时，应在诊断时注明。

### 六、诊断分析

肱骨干骨折诊断一般均无困难，主要依据如下。

**1.外伤史**

均较明确。

**2.临床表现**

除注意骨折之常见症状外，应认真检查有无并发伤，尤以桡神经受累，发生率在 10%～20%之间。

**3.影像学检查**

正、侧位 X 线平片即可明确显示骨折的确切部位及骨折特点。

### 七、治疗要领

视骨折部位、类型及患者全身具体情况等不同，可酌情灵活掌握。

**1.青枝骨折及不完全骨折**

仅以上肢石膏托，中医夹板+三角巾，或充气性夹板固定均可。

**2.一般移位骨折**

指小于 30°之成角移位，不超过横断面 1/3 的侧向移位，以及斜形或螺旋形骨折、短缩移位在 2cm 以内者，可局麻或臂丛麻醉下手法复位，后以上肢悬垂石膏固定。并结合功能锻炼。

**3.明显移位骨折**

指骨折端移位程度超过前者，骨折大多发生在肱骨中上 1/3 者。可酌情选择以下疗法。

（1）鹰嘴牵引+上肢悬吊石膏外固定。

（2）手法复位+外展架固定。

（3）骨外固定架复位及固定：多采用开放性骨折伴有明显移位者，可于清创术后采用Hoffmann架或其他形式外固定架进行复位及固定。

（4）开放复位+内固定：对闭合复位失败者，原则上均应考虑开放复位及内固定术，尤其是年龄较轻及伴有桡神经受压症状需作神经探查术者。

## 第五节　肱骨远端骨折

### 一、肱骨髁上骨折

常发生在 5～12 岁小儿，占小儿肘部骨折中的 50%～60%。预后较好，但常容易合并血管神经损伤及肘内翻畸形，诊治时应注意。

（一）损伤机制和骨折类型

1.伸展型

占 95%。跌倒时肘关节呈半屈状，手掌着地，间接暴力作用于肘关节，引起肱骨髁上部骨折，骨折近侧端向前下移位，远折端向后上移位，骨折线由后上方至前下方（图 2-8），严重时可压迫或损伤正中神经和肱动脉。按骨折的侧方移位情况，又可分为伸展尺偏型和伸展桡偏型；其中伸展尺偏型骨折易引起肘内翻畸形，可高达 74%。

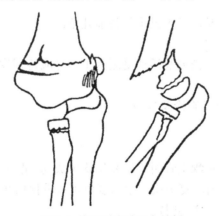

图 2-8　伸展型肱骨髁上骨折

2.屈曲型

约占 5%。由于跌倒时肘关节屈曲，肘后着地所致，骨折远侧段向前移位，近侧段向后移位，骨折线从前上方斜向后下方（图 2-9）。

（二）临床表现

肘关节肿胀、压痛、功能障碍，有向后突出及半屈位畸形，与肘关节后脱位相似，但可从骨擦音、反常活动、触及骨折端及正常的肘后三角等体征与脱位鉴别。检查病人应注意有无合并神经血管损伤。约 15% 的病人合并神经损伤，其中正中神经最常见。应特别注意有无血运障碍，血管损伤大多是损伤或压迫后发生血管痉挛。血管损伤的早期症状为"5P"征，若处理不及时，可发生前臂肌肉缺血性坏死，至晚期缺血性肌挛缩，造成严重残废。此"5P"征为：剧痛（pain）、桡动脉搏动消失（pulselessness）、皮肤苍白（pallor）、麻痹（paralysis）、感觉异常（paraes-thesia）。

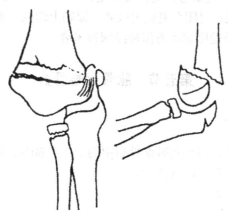

图 2-9 屈曲型肱骨髁上骨折

（三）诊断分析

主要依据以下内容。

1.外伤史

以生活及运动意外为多发，且多见于学龄前儿童。

2.临床表现

以肘部肿胀（较明显）、剧痛及活动受限为主，并应特别注意有无血管损伤。

3.影像学检查

常规正、侧位 X 线片即可确诊及分型。

（四）治疗要领

1.手法复位外固定

绝大部分轻度移位的肱骨髁上骨折手法复位均可成功，据统计达 95%以上。二次手法复位不成功则改行开放复位，因反复多次一手法复位可加重损伤和出血，诱发骨化性肌炎。手法复位后，患肢以外展架固定 3～4 周。

2.骨牵引复位

适用于骨折移位明显、时间较久、软组织肿胀严重，或有水泡形成者，此时不宜立即进行手法复位。应采用上肢尺骨鹰嘴克氏针悬吊牵引，3～5d 后再手法复位及，外展架固定。个别肿胀严重或皮肤状态不佳者，可牵引 8～14d。

3.手术治疗

包括以下两个方面。

（1）血管损伤探查：合并血管损伤必须早期探查。探查的指征是骨折复位解除压迫因素后仍有"5P"征。探查血管的同时可行骨折复位及内固定。

（2）开放复位内固定：适用于二次手法复位失败者。

## 二、肱骨髁间骨折

肱骨髁间骨折是青壮年严重的肘部损伤，常呈粉碎性，复位较困难，固定后容易发生再移位及关节粘连，影响肘关节功能。该骨折较少见。

（一）损伤机制及分类

肱骨髁间骨折的损伤机制与肱骨髁上骨折相似，亦可分为屈曲型和伸直型两类；按骨折线可分为"T"型和"Y"型；有时肱骨髁部可分裂成3块以上，即属粉碎性骨折。

Riseborough 根据骨折的移位程度，将其分为四度（图2-10）。

Ⅰ度：骨折无移位或轻度移位，关节面平整。

Ⅱ度：骨折块有移位，但两髁无分离及旋转。

Ⅲ度：骨折块有分离，内外髁有旋转，关节面破坏。

Ⅳ度：肱骨髁部粉碎成3块以上，关节面严重破坏。

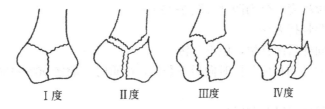

Ⅰ度          Ⅱ度          Ⅲ度          Ⅳ度

图 2-10 肱骨髁间骨折 Riseborough 分度

（二）临床表现

外伤后肘关节明显肿胀，疼痛剧烈，肘关节位于半屈位，各方向活动受限。检查时注意有无血管神经损伤。

（三）诊断分析

主要依据如下。

1.外伤史

均较明确。

2.临床症状

特点以肘关节局部症状为主。

3.影像学检查

主要是 X 线平片，不仅可明确诊断，而且对骨折类型及移位程度的判断有重要意义。

（四）治疗要领

治疗原则是良好的骨折复位和早期功能锻炼，促进功能恢复。目前尚无统一的治疗方法。可酌情使用手法复位外固定；尺骨鹰嘴牵引+石膏或小夹板固定；钢针经皮撬拨复位和克氏针经皮内周定；开放复位张力带或钢板内固定等（图2-11）。

## 三、肱骨外髁骨折

肱骨外髁骨折是常见的儿童肘部骨折之一，约占儿童肘部骨折的 6.7%，其发生率仅次于肱骨髁上骨折。常见于 5～10 岁儿童。骨折块常包括外上髁、肱骨小头骨骺、部分滑车骨骺及干骺端骨质，属于 Salter-Harris 骨骺损伤的Ⅳ型。

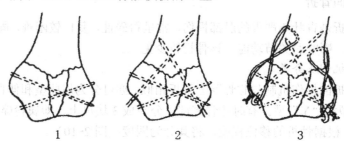

图 2-11 肱骨髁间骨折双张力带内固定术

（一）损伤机制及分类

引起肱骨外髁骨折的暴力，与引起肱骨髁上骨折的暴力相似，再加上肘内翻暴力共同所致。根据骨折块移位程度，分为四型（图 2-12）。

Ⅰ型：外髁骨骺骨折无移位。

Ⅱ型：骨折块向外后侧移位，但不旋转。

Ⅲ型：骨折块向外侧移位，同时向后下翻转，严重时可翻转 90°～180°，但是肱尺关节无变化。

Ⅳ型：骨折块移位伴肘关节脱位。

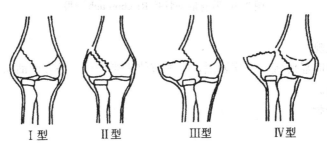

图 2-12 肱骨外髁骨折及分型

（二）临床表现

骨折后肘关节明显肿胀，以肘外侧明显，肘部疼痛，肘关节呈半屈状，有移位骨折可扪及骨折块活动感或骨擦感，肘后三角关系改变。

（三）诊断分析

1.外伤史

如前所述。

2.临床特点

以肘关节肿胀及疼痛为主。

3.X 线表现

成人可清楚显示骨折线，但对儿童可仅显示外髁骨化中心移位，必须加以注意，必要时可摄对侧肘关节 X 线片进行对照。

（四）治疗要领

肱骨外髁骨折属关节内骨折，治疗上要求解剖复位。

1.手法复位

多数病例手法复位可获得成功，按骨折分类不同，处理原则如下。

Ⅰ型：骨折用石膏屈肘 90°位固定患肢 4 周。

Ⅱ型：骨折宜首选手法复位，复位时不能牵引，以防骨折块翻转。前臂旋前屈曲肘关节，用拇指将骨折块向内上方推按复位。

Ⅲ型：骨折可试行手法复位，不成功则改为开放复位。

Ⅳ型：骨折则应先推压肱骨端使肘关节脱位复位，一般骨折块亦随之复位，但禁止牵引以防止骨折块旋转。

2.撬拨复位

在透视条件下用克氏针撬拨骨折复位，术中可将肘关节置于微屈内翻位以利操作。此法操作简单，损伤小，但应熟悉解剖，避免损伤重要的血管神经。

3.开放复位

适用于以下病例。

（1）严重的Ⅲ型骨折移位或旋转移位。

（2）肿胀明显的移位骨折，手法复位失败者。

（3）某些陈旧性移位骨折，复位后可用丝线或克氏针内固定，术后石膏托固定 3～4 周。

## 四、肱骨外上髁骨折

多为成人男性患者，约占肱骨远端骨折的 7%。

（一）损伤机制

多由于患者前臂过度旋前内收时跌倒，伸肌剧烈收缩而造成撕脱骨折。骨折片可仅有轻度移位，或发生 60°～180°旋转移位。

（二）临床表现

跌倒后肘关节呈现半屈位，伸肘活动受限；于肱骨外上髁部肿胀、压痛；检查时常可扪及骨折块。

（三）诊断分析

1.外伤史

以生活及运动损伤为主，包括平地跌倒等。

2.临床表现

肱骨外上髁部肿胀、压痛及叩痛等症状，伸肘时疼痛加剧。

3.X 线表现

X 线片可显示肱骨外上髁骨折块及局部软组织肿胀影像。

（四）治疗要领

1.手法复位

肘关节屈曲 60°～90°并旋后，挤压骨折片复位。而后石膏外固定 3 周。

2.挑拨复位

适用于手法复位困难，或骨折后时间较长，难以手法复位者。

3.开放复位

适用于上述方法复位失败和陈旧性骨折病例。

### 五、肱骨内髁骨折

肱骨内髁骨折，是指累及肱骨内髁包括肱骨滑车及内上髁的一种少见损伤，好发于儿童。

（一）损伤机制及分类

多为间接暴力所致，摔倒后手掌着地，外力传到肘部，尺骨鹰嘴关节面与滑车撞击可导致骨折，而骨折块的移位与屈肌牵拉有关。由于肱骨内髁后方为尺神经，故骨折可引起尺神经损伤。

根据骨折块移位情况，可将骨折分为如下三型。

Ⅰ型：骨折无移位，骨折线从内上髁上方斜向外下达滑车关节面。

Ⅱ型：骨折块向尺侧移位。

Ⅲ型：骨折块有明显旋转移位，最常见的为冠状面上的旋转，有时可达 180°。

（二）临床表现

肘关节疼痛、肿胀及活动受限；压痛以肘内侧明显；肘关节呈半屈状；可触及骨折块。

（三）诊断分析

主要依据如下所述。

1.外伤史

以间接暴力多见。

2.临床症状

以肘部创伤后共性症状为主，注意有无尺神经受损症状。

3.影像学检查

X 线平片对该骨折有诊断意义。但在儿童肱骨内髁骨化中心未出现前则较难由 X 线片辨别，必要时应拍健侧 X 线片对比。

（四）治疗要领

1.一般手法复位

90%以上可获得成功。

2.开放复位适用于如下四种情况。

（1）旋转移位的Ⅲ型骨折。

（2）手法复位失败的有移位骨折。

（3）肘部肿胀明显，手法复位困难的Ⅱ型骨折。

（4）有明显尺神经损伤者。

3.手术方法

一般在开放复位后用克氏针交叉固定，并将尺神经前移至内上髁前方，术后石膏外固定 4～5 周。

### 六、肱骨内上髁骨折

肱骨内上髁骨折仅次于肱骨髁上骨折和肱骨外髁骨折,占肘关节骨折的第三位,约 10%。多见于儿童,因儿童内上髁属骨骺,故又称为肱骨内上髁骨骺撕脱骨折。

（一）损伤机制及类型

跌倒时前臂过度外展,屈肌猛烈收缩将肱骨内上髁撕脱,骨折块被拉向前下方。与此同时,维持肘关节稳定的内侧副韧带丧失正常张力,使得内侧关节间隙被拉开或发生肘关节后脱位,撕脱的内上髁被夹在关节内侧或嵌入关节内。

根据骨折块移位及肘关节的变化,可将骨折分为四型(图 2-13)。

Ⅰ型:肱骨内上髁骨折,轻度移位;

Ⅱ型:撕脱的内上髁向下、向前旋转移位,可达关节水平;

Ⅲ型:骨折块嵌于关节内;

Ⅳ型:骨折块明显移位伴肘关节脱位,该型为内上髁最严重的损伤。

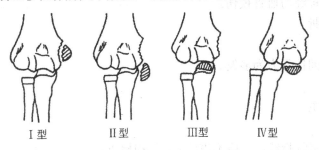

Ⅰ型　　　　Ⅱ型　　　　Ⅲ型　　　　Ⅳ型

图 2-13 肱骨内上髁骨折及分型

（二）临床表现及诊断分析

肘关节内侧肿胀、疼痛,皮下瘀血及局限性压痛,有时可触及骨折块,X 线检查可确定诊断,但对 6 岁以下儿童骨骺未出现,要靠临床检查才能诊断。

（三）治疗要领

1.手法复位

无移位的肱骨内上髁骨折,不需特殊治疗,直接外固定;有移位的骨折,包括轻度旋转移位和Ⅳ型骨折,均宜首选手法复位。

2.开放复位

适用于以下病例。

（1）旋转移位的Ⅲ型骨折,估计手法复位难成功者。

（2）闭合复位失败者。

（3）合并尺神经损伤者。

对儿童肱骨内上髁骨骺,可用粗丝线缝合或细克氏针交叉固定。术后上肢功能位石膏外固定 4～6 周。

### 七、肱骨小头骨折

肱骨小头骨折是少见的肘部损伤,占肘部骨折的 0.5%～1%。成人多发生单纯肱骨小头骨折,儿童则可发生合并有部分外髁骨折的肱骨小头骨折。该骨折易误诊为肱骨外髁或外上髁骨折。

（一）损伤机制及分型

间接暴力经桡骨传至肘部,桡骨小头成锐角撞击肱骨小头造成骨折,故凡桡骨小头骨折病例均应想到肱骨小头骨折的可能。可分为如下四型。

Ⅰ型：完全性骨折（Hahn-steinthal 骨折）,骨折块包括肱骨小头及部分滑车。

Ⅱ型：单纯肱骨小头完全骨折（kocher-Lorenz 骨折）,有时因骨折片小而在 X 线片上很难发现。

Ⅲ型：粉碎性骨折,或肱骨小头与滑车均骨折且二者分离。

Ⅳ型：肱骨小头关节软骨损伤。

（二）临床表现

肘关节外侧和肘窝部可明显肿胀和疼痛,肘关节活动受限。并伴有直接压痛与传导性叩痛,亦应注意有无神经与血管损伤。

（三）诊断分析

1.外伤史

多较明确,以间接暴力为多发。

2.临床症状

以肘部症状为主。

3.影像学检查

X 线平片多显示骨折线,一般不需要 CT 扫描检查。

（四）治疗要领

治疗上要求解剖复位。多数作者主张先试行闭合复位外固定。骨折手法复位失败者,行开放复位及螺钉内固定技术,但钉尾不应暴露于关节表面上。骨折片小而游离,肱骨小头粉碎性骨折（Ⅲ型）及老年人肱骨小头移位的Ⅱ型骨折可行肱骨小头骨折片切除。

# 第六节　尺桡骨上端骨折

在日常生活、工作、运动及旅游等活动中,前臂发生损伤的机会甚多,骨折发生率占全身骨折的 15%～18%,且大多集中于尺桡骨上端、尺桡骨下端及尺桡骨骨干等三大部分。越接近手腕部,发生率越高。现分三节阐述,本节主要讨论尺桡骨上端骨折。

尺桡骨上端骨折包括：尺骨鹰嘴、尺骨冠状突、桡骨头、桡骨颈及孟氏骨折等,现将各段骨折分述于后。

## 一、尺骨鹰嘴骨折

常发生于成人,临床上较为多见。绝大部分骨折波及半月状关节面,属关节内骨折。骨折移位与肌肉收缩有关。治疗上要求解剖复位,牢固固定及早期功能锻炼,以求获得最佳功能的恢复。

（一）损伤机制及分型

直接暴力与间接暴力均可导致鹰嘴骨折。直接暴力导致粉碎性骨折，间接暴力引起撕脱骨折。骨折移位与肌肉收缩有关。由于肱肌和肱三头肌分别止于尺骨的喙突和鹰嘴，二者分别为屈伸肘关节的动力，故鹰嘴的关节面侧为压力侧，鹰嘴背侧为张力侧，骨折时以肱骨滑车为支点，骨折背侧张开或分离。

（二）临床表现

主要表现为肘后侧明显肿胀、压痛、皮下瘀血；肘关节呈半屈状，活动受限；被动活动可有骨擦感，可扪及骨折线；有移位病例，因其肘后三角关系破坏而变形。

（三）诊断分析

主要依据如下。

1.外伤史

多为直接暴力，而间接暴力及肌肉拉力性骨折者则相对少见。

2.临床表现

以肘部症状为主，注意肘后三角变形及局部压痛点，以除外肘关节脱位（后者可立即复位）。

3.影像学检查

常规 X 线检查可明确诊断及骨折移位程度。对儿童骨折及骨骺分离有怀疑者，可拍健侧肘关节 X 线片对照，一般不需要 CT 扫描检查。

（四）治疗要领

治疗上要求解剖复位，牢固固定及早期功能锻炼。

1.手法复位

对无移位骨折、用石膏外固定肘关节于功能位的轻度移位者，宜置肘关节伸直位，骨折片按压复位。复位后伸直位固定 2～3 周，再改为屈肘位固定 3 周。

2.开放复位

手术指征如下。

（1）手法复位后关节面仍不平滑者。

（2）复位后骨折裂隙仍大于 3mm 者。

（3）开放性骨折患者。

（4）合并有肌腱、神经损伤者。

（5）陈旧性骨折有功能障碍者。

开放复位后用张力带或钢丝交叉固定，必要时辅加外固定。

**二、尺骨冠状突骨折**

尺骨冠状突主要作用为稳定肘关节，阻止尺骨后脱位，防止肘关节过度屈曲。该骨折可单独发生，亦可并发肘关节后脱位，骨折后易发生移位。

（一）损伤机制及分类

该骨折多为间接暴力所致，可分为如下三型。

Ⅰ型：撕脱骨折。

Ⅱ型：骨折块小于关节面积 50%。

Ⅲ型：骨折块大于关节面 50%。

（二）临床表现

与前者相反，表现为肘关节前方肿胀、疼痛及活动受限。此时应注意有无神经及血管损伤，虽较罕见，但后果严重，应注意。

（三）诊断分析

主要依据如下所述。

1.外伤史

为肘关节后脱位之原因，在询问中可发现有一过性肘关节脱位病史。

2.临床症状

以肘关节前方肿痛及活动障碍为主。有肘关节脱位病史者，则呈现全肘关节症状。注意有无并发伤。

3.影像学检查

常规 X 线片均可明确诊断，一般不需要 CT 检查。

（四）治疗要领

（1）以非手术疗法为主，大多数骨折均可经保守治疗治愈。

（2）手术病例选择Ⅲ型骨折可考虑行开放复位内固定。其中骨折片分离大而骨块较小、且游离于关节腔者，亦可考虑将骨折块切除。

### 三、桡骨头骨折

桡骨头骨折多见于青壮年，发病率较高，治疗不及时可造成前臂旋转功能障碍而影响日常基本功能。

（一）损伤机制及类型

跌倒时如果肩关节外展、肘关节伸直并呈外翻位，以致桡骨小头撞击肱骨小头，则易引起桡骨头下方的颈部骨折，这种骨折常合并肱骨小头骨折或肘内侧损伤。由于桡骨头与其颈干不在一直线上，而是偏向桡侧，故外伤时桡骨头外 1/3 易出现骨折。

按 Mason 和 Johnston 分类法可分为如下三型。

Ⅰ型：骨折无移位。

Ⅱ型：骨折有分离移位。

Ⅲ型：粉碎性骨折。

（二）临床表现

主要表现为肘关节外侧肿胀，压痛，肘关节屈、伸及旋转活动受限，尤以旋后功能受限更为明显。

（三）诊断分析

此种骨折在临床上易漏诊，在判定时应注意以下内容。

1.外伤史

主为手掌部向上传导间接暴力为主。

2.临床特点

以肘关节桡侧局部症状为主。

3.影像学检查

一般 X 线片可明确损伤的类型和移位程度，必要时可加摄对侧肘关节片对比。

（四）治疗要领

1.保守治疗

对 Ⅰ 型、Ⅲ 型骨折无移位者，用石膏固定肘关节于功能位；对 Ⅱ 型骨折则采用手法复位，复位后石膏外固定 3～4 周。

2.手术治疗

包括如下三种术式。

（1）开放复位、酌情内固定：适用于关节面损伤较轻，估计复位后仍可保持良好功能者；对复位后不稳定者则需辅以内固定技术。

（2）桡骨小头切除：适用于 Ⅱ 型骨折超过关节面 1/3 且对合不良，Ⅲ 型粉碎性骨折分离移位，合并肱骨小头关节面损伤及陈旧性骨折影响功能者。

（3）人工桡骨头颈置换术：适用于合并有肘内侧损伤，或尺骨上端同时伴发骨折者。

### 四、桡骨小头骨骺分离

在儿童肘部骨关节损伤中常见。

（一）损伤机制及类型

其损伤机制与桡骨头骨折相似。多属 Salter-Harris Ⅱ 型和 Ⅰ 型损伤。可分为如下四型。

Ⅰ 型：歪戴帽型，约占 50%。

Ⅱ 型：压缩型。

Ⅲ 型：碎裂型。

Ⅳ 型：压缩骨折型。

（二）临床表现

凡肘部受伤后出现肘外侧肿胀、疼痛、压痛、腕部传导叩击痛及功能障碍者，均应想及此种损伤，并摄 X 线片以明确局部情况。

（三）诊断分析

主要依据如下。

1.外伤史

以传导暴力为主。

2.临床表现

除肘部症状外，尚应做腕部叩击传导试验，阳性者诉肘部剧痛。

3.影像学检查

常规 X 线平片即可清晰显示骨折线。

（四）治疗要领

1.手法复位

多数病例效果良好，复位后行上肢石膏固定。

**2.撬拨复位**

适用于手法复位无效的歪戴帽压缩骨折且分离者复位后附加外固定。

**3.开放复位**

上述方法复位不满意者酌情附加内固定术。

骨骺融合前的桡骨小头骨骺分离不宜切除桡骨小头，否则可明显影响前臂发育。

### 五、桡骨颈骨折

单纯的桡骨颈骨折并不多见，常与桡骨头骨折伴发，亦可单发，二者之致伤机制及诊治要求均相似。

**（一）致伤机制**

由于提携角的存在，肘关节多呈自然外翻状，在跌倒手部撑地时暴力由远及近沿桡骨向肘部传导，当抵达桡骨上端时，桡骨头与肱骨小头撞击，引起桡骨头、桡骨颈或两者并存的骨折。如暴力再继续下去，则尚可出现尺骨鹰嘴或肱骨外髁骨折及脱位等。

**（二）临床表现**

主要表现如下所述。

**1.疼痛**

桡骨小头处有明显疼痛感、压痛及前臂旋转痛。

**2.肿胀**

较一般骨折为轻，且多局限于桡骨头处。

**3.旋转活动受限**

除肘关节屈伸受影响外，主要表现为前臂的旋转活动明显障碍。

**4.其他**

应注意有无桡神经深支损伤。

**（三）影像学特点**

分析 X 线所见，一般分为如下四种。

**1.无移位型**

指桡骨颈部的裂缝及青枝骨折，此型稳定，一般不需要复位。多见于儿童。

**2.嵌顿型**

多系桡骨颈骨折时远侧断端嵌入其中，此型亦较稳定。

**3.歪戴帽型**

即桡骨颈骨折后，桡骨头部骨折块偏斜向一侧，犹如人戴法兰西帽姿势。

**4.粉碎型**

指桡骨颈和（或）头部骨折呈三块以上碎裂者。

**（四）诊断分析**

**1.外伤史**

多为直接暴力所致。

**2.临床症状特点**

主要表现为前臂尺侧症状，且多较明显，并伴旋转功能障碍。

3.影像学检查

主要依据 X 线平片确诊及分型。

（五）治疗要领

1.无移位及嵌入型

仅将肘关节用上肢石膏托或石膏功能位固定 3～4 周。

2.有移位者

先施以手法复位，复位不佳者，可行桡骨头开放复位，必要时同时行螺丝钉内固定。不稳定及粉碎型者，则需行桡骨小头切除术，但骨骺损伤者切勿将骨骺块切除。

## 六、孟太杰（Monteggia）骨折（简称孟氏骨折）

由于 Monteggia 在 1814 年首次描述了尺骨上 1/3 骨折合并桡骨头脱位这一特殊损伤，故名，并沿用至今。

（一）致伤机制

除少数因直接暴力打击所致外，大多数病例是由前臂极度内旋位（旋前）跌倒手部撑地所致。此时由上而下的身体重力及由下而上的反作用力均汇集于尺骨上端及桡骨头部，以致先后出现尺骨上 1/3 骨折及桡骨头脱位（多为前脱位）。因直接暴力撞击所致者多呈现桡骨头前脱位及尺骨上 1/3 横折或粉碎性骨折。

（二）临床症状与体征

1.一般症状

骨折后局部的疼痛、肿胀及活动受限等共性症状均较明显。

2.畸形

尺骨表浅，易于发现移位。桡骨头脱位亦易被检出，但肿胀明显者则难以确定。

3.触及桡骨头

即于肘前方或侧、后方可触及隆突的桡骨小头，且伴有旋转痛及活动受限。

（三）分型

关于孟氏骨折的分型各家意见不一，国外大多按 Bado 的四型分类。

Ⅰ型：为尺骨任何水平骨折，向掌侧成角及桡骨头前脱位。

Ⅱ型：系尺骨干骨折，向背侧成角及桡骨头后脱位。

Ⅲ型：指尺骨近端骨折伴桡骨头侧方移位。

Ⅳ型：为Ⅰ型合并桡骨上 1/3 骨折。

亦有人按伸直型（相当于前者Ⅰ型，多见于儿童）、屈曲型（相当于Ⅱ型，多见于成人）及内收型（Ⅲ型，多见于幼儿）进行分类。

（四）诊断分析

此种损伤的诊断一般无困难，但初学者在读片时容易将桡骨头脱位忽略，应引起注意。

1.外伤史

主因前臂内旋间接暴力所致。

2.临床特点

前臂及肘部症状较一般损伤重，且多伴有畸形，应注意桡骨小头的位置及前臂成角畸形。

3.影像学检查

主要依据正、侧位 X 线平片所见，注意桡骨头移位的方向及程度。

（五）治疗要领

由于此种损伤兼有骨折与脱位，治疗较为复杂。如果在具体措施上不能两者兼顾，则预后多不佳，加之尺桡骨之间的骨间膜多已撕裂，愈合后易形成瘢痕组织而失去原有功能，因此其已成为骨科临床上大难题。即使手术复位及内固定，其疗效亦往往难以十分满意。因此，治疗时务必加以重视，并向患者加以说明。需根据患者年龄及骨折情况等不同特点酌情加以处理，具体方法及要求如下所述。

1.儿童及幼儿骨折

绝大多数可用闭合复位治疗，且疗效较好，少有残留后遗症者。

2.成人骨折

治疗多较复杂，手术率较高。且愈后大多较差，应引起重视。

3.尺桡骨双骨折+桡骨小头脱位

原则上采取开放复位+内固定，其中包括对环状韧带的修补或重建。尺骨及桡骨骨折宜选用髓腔三刃钉内固定，并注意尺桡骨本身的生理弧度。

4.其他类型者

仍先试以手石膏固定；无效者再改行手术疗法。

## 第七节　尺桡骨骨干骨折

尺桡骨骨干骨折在临床上十分多见，占全身骨折的 6%～8%，多见于工伤及交通事故，且青壮年居多。现按桡骨骨干骨折、尺骨骨干骨折及尺桡骨骨干双骨折等分述于后。

### 一、桡骨干骨折

桡骨干单纯骨折者较为少见，约为尺桡骨骨干双骨折患者的 1/6，且以青少年为多见。

（一）致伤机制及骨折移位特点

无论是直接暴力或间接暴力，均可引起桡骨干单纯骨折。由于尺骨干骨折，且上下尺桡关节亦无脱位，因而具有内固定作用而不会产生短缩或明显的侧向移位。以横形、短斜形及青枝型为多见，其中约半数伴有移位，由于桡骨干上有三组旋转肌群附着，因而以旋转移位为多见，其移位特点如下所述。

1.桡骨干中上 1/3 骨折

近端有旋后肌及肱二头肌附着，致使近侧桡骨呈旋后及前屈位，而远侧端则由于受中段的旋前圆肌及远侧的旋前方肌作用而呈旋前位。

2.桡骨中下 1/3 骨折

近端因中部旋前圆肌及上端旋后肌的拮抗作用处于中立位，远端则因旋前方肌的作用呈旋前位。

（二）临床症状

视骨折部位不同而症状有所差异，其共性症状主要如下。

1.一般症状

主要表现为外伤后上肢疼痛，伤情较重时可有软组织肿胀及皮下淤血。

2.压痛叩痛

于骨折局部有明显的压痛，纵向叩击痛阳性，此组症状具有定位意义。

3.活动受限

主要表现为前臂旋转功能障碍。

（三）诊断分析

一般均无困难，但应注意判定上、下尺桡关节有无同时受累，包括脱位等，其与诊断及治疗方法的选择有密切关系。

1.外伤史

均较明确。

2.临床表现

主要依据前臂桡侧疼痛、压痛、叩痛及旋转功能受限等。

3.影像学检查

主要表现为 X 线平片，一般均可确诊，但应注意是否合并下尺桡关节损伤。

（四）治疗要领

依据骨折端移位情况按如下处理。

1.无移位者

多为青少年，可视骨折部位不同而将前臂置于旋后屈肘位（中上 1/3 段骨折）或中间位（中下 1/3 段骨折）用上肢石膏托或石膏管形固定，并注意按前臂肢体的外形进行塑形。

2.有移位者

先施以手法复位，并按骨折近端的移位方向，远端对近端将其复位。闭合复位失败成年患者，多系斜形、螺旋形及粉碎性等不稳定型者，可行切开复位及内固定术。

**二、尺骨干骨折**

较前者相对少见，在诊治方面一般多无难题。

（一）致伤机制

多见于外力突然袭击，患者举手遮挡头部时被棍棒直接打击所致。因多发生在路遇强人情况下，故又名夜盗（杖）骨折（night stick fracture）。此骨折线多呈横形或带有三角形骨块。因有桡骨支撑，加之附着肌群较少，因而移位程度亦多轻微。

（二）临床表现

1.骨折局部症状

骨折局部呈现肿胀及皮下淤血，并有明显前臂旋转功能障碍。

2.功能障碍

主要表现为压痛，前臂纵向叩击痛亦呈阳性。

（三）诊断分析

1.外伤史

主要为直接暴力所致。

2.临床表现

以患肢疼痛、压痛及旋转功能受限为主。

3.影像学检查

常规 X 线片即可确诊，一般不需要其他影像学检查。但应注意是否伴有上、下尺桡关节损伤（脱位或半脱位）。

（四）治疗要领

其基本要求与前者相似，以非手术疗法为主。闭合复位失败的成年人，可行切开复位+钢板螺钉内固定术。

### 三、尺桡骨骨干双骨折

此种骨折在前臂骨折中仅次于桡骨远端骨折而居第二位，且治疗较为复杂，预后差，为临床上的难题之一，应加以重视。

（一）致伤机制

主要由以下两种暴力所致。

1.直接暴力

除直接打击、碰撞及前臂着地跌倒外，工伤所引起的机器绞压性损伤亦占相当比例，且后者软组织损伤严重，易引起开放性骨折。骨折常呈多段或粉碎性，从而更增加了治疗上的困难，且是预后不佳的直接因素。而直接打击者，其骨折线多与外力作用点在同一水平，以横折、楔形折为多见，预后较好。

2.间接暴力

系跌倒手部着地时外力由下而上传递，从桡骨远端经骨间膜到尺骨，以致形成尺桡骨双骨折，也可由外力扭曲所致。骨间膜纤维走向及应力的传导，系由桡骨的上方斜向尺骨的下端，故桡骨骨干骨折平面一般高于尺骨骨折平面，以斜形、螺旋形及短斜形为多见。

（二）分型

依据骨折的特点及临床治疗上的要求不同，一般分为如下两型。

1.稳定型

指复位后骨折断端不易再移位的横形骨折、短斜形以及不需要复位的不完全骨折、青枝骨折和裂缝骨折等。此型适合非手术疗法。

2.不稳定型

指手法复位后骨折断端对位难以维持者，包括斜形、螺旋形及粉碎性骨折，或上下尺桡关节不稳者，或尺桡骨骨干双重骨折等。因其不稳定，在治疗上困难较多。

（三）临床表现

1.骨折局部症状

较前二者严重，表现为前臂明显的肿胀、压痛、环状压痛及传导叩痛等。

2.肢体畸形

于前臂处可见成角和（或）旋转畸形，且多较严重，且常在无意识中扪及骨擦音。

3.功能受限

因系前臂尺桡骨双折，因而当腕、肘部伸屈及前臂旋转时，可因剧痛而功能受限。

（四）诊断分析

尺桡骨双骨折在诊断上多无困难，除注意一般骨折症状外，尚应注意有无血管、神经及肌肉组织的伴发伤，尤其是被机器绞压者，软组织的损伤程度可能重于骨骼的损伤，并易引起挤压综合征或缺血性挛缩等，在临床检查及诊断时必须反复加以强调。此种损伤的诊断主要依据如下所述。

1.外伤史

伤员均有明显外伤史。

2.临床表现

前臂疼痛肿胀，旋转活动受限；骨折部位压痛，轴向叩击痛，局部明显畸形，且可扪及骨擦音。

3.影像学检查

X线正、侧位平片检查不仅能明确诊断，且有助于分型、随访观察及疗效对比。应常规拍摄，并包括尺桡上关节及尺桡下关节，以防漏诊。

（五）治疗要领

视骨折分型及具体情况不同而酌情处理。

1.稳定型

绝大多数可通过非手术疗法达到治疗目的。

2.不稳定型

（1）一般性病例：指新鲜骨折且断端无缺损、粉碎及双段骨折者，应在牵引下，按有移位稳定型病例先试以闭合复位+上肢石膏固定，并加手指铁丝夹板牵引。X线拍片显示对位满意者按前法处理，复位不佳者则需手术治疗。

（2）严重不稳或手法复位失败者：前者指双段骨折、粉碎性骨折及合并尺桡关节破损者，多需开放复位+内固定术（图2-14）。

3.陈旧骨折

指伤后3周以上来诊者。除非移位较轻的稳定型外，原则上以开放复位+内固定为主。

4.开放性骨折

可根据创口损伤和污染程度及骨折情况等酌情选用闭合复位+外固定，或开放复位+内固定，或框架固定（图2-15）。

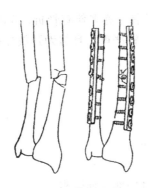 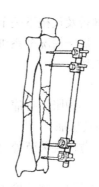

图2-14 尺桡骨双折内固定技术举例示意图　　图2-15 尺桡骨骨折框架外固定

## 第八节　尺桡骨远端骨折

尺桡骨远端骨折主要指盖氏（Galeazzi）骨折、克雷氏（Colles）骨折、史密斯（Smith）骨折、巴顿（Barton）骨折、桡骨远端骨骺分离、桡骨茎突骨折及尺骨茎突骨折等。该解剖段的骨折虽不如尺桡骨近端复杂，但如处理不当仍可引起疼痛，以致影响手腕部的功能，应加以重视。一般将尺桡骨远端骨折分为关节内骨折与关节外骨折两大类，而关节内骨折视关节受累的程度不同又可分为部分关节内骨折及完全关节内骨折两种。前者治疗较易，预后佳；而关节面完全破坏者，手术切开复位内固定率明显为高。

### 一、盖氏（Galeazzi）骨折

所谓盖氏骨折系指桡骨中下 1/3 骨折合并尺桡下关节脱位者。其在临床上较多见。该损伤早年称之为反孟氏骨折，自 1934 年 Galeazzi 详加描述后，改称之为 Galeazzi 骨折。其手术率较高。

（一）致伤机制

多因如下两种外力所致。

1.直接暴力

指直接撞击或机器皮带卷压伤所致，后者损伤程度多较严重，预后差。

2.间接暴力

多在前臂内旋位时手掌撑地跌倒，暴力沿桡骨向上传递，与身体重力相交引起桡骨中下 1/3 处骨折，随之出现尺桡下关节脱位。

（二）分型

此种骨折一般分为如下三型。

1.青枝型

发生于儿童，桡骨呈青枝骨折状，尺骨小头或骨骺分离，或下尺桡关节呈分离状，此型治疗较易，预后佳。

2.单纯型

为桡骨远端骨折，伴有下尺桡关节脱位者。骨折多呈横形，斜形或螺旋形，一般均有明显移位。

3.双骨折型

除桡骨远端骨折及尺桡下关节脱位外，尺骨干亦多伴有骨折，或由不完全性骨折所致尺骨外伤性弯曲者。后一情况多系机器伤所致，较严重，且常为开放性损伤，治疗较复杂。

（三）临床表现

1.一般症状

前臂桡侧及腕部肿胀、疼痛、活动障碍。

2.局限性疼痛及压痛

桡骨下段及腕背尺桡关节处有疼痛及压痛。

3.功能受限

前臂旋转活动受限，被动检查旋转功能时局部疼痛剧烈。

（四）诊断分析

1.外伤史

均较明确。

2.临床表现

主要表现为前臂及腕部疼痛、压痛及旋转活动受限。

3.影像学检查

常规 X 线片均可明确诊断，X 线片应包含完整腕关节，以明确桡尺关节对位情况及有无其他伴发伤（以腕骨为多见）。

（五）治疗要领

按分型不同在治疗方法选择上亦有所差异。

1.青枝型者

均选用手法复位+上肢石膏托或管形石膏剖开固定+分骨塑形，以防止桡骨内并。有短缩倾向者，可加用手指铁丝夹板牵引。

2.单纯型者

先施以手法复位，闭合复位失败，多系骨折端不稳者，则可行开放复位+内固定术。内固定物可选用能维持尺骨生理弧度的髓内钉或 AO 动力加压钢板，对于桡骨骨折固定后仍有半脱位表现者，则应从背侧做切口进入下尺桡关节，缝合三角纤维软骨和撕裂的腕背侧关节囊韧带。

3.双骨折型者

除个别病例外，此型大多需开放复位+内固定术。创面较大需观察换药及做其他处理者，可用外固定框架技术。

## 二、克雷氏（Colles）骨折

克雷氏骨折系指发生于桡骨远端 2.5cm 以远、骨折远端向背侧及桡侧移位者。自 1814 年 A. Colles 详加描述后，一直沿用至今。在同一部位骨折，如远端向掌侧及尺侧移位时，则称之为反克雷氏骨折，又名史密斯骨折。在诊断时必须分清，以免治疗失误。克雷氏骨折在临床上最为多见，约占全身骨折的 5%。

（一）致伤机制

多为平地跌倒，手掌撑地、腕关节处于背伸及前臂内旋位时，以致暴力集中于桡骨远端松质骨处而引起骨折。在此种状态下，骨折远端必然出现向背侧及桡侧的移位。此时，尺骨茎突可伴有骨折，三角纤维软骨盘亦有可能撕裂。

（二）临床表现

1.一般骨折症状

多较明显，且局限于腕关节及前臂远端处。

2.畸形

典型者呈餐叉状畸形，如局部肿胀严重，则此种畸形可能被掩盖而不明显。

3.活动受限

腕部及前臂的屈伸与旋转功能均障碍，尤以骨折线侵及关节内者更为明显。

4.直尺试验阳性

正常时，直尺置于腕尺侧时，尺骨茎突距直尺距离＞1cm，Colles骨折时，二者可接触。

5.尺骨茎突与桡骨茎突位于同一直线上

可从对二者触摸定位检查中发现。

（三）分型

克雷氏骨折的分型意见不一，笔者建议根据骨折部位、治疗要求及预后等分为如下四型。

1.关节外无移位型

指骨折线不波及关节面，且远端亦无明显变位，桡骨远端关节面力线正常。此型较多见。

2.关节外移位型

指骨折线不侵犯关节面，但骨折端可有程度不同之向背侧及桡侧移位，亦可呈嵌入状，此时关节面力线变形。尺骨茎突可有或不伴有骨折，此型最多见。

3.关节受累型

或称之为单纯关节型，指骨折线波及关节面，但关节对位正常，无明显的移位。

4.关节碎裂型

指关节面的完整性及外形已受破坏者。此型预后最差，且在治疗上难度亦较大，多需手术或骨外固定架治疗，但其少见。

此外尚有其他分型，但基本原则大致相似，我们认为没有必要将分类搞得过于繁杂。实际上，分得愈多，则愈难为临床医师所接受。

（四）诊断分析

诊断多无困难，关键是初学者切勿将史密斯骨折与此相混淆，否则，易造成治疗（手法复位）的错误而出现不良后果。诊断主要依据如下。

1.外伤史

患者一般均有跌倒时腕关节背伸着地之外伤史。

2.临床表现

主要依据腕背部疼痛、肿胀及典型的餐叉状畸形等表现。

3.X线表现

桡骨远端2.5cm远处（腕关节2.5cm以内）骨皮质断裂，正位片骨折远端向桡侧移位，下尺桡关节可分离，桡骨远端关节面倾斜角变小甚或消失，侧位片掌侧倾斜角变小或消失。

（五）治疗要领

视骨折之类型、来院时间及患者具体情况等不同，酌情选择相应之疗法，一般按以下原则进行。

1.无移位者

腕关节置于功能位，行前臂石膏托固定。

2.关节外移位型

90%以上病例可通过手法达到复位目的。复位后以前臂石膏固定（肿胀剧烈者可先采用石膏托）。

3.关节受累型及粉碎型

其处理原则为：先施以闭合复位，失败者方考虑开放复位；骨折端粉碎或骨质疏松者，可于石膏固定之同时，对拇指、示指及中指分别加以铁丝夹板牵引，以达复位及维持对位之目的；对复位后关节面仍不平整者，应及早行开放复位+内固定术（多根钢针等），或采用框架技术固定。

（六）并发症

以损伤性关节炎及畸形愈合为多见，正中神经损伤及伸拇肌腱断裂亦偶可遇见。除注意预防外，一旦发生应积极手术处理。

### 三、史密斯（Smith）骨折

Smith 骨折又名反克雷氏骨折，是指桡骨远端 2.5cm 以内骨折，骨折远端向掌侧及尺侧移位者。由 R. W. Smith 在 1874 年首次描述，故名。其较前者明显少见，约为前者的 1/30。因少见而易被忽视，或误当科利斯骨折处理，以致延误早期治疗时机或产生相反复位效果，并会由此引起各种并发症，此点务必引起重视。

（一）致伤机制

以往最为常见的原因是汽车司机摇发动机时突然松手，被逆转的手柄直接打击。目前此种现象已消失，而多见于撞击性外伤（例如骑助动车或摩托车相撞）或腕背部着地跌倒。

（二）分型

在临床上一般可将其分为如下两型。

1.关节外型

指骨折线不波及关节面者，最为多见。骨折线大多呈横形，少数为斜形。后者复位后维持对位较困难，多需附加手指牵引。

2.关节受累型

凡骨折线波及关节者均属此型，由于史密斯骨折在临床上少见，故无必要将此类患者再做更进一步的分型。

（三）临床表现

与前述之 Colles 骨折基本相同，唯骨折畸形方向与其相反，呈反餐叉状外观。

（四）诊断分析

此种损伤的诊断一般均无困难。其临床症状与科利斯骨折相似，仅骨折断端的移位方向相反，故其外形表现为反餐叉畸形。X 线显示的骨折线及移位方向亦与 Colles 骨折者相反，此在阅片时应引起注意。

（五）治疗要领

基本治疗原则与科利斯骨折相似。

1.关节外型

按克雷氏骨折行手法复位，其具体操作与克雷氏骨折相同，在复位及石膏塑形时的压力方向与克雷氏骨折正好相反。

2.关节受累型

以维持及恢复关节面的完整、平滑及角度为主，先施以手法复位，失败者可行开放复位及内固定术。

#### 四、巴顿（Barton）骨折

桡骨远端关节面纵斜向断裂、伴有腕关节半脱位者称为巴顿骨折，系 J. R. Barton 于 1838 年首次描述，故名。

（一）致伤机制

多系跌倒时手掌或手背着地，以致暴力向上传递，并通过近排腕骨的撞击而引起桡骨关节面断裂，骨折线纵斜向桡骨远端，且大多伴有腕关节的半脱位。

（二）分型

视其发生机制及骨折线特点不同，可分为以下两型（图 2-16）。

1.背侧型

较多见，手掌着地跌倒时，由于手部背伸，以致在桡骨远端背侧缘造成骨折，骨折片多向背侧移位，并伴有腕关节半脱位。

2.掌侧型

少见，系手背着地跌倒，以致应力方向沿桡骨远端向掌侧走行，骨折片向掌侧移位，腕关节亦出现半脱位。有人将此型列入史密斯骨折中的一型。

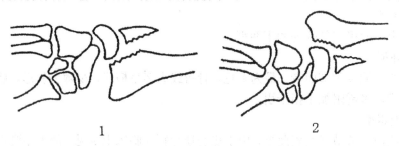

图 2-16 Barton 骨折 T 型钢板内固定

（三）临床表现

1.骨折共性症状

主要表现为腕关节肿胀、疼痛、压痛及腕关节活动受限。

2.腕关节畸形

伤情较重者可因骨折错位明显而出现向掌侧移位的畸形外观。

（四）诊断分析

此型骨折的诊断主要依据如下。

1.外伤史

均较明确。

2.临床表现

呈现伴有腕关节半脱位畸形外观的桡骨远端骨折的临床表现。

3.影像学检查

依据 X 线平片所见即可确诊。

（五）治疗要领

以非手术疗法为主，关节面达不到解剖对位者，则需手术疗法。

**五、桡骨远端骨骺分离**

在人体骨骺损伤中，桡骨远端为最易发生的部位，几乎占全身骨骺损伤的半数，即40%～50%。

（一）致伤机制

与桡骨远端克雷氏骨折几乎完全相似，个别病例则类似史密斯骨折，多系来自手掌或手背向上传导的暴力。

（二）分型

从 X 线片所见分为如下五型。

Ⅰ型：如上图所示，骨折线完全通过骺板的薄弱带。此型较少见，约占10%。

Ⅱ型：与前者相似，但于骨质边缘处常有一个三角形骨折片被撕下。此型最多见，占70%。

Ⅲ型：骨折线自关节面进入骨骺达骺板处，再沿一侧薄弱带到骨骺板边缘，此型少见。

Ⅳ型：与前者相似，惟有骨折线自关节面进入骺板后，继续向前穿过薄弱带而延伸至骨骺端，形成类似巴顿骨折样移位，且骨折片不稳定，易移位，本型罕见。

Ⅴ型：为压缩型，即骨骺软骨板的压缩性骨折。此型诊断主要依靠医师的临床经验。易漏诊，直至晚期形成骨骺早期闭合、停止发育时才被发现，在临床上必须引以为戒。对腕部外伤后疼痛、沿骨骺线处有环状压痛者，均应想到此类损伤，并予以复位及固定等治疗。

（三）临床表现

1.骨折症状

于外伤后腕背部呈现肿胀、疼痛及压痛（多呈环状）。

2.其他症状

包括腕关节活动受限及患侧腕部呈现餐叉状畸形等。

（四）诊断分析

1.外伤史

多系平地跌倒所致。

2.临床表现

与桡骨远端骨折完全一致，包括餐叉状畸形、腕关节处肿胀、疼痛、压痛及活动受限。

3.影像学检查

X 线平片可显示骨骺分离及其类型，在一般情况下应摄双侧腕关节片以便于进行对比。

（五）治疗要领

与桡骨远端骨折治疗方法完全一致，但更应强调：尽早复位，力争解剖对位，基本上均可手法复位获得成功；应避免因开放复位对骨骺的损伤。非行手术复位不可者，应选择避开骨骺线的骨质处。

### 六、桡骨茎突骨折

**（一）致伤机制**

临床常可遇到单纯的桡骨茎突骨折，多因跌倒手掌着地，暴力通过舟、月骨传递所致。骨折片多呈横形或微斜形，并向远端及桡侧移位。此外如腕部过度尺偏时，桡侧副韧带的突然牵拉，亦可引起茎突骨折，外观则呈撕脱状。

**（二）临床表现**

1.一般骨折征

即伤侧腕部桡骨远端呈现肿胀、疼痛及压痛等症状。

2.尺偏试验阳性

即将腕关节向尺侧偏斜时桡侧出现剧痛。

**（三）诊断分析**

1.外伤史

均较明确。

2.临床表现

桡骨茎突处疼痛、压痛及尺偏时疼痛加剧。

3.X线检查

常规 X 线平片即可明确诊断。

**（四）治疗要领**

1.基本要求

骨折线波及关节面，仍属关节内骨折，要尽可能地解剖复位，以免影响与腕骨正常咬合。

2.以非手术疗法为主

治疗应以非手术疗法为主，一般均可获得满意的复位。闭合复位失败且移位明显者，方考虑开放复位；以螺丝钉或克氏针固定或将其切除（有引起腕关节损伤性关节炎者）。术后用前臂石膏托保护。

## 第九节　腕　部　骨　折

腕骨近排从桡侧到尺侧，分别为手舟骨、月骨、三角骨和豌豆骨，远排则为大多角骨、小多角骨、头状骨和钩骨。其命名基本与其形态相符。

近排腕骨通过多个平面与桡骨远端关节面构成杵臼状关节，远排腕骨则分别与Ⅰ～Ⅴ掌骨近端关节面相连而形成掌腕关节，两排腕骨之间则为腕中关节。除骨质外，各关节之间尚有关节囊壁及外在韧带与内在韧带相连，从而构成了其整体活动的解剖学基础。因此，任何一块腕骨损伤，势必影响到整个腕关节的稳定与活动，此点在治疗上应加以注意。

8 块腕骨中的任何一块均有可能出现骨折，但其中 80%～90%发生于手舟骨及月骨，而另外 6 块仅占 10%，此外尚有少许为二组并发者。

### 一、手舟骨骨折

手舟骨形如舟船，体积虽小，但由于血供特殊，尤以腰部血循环最差，故成为人体诸骨骼中最难愈合的一块。其骨不连发生率约为10%，在诊治时必须引起重视。

（一）致伤机制

主要为跌倒时手掌着地、人向前倾、前臂内旋，以致应力直接撞击舟状骨，并受阻于桡骨远端关节面。加之掌侧桡腕韧带的压应力，如果造成外力集中在舟状骨处，从而引起骨折。此外，如舟状骨遭受直接暴力撞击，亦可出现骨折，但较少见。

（二）分型

根据X线片上所显示骨折线的部位不同，一般分为以下三种类型。

1.结节部骨折

指骨折线位于手舟骨远端结节处，多有韧带附着，基本上属撕裂性骨折，临床上较为少见。因血供丰富，故愈合较快。

2.腰部骨折

最多见，该处血供较差，越靠近近端越差，愈合时间多在3个月以上，约有1/3病例可形成骨不愈合的后果。

3.近端骨折

该处一旦骨折，血供几乎完全中断，此处为最不易愈合的部位。骨折后的骨不愈合及无菌性坏死率高达60%以上（图2-17）。

上述分类较为简便，亦有人将腰部骨折再分为远端骨折及中段骨折。

（三）临床表现

除骨折的疼痛活动受限等一般症状外，主要有如下特点。

1.鼻烟壶凹陷消失

为手舟骨受损的典型症状，观察时可让患者将双侧拇指呈伸展位，如显示患侧鼻烟壶的正常凹陷消失或变浅，则属异常。

2.鼻烟壶处压痛

为手舟骨所特有，检查时应双侧对比，手舟骨骨折侧出现剧烈压痛。

3.手指加压实验

即通过对拇指及中、食指纵向加压，观察鼻烟壶处有无疼痛感，骨折者一般均为阳性。

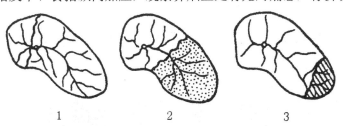

图2-17 手舟骨骨折部位与血供之关系

1.结节部骨折预后好；2.腰部骨折血供较差；3.近端骨折血供最差

4.桡偏痛

让患者腕关节向桡侧偏斜，手舟骨骨折时有痛感。

（四）诊断分析

1.外伤史。

2.临床表现

除骨折一般症状外尚有鼻烟壶处压痛，手指加压试验阳性等，均可提示诊断。

3.影像学检查

X 线也可发现骨折线，但常需行 45°斜位拍片，更能清楚显示骨折线。

一般均易于诊断，如不认真检查会造成漏诊。此外尚应注意临床症状明显而 X 线片上骨折线不清楚者仍应按手舟骨骨折治疗，10～14d 后需再次拍片验证与确诊。

（五）治疗要领

1.新鲜骨折

一般均采用外固定，即以拇指近节指骨的前臂石膏固定 10～12 周。拆石膏后依据临床检查及 X 线片所示骨折愈合程度，未愈合者，均应继续固定，直至愈合为止，最长者可达一年之久。

2.陈旧病例

指伤后 3 周以上来诊者，仍应按前法行拇指的前臂石膏固定，直至愈合。

3.假关节形成者

指骨折线已吸收、断端已硬化者，可酌情选择植骨融合术、桡骨茎突切除术、螺丝钉内固定术等手术治疗。

4.手舟骨无菌性坏死

指手舟骨全部或超过 2/3 坏死者，由于易引起创伤性关节炎，应及早施行舟状骨切除术或腕关节融合术。

# 第三章　下肢骨折诊疗

## 第一节　股 骨 骨 折

从解剖学的角度来看，股骨骨折按照部位不同可分为股骨上端骨折、股骨干（中段）骨折及股骨下端骨折，上、中、下三者之比例约为 65：30：5，而且随着我国人均寿命的延长，上端骨折的比例将会逐渐增加，甚至可高达 80%左右。

### 一、股骨颈骨折

至今为止，股骨上端的股骨颈骨折仍属尚未完全解决的骨折，尽管当前各种新的术式不断涌现，但其不愈合率及股骨头无菌坏死率仍高达 30%左右，因此日益为大家所关注。

（一）概况

凡是剪切力能够集中到股骨颈部，并超过其承载强度时，均可引起骨折。可见于各年龄组，包括学龄前儿童，占全身骨折的 49%左右。但在临床上好发于 55 岁以上的中老年人，究其原因，主要如下。

1.骨质疏松

随着年龄的增加，骨的有形成分日渐减少，使骨小梁变得极为脆弱，尤其是女性更年期后，遇到轻微外伤即超过股骨颈部骨质的强度而易引起骨折。

2.颈干角变小

随着年龄的增加，颈干角逐渐变小，以致作用于股骨头上的压应力，当传递至股骨颈部成为剪切力时，却明显增加，极易在股骨颈部出现断裂。

3.重复外伤机会多

实验证明，多次重复的外伤不仅可引起骨小梁的抗疲劳应力降低，且有可能引起局部滋养动脉的血供减少，甚至管腔闭塞，从而加速了骨质疏松的进程。

青少年骨折者甚为少见，尤其是学龄儿童更属罕见。一旦发生则在治疗上十分棘手，一方面是由于该处血供差，易引起股骨头无菌性坏死；另一方面，凡能造成此种年龄组骨折者，其暴力必然十分强大，因而骨折断端的移位明显，关节囊壁上的血管，尤其是静脉多随之断裂，更加推迟骨折的愈合过程。

（二）致伤机制

1.扭曲暴力

大多发生于步行时滑倒，身体向一方倾斜、旋转，负重侧肢体未能相应跟上，以致在股骨颈处形成超负荷的剪切应力而引起骨折。此种损伤以生活意外为多见，交通事故时亦好发。

2.传导暴力

即在高处跌下或平地跌倒时外力作用于大粗隆处，再向上传递至股骨颈处而引起骨折。一此时多为外展型骨折。

3.医源性因素

髋关节手术时，尤其是当企图将股骨头自髋臼内脱出时，如果肌肉松弛度达不到要求，或对周围软组织松解不够，或骨质本身较疏松，甚至有潜在性病变存在等，均有可能引起股骨颈骨折。对髋关节脱位行手法复位时亦可引起股骨颈骨折，尤其是在局部骨质有病变或麻醉效果不完全情况下。此外，在对髋关节作4字实验时亦有可能引起，其中大多数是年迈患者。这些因素是完全可以预防与避免的。

（三）分类

视分类的标准不同，可分为不同类型，临床上常用的分类有如下数种。

1.按骨折的稳定性分型

即波韦尔（Pauwel）分类，依据X线正位片所显示骨折线的走行与骨盆水平线（通过双侧髂前上棘画一横线），所形成的夹角不同而分为如下三型。

（1）外展型（Pauwel I 型）：指骨折线夹角小于30°者，大多因外展状跌倒所致，骨折部分或大部嵌入于近侧端内，移位较轻，表明其稳定性好，损伤轻，血管受累机会少，愈合快，并发症少，故预后好。

（2）中间型（Pauwel II 型）：骨折线倾斜角在50°左右，其稳定性及各种情况介于I、III型两者之间。

（3）内收型（Pauwel III 型）：骨折线的倾斜角达70°以上，多因较大剪切力所引起，近侧端呈内收状，远侧端则外旋及短缩，两者呈分离状，故极不稳定，难以愈合，并发症多。

2.按骨折的部位不同而分型

（1）头下型：指骨折线位于股骨头颈交界处。

（2）头颈型：因骨折线从上方的头下斜向下方的颈部。此型所受剪力大，多为内收型者。治疗上问题较多。

（3）经颈型：骨折线通过股骨颈的中段，故又可称为"颈中型"。

（4）基底型：指骨折线通过股骨颈基底部，多属外展型，因该处血供影响不大，愈合较快，预后亦佳。

3.依骨折移位程度分型

按加登（Garden）所提出的观点分为四型（图3-1）。

I型：不完全骨折或嵌入骨折。

II型：完全骨折，但不伴有移位。

III型：伴有部分移位的完全骨折。

IV型：完全骨折伴有明显之移位，包括远侧端的上移及外旋等。

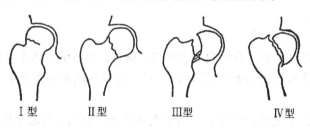

I型　　　　II型　　　　III型　　　　IV型

图3-1　股骨颈骨折 Garden

（四）诊断分析

1.外伤史

老年者其外伤程度并不一定很重，甚至一般扭伤亦可引起骨折。

2.临床表现

（1）疼痛：对老年者可能较轻，尤以外展型者，且早期有可能表现为膝部痛，系闭孔神经受刺激后反射之故，应引起注意。

（2）压痛及叩痛：于腹股沟中部可有明显之压痛及患肢的传导叩痛。

（3）畸形：外展型者多不明显，而内收型者可能出现肢体短缩及外旋畸形。

（4）功能障碍：仍以内收型者为明显，而外展型者不仅不明显，且有部分病例于伤后尚可行走，在检查时应小心。

3.测量

除对比测量双侧肢体长度外，尚应测检耐拉通（Nelaton）线（大粗隆上移）及 Bryant 三角（底边缩短）（图 3-2）。

4.X 线平片

常规正、侧位片均可显示量折线及骨折移位情况。

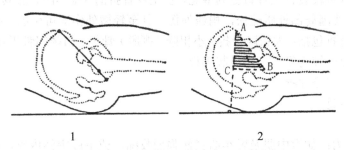

图 3-2　1.Nelaton 线与 2.Bryant 三角

（五）鉴别诊断

在 X 线检查较为普及的今天，对各种相关疾患的鉴别已无困难，但如果基础知识不扎实时亦有可能漏诊或误诊。例如误将儿童正常骨骺线当作骨折；又如骨折早期由于闭孔神经受刺激引起膝痛而误诊为膝部扭伤，行下肢石膏管型固定（此种情况并非罕见，曾发现多例，甚至有人误诊为髌骨裂纹骨折行下肢石膏固定 3 月，至拆石膏时方发现系股骨颈骨折）。因此，作为临床医师仍应反复强调"临床第一"的基本观点。

（六）治疗要领

股骨颈骨折的治疗至今仍属尚未完全解决的难题之一，特别是 65 岁以下的青壮年骨折者，尤其是内收型患者。因此，对此类患者尤应注意。现将不同类型骨折治疗要点分述如下：

1.外展型骨折

以下四种方式均可酌情选用。

（1）穿丁字鞋卧床休息：适用于不全骨折、无移位之嵌入型（多系 Garden Ⅰ、Ⅱ型者），如骨折线位于基底部者更为理想。

（2）皮牵引下卧床休息：适应证与前者相似，尤适用于合作能力较差，不能持续穿丁字鞋者。

（3）三翼钉内固定术：适用于年龄较轻的青壮年患者，为防止其剧烈活动而引起骨折端弄巧成拙。

（4）经皮穿针内固定术：对心肺功能不佳及因其他原因不适于长期绝对卧床的高龄患者，为促使其早期床上活动及防止各种并发症，则可选用较为简便易行经皮穿针内固定技术。

2.内收型骨折

根据具体情况不同在治疗方法上差别较大，选用方法如下。

（1）65 岁以上者：只要无手术及麻醉禁忌证，原则上应早期切除股骨头，行人工假体植入术。

（2）青壮年者：闭合复位+三翼钉固定，复位失败者可行 McMurray 截骨术。

3.中间型骨折

其骨折移位介于前两者之间，因而在治疗方法及具体术式选择上，亦应在前两者之间酌情选择。原则上，对移位较大及较稳定性较差者，按内收型处理，反之则多按外展型。

## 二、股骨粗隆部骨折

股骨粗隆部骨折较股骨颈骨折更为多见，占全身骨折的 3%～4%。且其好发年龄平均较后者大 10 岁，主要因局部骨质疏松，稍遇外伤，甚至轻微外伤即可引起骨折。

股骨粗隆部骨折包括：大粗隆骨折、小粗隆（撕脱）骨折、粗隆间骨折及粗隆下骨折等。后两种骨折在治疗中较为复杂，应引起重视。

（一）股骨大粗隆骨折

单发者较为少见。

1.致伤机制

（1）肌肉拉力：如臀中肌及臀小肌突然强烈收缩，或下肢突然内收，则可引起大粗隆撕脱并常有程度不同的移位。

（2）直接暴力：由于跌倒或外力直接撞击大粗隆部所致，以粉碎性骨折多见，一般移位较轻。

2.诊断分析

（1）外伤史：多较明确。

（2）临床表现：除大粗隆局部的肿胀、压痛、皮下瘀血及其他一般性症状外，患肢外展及外旋明显受限。

（3）X 线平片：可明确骨折类型及移位程度等。

3.治疗要领

（1）无移位者：卧床休息 3～4 周即可，注意保持患肢外展肌松弛位。

（2）有移位者：大粗隆撕脱移位超过 1.0～1.2cm 者，原则上行开放复位及钢丝内固定术；但对年迈者，亦可选用外展位卧床休息疗法。

（二）股骨小粗隆（撕脱）骨折

单发者较前者更为少见，主要由于剧烈运动时髂腰肌骤然收缩，以致将小粗隆撕下。

诊断除依据外伤史和体征外，均需拍片证实。对无移位，或移位不超过 1.0cm 者，以蛙式位卧床休息为主；移位超过 1.0cm 者，可酌情行开放复位及内固定术（多用螺丝钉），或将髂腰肌缝至关节囊前壁处（按原张力状态）。

（三）股骨粗隆间骨折及粗隆下骨折

股骨粗隆间骨折及粗隆下骨折的发病年龄平均较股骨颈者大 10 岁左右，后者年龄可能长些。骨折后局部的创伤反应亦较大，但愈合亦快，不影响股骨头的存活，不愈合者罕见。但易出现髋内翻畸形，由此而继发肢体短缩、局部疼痛，以及损伤性关节炎等，应注意预防。

1.致伤机制

与股骨颈骨折大致相似，因肢体扭曲所形成的超负荷剪切力和由下而上传导的间接暴力等引起，以生活意外为多见。此外，直接撞击大粗隆部亦可引起粗隆间骨折。在粗隆间骨折后如果发生髋内翻移位，此时在小粗隆部就会出现纵向的挤压暴力，以致造成小粗隆骨折。或是在受伤的瞬间，由于髂腰肌的突然收缩，而将小粗隆撕脱。

2.分类与分型

目前分类较多，笔者仍认为从临床的角度来分类，则伊凡斯（Evans）分类具有明显的实用性（图 3-3），现结合临床使用情况分述如下。

（1）第一大类，指骨折线从股骨大粗隆的外上方斜向内下方者（小粗隆），即统称之股骨粗隆间骨折。该类又分为以下四型。

Ⅰ型：系通过大小粗隆之间的裂缝骨折，或骨折间移位不超过 3mm 者。此型不仅稳定，且愈合快、预后好。

Ⅱ型：指大粗隆上方开口，而小粗隆处无嵌顿、或稍许嵌顿（不超过 5mm）者，伴有轻度髋内翻畸形。此型经牵引后易达到解剖对位，且骨折端稳定，预后亦好。

Ⅲ型：于小粗隆部有明显嵌顿，多为近侧断端内侧缘嵌插至远侧端松质骨内。不仅髋内翻畸形明显，牵出后，被嵌顿处残留骨缺损，以致甚易再次髋内翻，甚至持续牵引达 4 个月以上，也仍然无法消除这一缺损。因此，属于不稳定型。此种特点在临床上常不被初学者所注意。

Ⅳ型：指粉碎型骨折，与前者同样属于不稳定型骨折，主要问题是，因小粗隆部骨皮质破裂、缺损或嵌入等而易继发髋内翻畸形。因此，在治疗上问题较多。

（2）第二大类（Ⅴ型）指骨折线由内上方（小粗隆处）斜向外下方（股骨干上端），此实际上系粗隆下骨折，易引起变位，其移位方向与周围肌群直接相关，主要是近侧端外展、外旋及前屈，而远侧端短缩及内收，此型多需手术治疗。

3.临床症状

（1）肿胀：因系髋关节囊外骨折，局部出血多，肿胀程度较股骨颈骨折者明显，且皮下可触及血肿或有皮下淤血可见。

（2）痛及压痛：局部疼痛多较剧烈，尤以不稳定型者为著。压痛点位于大粗隆外侧，且伴有传导叩痛（轻轻叩击足跟，切勿用力，已确诊者则不需要此项检查）。

（3）畸形：主要表现为肢体短缩及外旋畸形，检查时应与健侧对比，易于发现。

（4）活动受限：均较明显，甚至稍许移动肢体即可引起剧痛；因此不宜过多检查。

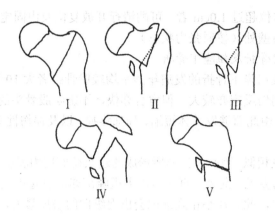

图 3-3 股骨粗隆间骨折 Evens 分型

4.诊断分析

（1）外伤史：一般均较明确。

（2）临床表现：主要为患髋局部肿胀、痛、压痛、传导叩痛及肢体活动受限。

（3）影像学检查：根据常规的 X 线平片所显示的阳性结果进行诊断，并按照骨折线走行及骨折移位特点进行分型。

5.治疗要领

（1）稳定型骨折：指第一大类中的 Ⅰ 及 Ⅱ 型者，以牵引疗法为简便、安全而有效。对需早期下床活动者，亦可行手术内固定术。

（2）不稳定型：指第一大类的 Ⅰ 和 Ⅳ 型，一般先行骨牵引复位，3～5d 后可酌情行 Ender 钉、鹅颈钉、Richard 钉及 V 型钉强斜度固定等手术疗法。对不适合手术的病例亦可选择持续骨牵引等传统非手术疗法。

（3）粗隆下骨折：除全身情况不适宜手术者外，原则上均应行开放复位及髓内钉固定。

## 三、股骨干骨折

股骨为人体长管骨中最长、最大和强度最高的骨骼，股骨干骨折，系指小粗隆下方以下至股骨髁上部以上骨干段的骨折，发生率略低于前二种损伤，但亦占全身骨折的 3% 左右。好发于 20～40 岁年龄组。其次为 10 岁以下者。

股骨干骨折的治疗不应成为难题，但如不按骨折治疗的原则处理，不正确地使用小夹板等，将无法使骨折断端获得确实固定的治疗，必然使畸形愈合率及骨不愈合率明显上升。

（一）致伤机制及骨折移位情况

1.致伤暴力

（1）直接暴力：包括车辆直接撞击、机器挤压、重物击伤及火器伤等。

（2）传导暴力：多系高处跌下、运动伤及产伤等所产生的杠杆作用及扭曲作用所致。

2.骨折端移位情况

视暴力方向及骨折部位等不同而异。单纯以部位而言，其骨折后的移位主要取决于受制局部的肌肉附着点及其拉力方向等，一般情况下骨折端移位的规律如下所述。

（1）股骨干上 1/3 骨折：近端受髂腰肌作用前屈，受臀中肌作用外展及外旋。远侧端受内收肌作用内收，受纵向肌肉作用而短缩，并受重力作用而向后移。

（2）股骨干中 1/3 骨折：其移位主要取决于纵向肌群的收缩及骨折端的重力作用，而呈现短缩及向后移位，同时，又受内收肌作用而向外成角。但在此段骨折更为重要的因素常常取决于暴力的方向。

（3）股骨干下 1/3 骨折：除纵向短缩移位外，主要因腓肠肌的作用而使骨折远侧端向后移位，并易伤及腘后部的血管及神经。

（二）临床症状

其临床表现包括全身及局部表现。

1.全身表现

股骨干骨折之失血量较多，一般均在 300mL 以上，其中伤情严重者，尤其是开放性、粉碎性骨折，可因失血量超过 500mL 以上而易伴有休克征，必须于来诊时即应明确，以便治疗。

2.局部表现

除具有骨折共性症状，包括疼痛、肿胀、畸形，异常活动，以及功能受限及传导痛等外，还必须注意如下情况。

（1）除外髋部骨折脱位：此种伴发情况在临床上可遇到，应注意检查及早诊治，以防延误。

（2）有无神经及血管伴发伤：应常规检查足背动脉有无搏动，足趾可否活动，有无异常感觉，并与健侧对比。

（3）检查时注意：手法应轻柔，切勿为获取骨摩擦音而任意检查，此不仅增加患者痛苦，更易引起或加重休克。

（三）诊断分析

股骨干骨折的诊断一般均无困难，但应注意全身情况及相邻部位有无其他损伤，例如髋脱位、股骨颈骨折等，以防漏诊。股骨干骨折的诊断主要依据如下。

1.外伤史

除非病理性骨折，一般均较明确，且多属较严重的损伤。

2.临床表现

如前所述，以全身病情较重及明显肢体症状为主。

3.影像学检查

常规 X 线平片即可明确诊断及显示骨折的特点及移位情况，并注意其属于稳定型还是不稳定型，前者指横形、嵌入型及不全性骨折者。

（四）治疗要领

股骨干骨折的治疗方法选择首先取决患者的年龄，其次是骨折的类型及其特点，以及患者的具体情况等。

1.新生儿

指产伤所致者，可将患肢呈前屈状用绷带固定至腹部。2～4 周岁以下小儿多选用 Bryant 悬吊牵引。但超过 4 周岁者切勿选用，以防引起缺血性足坏死，此种严重后果偶可发现。

3.5～12 岁的患者

一般先行骨牵引，10～15d 后更换髋人字石膏固定，并注意避免和纠正成角畸形。

4.13～18 岁的患者

方法与要求和前者相似，骨牵引时间较长，并注意避免眼部感染。

5.成年患者

可供选择的治疗方法较多，包括：开放或闭合复位+Knntscher 钉内固定，骨牵引+闭合/开放锁式髓内钉内固定术，骨牵引+髋人字石膏固定，骨牵引+小夹板固定，骨外固定框架，开放复位+加压钢板固定，开放复位+V 形髓内钉固定，闭合复位+Ender 钉，石膏支架疗法等（图 3-4）。

## 四、髌骨骨折

髌骨系人体最大的籽骨，主要有以下三个功能：一是对髌骨后方组织，主要是股骨髁及膝关节之韧带等起保护作用；二是对股四头肌及其下方的髌韧带起滑车作用，以增强肌力；三是保持膝关节的稳定，使伸膝装置沿着一定轨迹活动。因此，当髌骨骨折时，应尽可能地保留其完整性。

髌骨骨折的发生率介于 1%～2%之间，其好发时间与天寒（因结冰滑倒）、带皮水果上市（西瓜皮、香蕉皮等均易使人滑倒）等有关，尤多见于来去匆匆的股四头肌力较强的青壮年者。

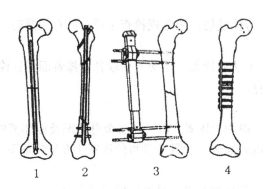

1  2  3  4

图 3-4 股骨干骨折常用内固定方法

（一）发生机制及分型

视骨折的发生机制不同，其所引起的类型亦各异。

1.肌肉拉力——横形骨折

即当平地或高处跌下时，由于股四头肌防御性突然收缩，即可引起髌骨中部横形骨折，并出现纵向分离移位。此在临床上最为多见，约占 60%。

2.直接撞击——粉碎骨折

跌倒时膝部直接着地或重物撞击及急刹车时等均可引起星芒状粉碎样骨折，以致为复位造成困难。此种类型在临床上占 20%～25%。

3.肌肉拉力+直接暴力——上方横形骨折、下方粉碎骨折

一般先因肌肉拉力引起骨折，当患者跪地跌倒着地时，使远端又遭受直接暴力而出现此种类型，约占10%。

4.肌肉收缩——髌骨下极撕脱性骨折

此种临床上少见的髌骨下极撕脱性骨折主要是因暴力集中于髌骨下极之故，占3%～5%，对关节面多无影响。

5.股四头肌收缩时内外侧不平衡——纵形骨折

即收缩力较强的一侧通过髌韧带的扩张部将暴力集中到髌骨的侧方，尤其是伴有屈曲动作时，易引起外侧纵形骨折，一般多无明显移位。

（二）临床表现

1.骨折局部一般症状

伤后膝部立即出现疼痛、肿胀（逐渐加剧）及压痛，此外，于早期当局部肿胀较轻时可触及骨折裂隙。

2.屈膝受限

伤后早期即出现膝关节伸屈功能受限，尤以屈膝时因剧痛而更为明显。

3.其他

尚应注意髌骨前皮肤有无损伤，以判定暴力的作用点。并注意膝关节本身有无更为严重的损伤，包括膝关节脱位及关节内紊乱等。

（三）诊断分析

1.外伤史

多为踩到地上滑物，如香蕉皮、西瓜皮及地瓜皮等突然跌倒致伤。

2.临床表现

主要为膝关节肿胀、疼痛、膝前压痛及膝关节活动障碍等表现。

3.影像学检查

于常规X线片检查时，可显示横形、纵形或星状骨折线，必要时摄髌骨轴位，有助于对裂缝骨折的诊断。

主要与副髌骨相鉴别，后者为双侧对称，检查时无触痛及压痛，且副髌骨位于髌骨的外上角处。

（四）治疗要领

包括手术及非手术疗法两大类，除无移位或年迈不适于手术者外，一般多需开放复位及内固定术，或髌骨切除+髌韧带修复术。

1.非手术疗法

主要包括单纯护膝固定，伸直位石膏固定及抱膝器固定等，适用于无移位裂缝骨折、不完全性骨折、复位后对位满意及年迈体弱不适宜手术治疗的病例。

2.手术疗法

（1）髌骨骨折缝合或内固定术。①张力带内固定术：AO所倡导的技术之一，适用于横形及非严重粉碎性的髌骨骨折。②记忆合金聚髌器内固定术：适用于各型需手术治疗的髌骨骨折。③髌骨环状缝合术：为传统术式，适用于髌骨横形骨折及粉碎性但可整复的骨折；

如果髌、股关节面对合欠佳时，则于后期可继发创伤性关节炎。

（2）髌骨下极切除术：适用于少见的髌骨下极骨折。

（3）髌骨切除术：主要用于严重的粉碎性骨折，近年来由于内固定技术的发展，已逐渐少用。

## 第二节　胫腓骨骨折

### 一、胫腓骨上端骨折

胫腓骨上端骨折在小腿骨折中的发生率虽不高，但对膝关节的功能影响较大，因而，所引起的问题往往多于其他部位。主要包括髁间嵴骨折、胫骨平台骨折及腓骨头骨折。

（一）胫骨髁间嵴（撕脱）骨折

胫骨髁间嵴撕脱性骨折系指胫骨髁间嵴膝十字韧带附着点骨质被撕裂所引起者，因其表面为软骨，撕脱骨质的实际大小较 X 线平片所显示的体积明显为大。

1.致伤机制

其致伤机制与十字韧带损伤基本类同，主要是过度外翻及外旋暴力或膝关节屈曲位时来自膝前方的猛烈暴力作用于股骨上端所致。

2.分型

一般将其分为如下三型。

Ⅰ型：于 X 线侧位片上有骨折线可见，前方骨片较小，且略向上方突起。

Ⅱ型：髁间嵴骨折片明显可见，且于前方 1/3～中 1/3 段向上移位。

Ⅲ型：指骨折片完全被撕脱，可在关节内呈游离状，或旋转移位。

3.临床表现

由于胫骨髁间嵴位于膝关节内，因此属于关节内骨折，临床上以关节部症状为主。

（1）一般症状：外伤后膝关节疼痛，屈伸功能受限。

（2）关节肿胀：伤后即可出现，膝关节呈现弥漫性肿胀，其程度与伤情呈正比。

（3）特殊试验：主要显示浮髌试验及抽屉试验阳性。

（4）影像学检查：常规 X 线片可显示被撕脱髁间嵴及骨折片移位程度，CT 及 MRI 亦有助于诊断。

4.诊断分析

（1）外伤史：与十字韧带损伤相似之外伤机制。

（2）临床表现：主要表现为急性膝关节创伤性关节炎极不稳定，可按此进行检查。

（3）X 线平片：大多可明确诊断及分型。

（4）CT 扫描或断层摄片：对 X 线片显示不清或陈旧性病例，可酌情选用。

5.治疗要领

（1）Ⅰ型及Ⅱ型者：以闭合复位为主，膝关节伸直位下肢石膏管型固定，制动期间加强股四头肌功能锻炼。

（2）Ⅲ型者：酌情先施以手法复位，失败者可行开放复位，并用细钢丝或钛丝+界面固定。术后辅以下肢石膏托固定。

（3）陈旧性者：按膝关节不稳定处理。

（二）胫骨髁部（平台）骨折

随着人均寿命的延长，胫骨上端髁部骨折的发生率日渐增多，除老年及女性更年期患者多见外，青壮年者亦非少见。此种损伤约占全身骨折的 0.5%。外髁多于内髁。此处骨折常波及膝关节，且直接影响下肢的负重力线及膝关节的咬合，因而在临床上所带来的问题较多，加之漏诊率较高等客观情况，必须引起临床医师们的重视。

1.致伤机制

主要有如下三种方式。

（1）直接暴力：由于外力直接作用于髁部，以汽车前方的保险杠或自行车前轮等直接撞击者较多，或被其他致伤物直接致伤。

（2）传导暴力：多系自高处跌下或滑下时所产生的垂直压缩力所且易引起双侧髁部骨折。如骨折外形似倒 T 形者，则称之为 T 型骨折，或引起似倒 Y 形的，称之为 Y 型骨折。

（3）扭曲暴力：多因突然的内旋或外旋所致，且常伴有内翻或外翻，以致易同时出现关节内韧带损伤。此种情况多见于各种剧烈运动的比赛或训练中，因此以青壮年患者多见。

2.分型

各家意见不一，国际上多采取 Robert 的 3 度分型及 Hohl 的 5 度分型等。国内此种损伤的好发年龄多系老年，其骨折情况不像国外足球场上者多。在分类上应有所侧重。作者认为采取 3 度分型较为简便易行，便于对治疗原则的掌握（图 3-5）。

Ⅰ型：指单纯的、无移位的内髁或外髁骨折者，一般以非手术疗法为主，预后佳。

Ⅱ型：指一侧的平台塌陷，并多伴有关面断裂，因同侧的韧带松弛而使关节间隙增宽。此型多需手术将凹陷之关节面撬起，再于其下方植骨，并附加内固定术。预后一般亦好，但此型易因漏诊而带来不良后果。

Ⅲ型：指波及双侧髁部的骨折，且常累及关节内韧带、半月板或腓骨头，不仅在治疗上难度较大，且预后存在问题较多。

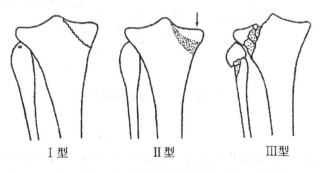

Ⅰ型　　　　　Ⅱ型　　　　　Ⅲ型

图 3-5　胫骨平台骨折之分型

此外，AO 将其分为六型，亦有其优点，主要便于内固定的选择（图 3-6）。

（1）Ⅰ型：单纯外侧平台劈裂骨折。典型的楔形非粉碎性骨片被劈裂，向外向下移位。这种骨折常见于没有骨质疏松的较年轻病人。如果有移位，可用 2 枚横向的松质骨螺丝钉固定。

（2）Ⅱ型：外侧平台劈裂、塌陷骨折。平台外侧楔形劈裂骨折并伴有关节面塌陷，塌陷骨片进入关节线平面以下。这类骨折常见于老年人，如塌陷大于7～8mm或有不稳定，大多数需要做切开复位，抬高塌陷的平台，在下方进行骨移植，骨折用松质骨螺丝钉固定，外侧皮质用支持接骨板固定。

（3）Ⅲ型：单纯中央塌陷骨折。此型为单纯中央塌陷骨折，其关节面被冲击进入平台，外侧皮质骨仍保持完整，常见于遭受垂直暴力者。如果塌陷严重或在应力下显示不稳，关节骨片应抬高，并作骨移植术，然后用外侧皮质骨支持接骨板作支撑。

（4）Ⅳ型：内侧平台骨折。这类骨折可以是单纯楔形劈裂，也可为粉碎或塌陷骨折。胫骨棘常也受到影响，骨折有成角内翻倾向，须作切开复位并用内侧支持接骨板和松质骨螺丝钉固定。

（5）Ⅴ型：双髁骨折。两侧胫骨平台劈裂，其特征是胫骨骺端和骨干仍保持连续性。两髁部可用支持接骨板和松质骨螺丝钉固定。

（6）Ⅵ型：伴有干骺端和骨干分离的平台骨折。胫骨髁部的第Ⅵ型骨折是指胫骨近端楔形或斜形骨折，并伴有一侧或两侧胫骨髁部和关节面骨折，干骺部和骨干分离标志着这是一种不稳定骨折，可采用牵引治疗。如果有双髁骨折，任何一侧均可作支持接骨板和松质骨螺丝钉固定。

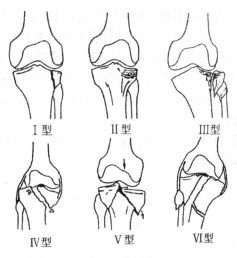

图3-6 胫骨平台骨折的Hohl分型

3.临床症状

与前者基本相似，关节受累程度较轻，尤其是骨折线未涉及关节面者。

（1）关节症状：外伤后膝关节明显肿胀、软组织瘀血、疼痛及活动障碍，浮髌试验大多阳性。

（2）骨的局部症状：于骨折局部压痛明显，且有时可触及移位的骨折线。

（3）畸形：骨折移位明显者，于膝部下方可有成角畸形，以致呈现膝内翻或膝外翻。

4.诊断分析

一般均无困难，关键是对本病的认识，尤其是年轻医师对 X 线平片经验不足时，易忽视 X 线平片上已存在的骨折线或平台被压缩征，应注意。

伴有韧带损伤者仔细检查，必要时术中同时予以探查判定。其伴发率占 5%左右（收治运动伤多的医院亦可高达 10%以上）。并注意有无腘动脉、腓总神经等伴发伤。对判定不清者，亦可行 CT 扫描。个别疑伴有韧带损伤者，也可酌情选用 MRI 检查。

5.治疗要领

Ⅰ型 无移位者直接用下肢功能位石膏或石膏托固定；轻度移位者，可马上行手法复位，之后石膏固定。

Ⅱ型 原则上行开放复位，将塌陷平台撬起复位，再取髂骨植入骨缺损处。对骨块不稳定者，可辅加内固定，一般多选用骨栓。术后辅以下肢石膏托。

Ⅲ型 治疗上较为复杂，视下述情况不同酌情处理。

（1）粉碎性：因手术难以复位，更难以固定，因此对无把握获得良好内固定者，可行跟骨持续牵引，并在勃郎架上做膝关节功能活动，以利用股骨下端形态促使胫骨平台尽可能地恢复原位。

（2）倒 T 型及倒 Y 型者：如骨块较大，应及早手术切开复位，而后以骨栓或骨栓+钢板，或 L 型钢板等给予固定。

（3）有伴发损伤者：对血管神经伤应及早手术探查，并针对伤情进行相应处理；腓骨头骨折予以复位，复位困难者则切除之；伴有十字韧带及侧副韧带损伤者应及早修复。骨折复位及内固定选择等可酌情处理。

（三）腓骨头骨折

1.病因及创伤机制

与胫骨平台骨折伴发，但亦有直接受来自侧方的暴力作用所致。腓总神经伴发伤的发生率较高。

2.临床表现和诊断分析

（1）骨折局部症状：主要表现为膝关节外侧疼痛、压痛、肿胀及皮下瘀血。

（2）功能障碍：主要呈现膝关节活动受限，但其程度较前二者为轻。

（3）伴发伤：以腓总神经伴发损伤多见，并有相应的神经症状，如足下垂、支配区皮肤感觉障碍等。

依据外伤史、主诉及临床检查等多可诊断，阳性 X 线片所见更有利于诊断。

3.治疗要领

主要着眼于腓总神经损伤，并酌情行腓总神经探查术。粉碎性骨折或骨折线愈合后所形成的骨痂均有可能刺激或压迫腓总神经，此时可将腓骨头部分切除或全部切除。并将残端与胫骨相融合，以防影响下胫腓关节的稳定性。

**二、胫腓骨骨干骨折**

小腿胫腓骨由于其解剖部位特殊，不仅是长管状骨中最常发生骨折的部位，且在胫骨干前方仅有皮肤覆盖，以致开放性骨折多，并易继发各种并发症而为大家所重视。其发生率约占全身骨折的 13.7%，并以胫腓骨双骨折最多，胫骨骨折次之，单纯腓骨骨折最少。胫腓骨由于部位的关系，遭受直接暴力打击、压轧的机会较大，所以在开放性骨折多见的同时，皮肤缺损亦较多见，从而增加了其治疗的复杂性及治疗周期。下面分胫腓骨骨干骨折及其并发症两方面加以阐述。

（一）胫腓骨骨干骨折

1.致伤机制

（1）直接暴力：指外力直接撞击所致，多见于交通事故、工矿事故、地震及战伤情况下。一般多属开放性及粉碎性骨折，暴力多来自小腿的前外侧。骨折线呈横断形、短斜形或粉碎性。两骨折线多在同一平面，骨折端多有重叠、成角、旋转移位。因胫骨位于皮下，如果暴力较大，可造成大面积皮肤剥脱，肌肉、骨折端裸露。如骨折发生在胫骨中下 1/3 处，由于骨的滋养血管损伤，血运较差，加上覆盖少，以致感染率较高。

（2）间接暴力：主要为扭曲暴力，多见于生活及运动伤，骨折多为螺旋形或斜形，以闭合性为常见。如从高处坠落、强力旋转扭伤或滑倒等所致的骨折，骨折线多呈长斜形或螺旋形。骨折移位，取决于外力作用的大小、方向，肌肉收缩和伤肢远端的重量等因素。

2.分型

当前分型较多，包括 AO 学会的分型等，各有其优点，但从全面情况来看，建议依据骨折后局部是否稳定而分为以下两型，不仅易于掌握，且有利于治疗方法的选择。

（1）稳定型：包括不伴有胫腓关节脱位的胫骨单骨折或腓骨单骨折；胫腓骨双骨折，其中至少肢骨为横形或微斜形者；胫骨或腓骨横形或单骨折伴有胫腓关节脱位者；以及 16 岁以下的幼、少年骨折，甚至胫腓骨双骨折，其骨折线呈斜形，螺旋形及粉碎性者，或伴有胫腓关节脱位的胫骨非横形骨折。

（2）不稳定型：指胫腓骨双骨折，其骨折线呈斜形，螺旋形及粉碎性者，或伴有胫腓关节脱位的胫骨非横形骨折。

此外尚有依据有无创口分为开放性与闭合性；依据有无神经血管伤分为单纯型及复合型；以及按照骨折损伤程度分为轻度、中度和重度等，临床上均可酌情并用。Mnller 的分类为 AO 器材的选择与使用提供了依据，但目前大家对接骨钢板的应用都持较为慎重的态度。

3.临床表现

（1）症状：胫腓骨骨折多为外伤所致，如撞伤、压伤、扭伤或高处坠落伤等。伤肢疼痛并出现肿胀、畸形等。胫骨的位置表浅，局部症状明显，在重视骨折本身症状的同时，还要重视软组织的损伤程度。胫腓骨骨折引起的局部和全身并发症较多，所产生的后果也往往比骨折本身更严重。要注意有无重要血管神经的损伤，当胫骨上端骨折时，尤其要注意有无胫前动脉、胫后动脉以及腓总神经的损伤。还要注意小腿软组织的肿胀程度，有无剧烈疼痛等小腿筋膜间隙综合征的表现。

（2）体征：应注意观察肢体的外形、长度二周径及整个小腿软组织的张力；小腿皮肤的皮温、颜色；足背动脉的搏动；足趾的活动、有无疼痛等。此外，还要注意有无足下垂等。正常情况下，足拇指内缘、内踝和髌骨内缘应在同一直线上，胫腓骨折如发生移位，则此正常关系丧失。

对小儿骨折，由于胫骨骨膜较厚，骨折后常仍能站立，卧位时膝关节也能活动，局部可能肿胀不明显，即临床体征不明显。如小腿局部有明显压痛时，需要拍摄 X 线片，注意不能漏诊。

（3）特殊检查：疑及血管损伤时，可做下肢血管造影，以明确诊断。有条件的医院可做数字减影血管造影（digital subtraction angiography，DSA）或超声血管诊断仪检查。当小腿外伤性血管断裂或栓塞，用超声血管诊断仪进行检测时，可出现示波器上无动脉搏动曲线出现，呈现一直线，笔描器上也呈现一直线，在流道型多普勒成像法中也不显像。超声血管诊断仪是一种无创伤性检查，临床正在逐步普及应用。

4.诊断分析

胫腓骨骨折的诊断多无困难，但必须注意判定有无神经血管伴发伤，是否伴有肌间隔症候群，以及创口的详细情况和污染程度的估计等，均应全面加以考虑，其并发症远较小腿骨折严重得多。此种损伤在诊断上主要依据如下。

（1）外伤史：应全面加以了解，以判定有无合并伤，尤其应及早注意发现有无头颅胸腹伤。

（2）临床表现：主要依据患者之全身与局部症状，体征与前述之各项特殊检查。疑及腓总神经损伤时，应做肌电图检查。

（3）影像学检查：小腿骨折要常规做小腿正、侧位 X 线摄片，如发现在胫骨下 1/3 有长斜形或螺旋形骨折或胫骨骨折有明显移位时，一定要注意腓骨上端有无骨折，为此需要加拍全长的胫腓骨 X 线片，否则容易漏诊。一般不需要 CT 及 MRI 检查，除非疑及软组织损伤时。

5.治疗要领

小腿骨折的治疗目的主要是恢复其承重功能，因此，除了要恢复小腿的长度外，骨折断端间的成角与旋转移位应予以完全纠正，以免影响日后膝、踝关节的负重功能和发生创伤性关节炎。成年病例应注意使患肢缩短不多于 1cm，成角畸形角度不超过 15°，两骨折端对位至少应在 2/3 以上。治疗方法应根据骨折类型等不同而采取相应措施。

（1）稳定型：多以石膏固定等保守治疗。但在固定期间应注意石膏松动后即应及时更换，并防止容易发生的成角畸形及生理曲度消失，遇此情况可采取 V 形切开矫正。

（2）不稳定型：可选用骨牵引复位及石膏制动等非手术疗法或切开复位内固定术。术式选择主要有髓内钉固定，包括 Ender 钉、V 形钉、矩形钉及交锁髓内钉等均可选用。视骨折块具体形态及对位情况不同，尚可酌情选用长螺丝钉及骨搭钉等。加压钢板曾风行一时，但其所暴露出来的问题已使大家兴趣锐减，以不用、少用为好。

### 三、胫腓骨远端（踝部）骨折

（一）踝部骨折的致伤机制、分型、临床表现及诊治

1.损伤机制及分型

对踝部骨折分型各家意见不一，目前较为常用的系 Lauge-Hansen 所提出的、经过实验证实的临床分类法，并同时表明了其致伤机制。现将 Lauge-Hansen 的分类及分度介绍如下。

（1）旋前外展型：又称之为 P-A 型，发生机制为当足部处于旋前位时遭受外展暴力所致，此时，三角韧带首当其冲。分为如下 3 度。

Ⅰ度：引起内踝骨折或内侧三角韧带撕裂伤。

Ⅱ度：在前者基础上，因外力持续作用而引起下胫腓前韧带（或下胫腓其他韧带）损伤，或后踝撕脱骨折。

Ⅲ度：在Ⅱ度基础上再加上外踝短斜形骨折，此系外力持续作用所致。

（2）旋后内收型：又称为 S-A 型。此型的损伤机制主要为足部在旋后位时突然遭受内收的暴力所致，踝关节外侧韧带常首先损伤，一般分为如下 2 度。

Ⅰ度：外踝骨折（少见），或外侧副韧带断裂（多见）。

Ⅱ度：前者损伤+内踝骨折。

（3）旋前外旋型：又称 P-E-R 型，系足部处于旋前位再加外旋暴力所致，该体位三角韧带首先被拉紧；一般分为如下 4 度。

Ⅰ度：内踝骨折或三角韧带撕裂。

Ⅱ度：内踝骨折+下胫腓韧带及骨间韧带断裂。

Ⅲ度：Ⅱ度+骨间膜撕裂和腓骨下方螺旋形骨折（外踝上方 8～12cm 处）。

Ⅳ度：Ⅲ度+后踝撕脱骨折。

（4）旋后外旋型：简称 S-E-R 型，系足处于旋后位受外旋暴力所致，临床上多见，此种损伤，由于距骨外旋、胫骨内旋，因而开始时三角韧带松弛，当距骨因外旋受力使腓骨向外向后推挤时，胫腓下联合韧带及三角韧带紧张。其亦分为如下 4 度。

Ⅰ度：下胫腓前韧带损伤，或胫骨外下方的腓骨切迹前结节撕裂。

Ⅱ度：下胫腓前韧带损伤+外踝冠状位斜形骨折。

Ⅲ度：Ⅱ度+后踝撕脱性骨折。

Ⅳ度：Ⅲ度+内踝骨折或三角韧带撕裂。

（5）垂直压缩型：由高处落下所引起的踝部压缩性骨折，一般分为单纯垂直压缩型与复合外力压缩型两类。

单纯垂直压缩型：又可分为 2 种。①背伸型：引起胫骨前下缘骨折。②跖屈型：常引起胫骨后下缘骨折，以及胫骨远端粉碎性骨折，亦可伴有腓骨下端骨折。

垂直压缩型：多与旋转、内收、外展等暴力相结合而在引起压缩骨折之同时，内外踝等处亦伴有不同类型的骨折征。

2.临床表现

（1）共有症状：各型踝部骨折均有共有症状。

肿胀：大多较为明显，尤其是韧带撕裂广泛及骨折创面较大者。

疼痛：各型损伤均较明显，尤以引起踝关节不稳定类型为著。

活动受限：各种类型均伴有此组症状，由于活动受限而不敢负重行走。

其他症状：主要是关节局部皮肤擦伤、撕裂及皮下血肿等。

（2）局部特殊症状：除前述共有症状外，视损伤类型不同可出现形态与方向各异的足踝部畸形及被迫体位，并与致伤时方向相一致。

3.诊断分析

一般诊断多无困难，主要依据如下。

（1）外伤史：踝部骨折均有明确的外伤史。

（2）临床体征：主要表现为踝部肿胀、疼痛、活动受限及畸形等。

（3）影像学检查：主要是常规的 X 线检查辅助诊断。主要是依据骨折线走向及损伤特点等区分属于哪一类型，当然，除了可从临床检查及 X 线片所见加以推断外，对受伤机制必须详细了解，以求获得正确判定，因不同类型与治疗关系密切。踝关节损伤的 X 线片包括正、侧位及踝穴位、斜位、应力摄片等。个别病例可选用 MRI 进行诊断与鉴别诊断。

4.治疗要领

根据骨折的移位、类型及具体情况等不同，在治疗方法上亦应加以区别对待。

（1）无移位骨折：可用小腿石膏或小腿石膏托固定。

（2）可还纳踝部骨折：可在麻醉下，通过手法操作行复位、小腿石膏固定等。

（3）难以复位骨折：应行开放复位+内固定术。

（4）粉碎性或压缩性骨折：无论是手法复位或开放复位多难以获得理想对位，对此类病例最好施行跟骨牵引疗法，并在牵引下逐渐进行关节功能活动，以期利用周围软组织的张应力达到复位目的。

（二）胫骨远端骨骺分离

发生于踝部的骨骺分离在临床上较为多见，尤好发于 10～12 岁儿童。

1.致伤机制

与踝部骨折基本相似，包括内翻型、外翻型、外翻外旋型及压缩型等，但在临床上以复合暴力为多见。

2.临床表现

亦与踝部骨折相类似，临床上以内翻损伤为主的向内移位及跖屈状态下的后方移位为多见，可伴有腓骨下端骨折或骨骺分离。其移位程度及方向主要取决于外力方向及损伤机制。

3.诊断分析

主要依据如下。

（1）外伤史：患者多有明确的外伤史，但有时因患儿年龄较小而常对外伤史叙述不清，须注意询问。

（2）临床表现：主要依据患儿踝部肿胀、疼痛、环状压痛、叩击跟骨引起的纵向叩痛及活动明显受限而诊断。

（3）影像学检查：普通 X 线片可显示骨骺损伤的部位及其各种类型，可明确诊断。压缩型损伤者及移位较轻者，X 线片上常难以明确诊断，此时应注意平片上的软组织肿胀征象及双侧对比摄片。

4.治疗要领

以非手术疗法为主，牵引下手法复位，而后以小腿石膏固定。手法复位失败者可行开放复位。

# 第三节　足　部　损　伤

随着高层建筑的增多，足部骨折的发生率逐年增高，并与手部相似，占全身骨折的 10%左右，其中以距骨、趾骨及跟骨为多见，三者相加达足部骨折的 90%以上。足部的重要性在于它为人体站立及行走提供必要的接触面。在各种复杂的地面情况下，人体通过足部肌肉及26个骨骼之间的协调完成步行、跳跃和跑步等各种动作，以及单足站立和双足站立的平衡与稳定。现将临床上常见的足部损伤由近及远分述于后。

## 一、距骨骨折脱位

全身诸骨骼中，距骨是唯一一块无肌肉起止的骨骼，仅有滑膜、关节囊和韧带相连，因此其血供较差，不愈合及无菌性坏死者多见。此种损伤的发生率在足部骨折中约占1%，虽十分少见，但引起的问题较多，属临床上为大家所重视的难题之一。

（一）距骨的解剖特点

距骨分为头部、颈部及体部。头部与舟骨构成距舟关节，后方为较窄的距骨颈。距骨体位于后方，体积最大，上方以滑车状与胫骨下端构成踝关节，此处为力量传导最为集中的部位，易引起损伤。

距骨表面有60%左右部位为软骨面所覆盖，上关节面边缘部分亦有软骨延续，距骨可在"榫眼"内向前后滑动之同时，亦可向左右倾斜及旋转活动。

距骨体的后方有一突起的后结节，如在发育中未与体部融合，则形成游离的三角形骨块，周边部光滑，常可见于X线平片上，易与撕脱骨折相混淆。

距骨无肌肉附着，但与关节囊及滑膜相连，并有血管伴随进入，如在外伤时发生撕裂，则易因血供中断而引起缺血性坏死。

（二）距骨骨折

距骨骨折在临床上并非少见，且损伤后伤情复杂，后果常难以令人满意，因此应引起注意，及早获得正确处理。

1.距骨骨折的致伤机制及分型

大多系高处坠下时的压缩或挤压暴力所致，尤以足背伸时更易引起。此时以距骨颈部骨折为多发，次为距骨体骨折。足处于中间位时，多导致距骨体骨折，而足跖屈时则距骨后突骨折多见。类似的暴力尚可引起距骨的脱位。距骨骨折一般分为如下五型。

（1）距骨头骨折：多呈粉碎状，较少见。

（2）距骨颈骨折：较多发，视骨折情况不同又可分为如下两种。①单纯距骨颈骨折：不伴有脱位征者。②伴距骨体后脱位的距骨颈骨折：此型较复杂，后期问题亦多。

（3）距骨体骨折：亦可分为如下三型。①无移位距骨体骨折。②有移位距骨体骨折。③粉碎性距骨体骨折。

（4）距骨后突骨折：易与三角骨块相混淆。

（5）距骨软骨骨折：多为较轻的暴力所致，尤以扭曲情况下受到撞击暴力时易发生。

2.距骨骨折的临床表现

（1）肿胀：一般均有明显的肿胀，但在距骨后突骨折及无移位的骨折者，肿胀则较轻。

（2）疼痛：距骨骨折后疼痛均比较明显。足部被动活动时，距骨处疼痛明显。

（3）压痛及叩痛：踝关节下方压痛及跟骨纵向叩击痛，部位与骨折分型的部位及骨折线的走行相一致，距骨突骨折时，压痛点在髁后部。粉碎性骨折挤压足部两侧可有明显压痛。

（4）功能障碍：足部伸屈、内外翻活动以及负重功能障碍。

3.距骨骨折的诊断分析

一般多无困难，主要依据如下。

（1）外伤史：高处坠落及足部扭伤史。

（2）临床表现：主要表现为足踝部肿胀、压痛及足伸屈负重功能障碍。

（3）影像学检查：正位、侧位及斜位 X 线平片可显示骨折线及其骨折的移位程度等，仍显示不清者，可借助于 CT 或 MRI。

4.距骨骨折的治疗要领

应根据骨折的类型及具体情况，酌情采取相应的治疗措施。

（1）无移位骨折：一般选用小腿石膏功能位固定 6～10 周。于固定期间，如局部肿胀消退致石膏松动，可更换石膏。

（2）可复位骨折：原则上是在手法复位后以小腿石膏制动，并按以下不同骨折类型处理。①距骨颈骨折：牵引下将足跖屈，并稍许内翻，再向后推进以使骨折复位，以小腿石膏固定。②伴有距骨体后脱位的距骨颈骨折：徒手牵引下，使足部仰伸及外翻，从而有利于距骨体的还纳。复位后，即逐渐将足跖屈，并在此位置上行小腿或大腿石膏固定。③轻度距骨体压缩性骨折：持续牵引 3～5min，而后以小腿石膏功能位固定。

（3）无法闭合复位骨折：指手法复位失败及粉碎性骨折等多需开放复位，并酌情行内固定术。其术式分为如下。①单纯开放复位术：对因关节囊等软组织嵌夹所致者，可利用长螺丝钉、克氏针等予以固定。②关节融合术：凡估计骨折损伤严重、局部已失去血供、易引起距骨尤其距骨体部无菌性坏死者，应考虑及早融合。

（4）陈旧性距骨骨折的治疗：凡超过 3 周以上者，原则上行开放复位+内固定术，或采取关节融合术。后者适用于移位明显的骨折。

## 二、跟骨骨折

跟骨骨折在临床上较为多见，约占全身骨折的 1.5%。不仅从事高空作业的青壮年多见，随着人口老龄化，老年者亦非少见，此与骨质疏松有关。跟骨骨折后主要是波及跟距关节，当其咬合变异，并由此而引起负重力线异常，则是构成创伤性距下关节炎的病理解剖学基础。其发生率不仅取决于损伤的程度，且与治疗方法的选择及个体差别等关系甚为密切，因此选择最佳治疗方案，对跟骨骨折患者的康复及并发症的防治具有直接作用。

1.跟骨的解剖特点

跟骨呈不规则长方形，为人体最大的跗骨。前方为跟骰关节面，上方为跟距关节面，后方系跟腱附着的跟骨结节。其内侧面呈中凹状，与一宽厚的突起相连，此即载距突，系距腱膜和足底小肌肉的起点。于跟骨中偏后有向上隆起的跟骨角（Bohler 角），大约 38°。其下方骨质较疏松，当骨折时易被压缩、断裂而导致此角角度的减小，甚至为负角；此不仅易引起跟距关节炎，且使跟腱松弛而影响小腿的肌力及步态。

跟骨对足部的整体功能具有重要作用，其不仅承受来自距骨传导的载荷，且因其突向踝关节的后方，从而为小腿三头肌延长力臂，以满足人体向前推进的需要。同时它亦为足弓构成的主要成分，使足部富有弹性，以缓解震荡。因此，当跟骨发生骨折后，应充分恢复其本身的正常位置和距下关节的关系，以免影响上述功能。

2.致伤机制

主要有如下三种方式。

（1）垂直压力：约有80%的病例系因自高处跌下或滑下所致。视坠落时足部的位置不同，其作用力的方向亦不一致，并显示相异的骨折类型，但基本上以压缩性骨折为主。此外尚依据作用力的强度及持续时间不同，其压缩的程度呈不一致性改变。

（2）直接撞击：为跟骨后结节处骨折，其多系外力直接撞击所致。

（3）肌肉拉力：腓肠肌突然收缩可促使跟腱将骨结节撕脱，如足内翻应力过猛则引起跟骨前结节撕脱，而外翻应力则造成载距突骨折或跟骨结节的纵向骨折，但后者罕见。

3.分型

一般分为如下两型。

（1）关节外型指不波及跟距关节的骨折。①跟骨后结节骨折：又有纵形骨折、横形骨折及撕脱性骨折之分。②跟骨前结节骨折：其骨折线穿过跟骨前结节。③载距突骨折：表现为跟骨的载距突呈断裂状，多伴有移位。④结节前方近跟距关节骨折：实际上此处已波及关节，在处理上应注意。

（2）关节型骨折视其形态及受损程度等又可分为以下四型。①舌型（tongue type）骨折：多系垂直暴力所致。②压缩型（depression type）骨折：亦因纵向垂直外力所引起。③残株型（stamp type）骨折：即波及跟距关节的纵（斜）向骨折。④粉碎型（crush type）骨折：多由强烈的压缩暴力所致。

4.临床表现

（1）疼痛：足跟部疼痛剧烈，足被动伸屈时疼痛剧烈。

（2）肿胀及压痛：常有皮下瘀血、肿胀及足跟部压痛。

（3）畸形及活动障碍：足跟部多较正常增宽；骨折严重时，足弓变浅，并可见踝部下移变短畸形。足部内、外翻活动障碍，不能站立负重。

5.诊断分析

（1）外伤史：跟骨骨折者均有明确的高处坠落史。

（2）临床表现：除肿胀及疼痛外，常有足跟部的变短畸形。

（3）影像学检查：X线平片（包括正、侧位及跟骨轴线位片）一般即可明确诊断，诊断困难者可行CT扫描或MRI检查，尤其是CT扫描在该骨折分型诊断及预后判定上作用较大。

跟骨骨折的诊断一般多无困难，除依据外伤史及临床症状外，主要从X线平片（正、侧位及轴线位）加以确诊，并依此进行分型。仅个别病例需CT扫描或MRI检查。

6.跟骨骨折的治疗要领

（1）不波及关节面的骨折：无移位者以小腿石膏固定4周左右。有移位者分为以下两种情况处理。

一般移位者：如跟骨纵形骨折，跟骨结节撕脱及载距突骨折等，均应在麻醉下先行手法复位，而后行小腿石膏固定4～6周。因跟腱撕脱所致者，应先行跖屈、屈膝的下肢石膏固定3周，而后再换小腿石膏。

难以复位或难以固定者：可采取以下方式。①手法复位+石膏固定：适用于跟骨后结节骨折、跟骨后方接近跟距关节处骨折及载距突骨折等。②开放复位+内固定术：对移位明显、手法复位失败者，均可通过开放复位+钢丝，或螺丝钉，或骨搭钉等内固定。术后以小腿石膏保护。

（2）波及关节面的骨折：分下面不同情况进行处理。

Bohler 角变小之横形骨折：可在 C－臂 X 线机透视下以斯氏钉行撬拨复位。然后小腿石膏固定（图 3-7）。

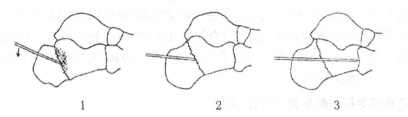

图 3-7　跟骨 Bohler 角变小骨折复位

跟距关节塌陷的骨折：视患者年龄及全身状态不同而采取相应措施。青壮年者可行开放复位+植骨术。对 60 岁以上或身体条件不宜施术者，可用弹性绷带加压包扎，然后按足弓之形态进行功能锻炼。

粉碎性骨折：亦根据年龄及具体情况面酌情掌握。青壮年者可以跟骨结节牵引，手法复位后以斯氏钉固定，小腿石膏固定。60 岁以上者用跟骨复位器复位后，按塌陷性骨折者处理，以关节功能恢复为主。

# 第四章 手 外 科

## 第一节 掌 骨 骨 折

掌骨也是常发生骨折的手部管状骨，但是和指骨相比较，其在骨骼特点、周围软组织及相邻关节的关系上都有着不同。因此，掌骨骨折类型和治疗技术都是和指骨骨折有区别的。掌骨基底部有着独特的解剖联系。腕骨没有任何外在肌附着，而掌骨有一些肌腱的附着。基底部的小梁骨容易受力骨折，在边缘的手指更是如此。CMC 关节的连接在桡侧的手指非常稳定，而在尺侧则颇为松弛。

### 一、基底部骨折和腕掌关节骨折-脱位

掌骨基底部骨折需要注意，虽然此部位可以发生各种类型的骨折，如腕伸肌或屈肌止点的撕脱性骨折和关节外压缩性骨折，这些在治疗上难度不大。拇指掌骨基底部骨折处理较为困难，要加以重视，特别是 Bennett 和 Rolando 骨折，还有小指掌骨关节内"反 Bennett 骨折"。

#### （一）Bennett 骨折

拇指掌骨基底部骨折，也称 Bennett 骨折，有着独特的关节解剖和特殊的治疗要求，需要特别注意。关节屈曲时遭受了纵向的负荷是其受伤机制，造成关节面劈裂。在腕掌关节留有与前斜韧带连接的尺掌侧小骨块。关节面的较大部分，与拇指一同向桡背侧及近侧移位。因为拇长展肌对掌骨基底部，以及拇收肌对掌骨远端的牵拉作用，骨折相当不稳定（图 4-1）。

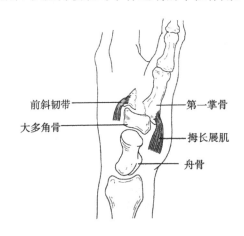

图 4-1　Bennett 骨折的移位方向

如果关节复位不完全，在影像和功能上结果都不会满意。Bennett 骨折很少有治愈合的；然而，早期未能复位并维持的最终会导致畸形愈合。

闭合的手段难以维持关节面的复位，所以这类骨折最好是闭合复位经皮穿针固定或者切开复位内固定。尺掌侧的骨块如果太小，不能用螺钉固定，则可选择经皮穿针固定，取得闭合的解剖复位。如果闭合手法复位不满意，或者骨折块大于关节面的 1/3，则需要进行开放

复位并以螺钉固定。随着微型内固定器械和克氏针的应用，骨折块非常小的不稳定骨折也可以被稳定地固定。

闭合复位的操作是将拇指纵向牵引并旋前，同时向尺掌侧推压掌骨基底部。一旦关节面复位成功，就用直径 1.0mm 或 1.2mm 的克氏针从第一掌骨基底桡侧斜行穿入大多角骨和/或相邻的第二掌骨基底部。（图 4-2）没有必要追求固定尺掌侧的细小掌骨骨折块，因为其会随主要的大骨块复位并固定于大多角骨。克氏针要保留 5～6 周，并用拇指"人"字形支具保护。

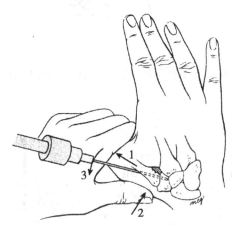

图 4-2　Bennett 骨折的经皮克氏针内固定

用克氏针固定除了不能进行早期活动锻炼之外，可以满足骨折固定的大部分要求。某些骨折类型本身或者患者的特殊需求（运动员、医生等）可能要求更积极的骨折固定。若需行切开复位，则沿掌侧赤白肉际做弧形 Wagner 切口暴露腕掌关节。切口近端不要向尺侧延伸到桡侧腕屈肌（FCR），以免损伤正中神经的掌皮支。向深层锐性分离，将肌肉向尺侧剥离，暴露腕掌关节囊。小心切开关节囊，留做后期缝合，直视下从关节掌侧暴露骨折，用克氏针或牙科探针临时维持关节面复位。从背侧钻入 2 枚 1.5mm 或 2.0mm 的拉力螺钉，前端固定于小骨块（图 4-3）。因为骨块位置隐蔽，螺钉不能逆行向掌骨固定。为了获得良好的预后，螺钉的置入要十分仔细，术中要用透视确认位置。

（二）Rolando 骨折

掌骨基底骨折的关节内粉碎性骨折在治疗上更有挑战性，也称 Rolando 骨折。从 T 型三部分骨折到骨折块粉碎得不能辨形的骨折，有各种不同的形态。治疗的首要目标是关节面平整复位，所以都需要手术切开。然而必须指出，在一些骨折粉碎特别严重的或者老年患者，以及拒绝手术的患者，也可以制订一个早期活动的方案。这样的治疗不能达到解剖复位，不过也可以获得一个有功能的关节。

三部分骨折常可以用 2mm 的 T 型接骨板或者微型髁接骨板固定。如果关节骨块太小，也可以行切开复位克氏针固定。有些少见的病例骨折非常粉碎，克氏针不能控制关节面骨折块，可以使用跨关节外固定支架固定（图 4-4）。近侧固定在大多角骨，远侧固定在掌骨远端。这些技术都可以应用相同的掌侧手术入路实现关节面复位。

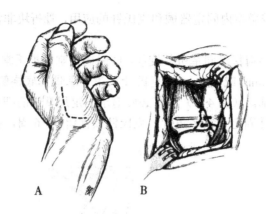

图 4-3　Bennett 骨折的切口复位克氏针内固定的切口及方法

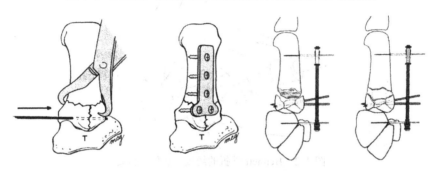

图 4-4　Rolando 骨折的固定方法

接骨板或者螺钉固定手术一周后开始活动锻炼。用克氏针固定的患者需要用拇指"人"字形支具固定 5～6 周。鉴于骨折的严重和粉碎程度，外固定支架要保留 6 周。随访中根据影像学表现来决定外固定支架固定时间，但是在拆除固定架之前就应该鼓励患者进行 MCP 关节和 IP 关节的活动。

（三）第二到第五指列的腕掌关节骨折-脱位

CMC 关节的骨折-脱位是因通过掌骨的轴向负荷造成。桡侧两个指列的 CMC 关节骨折—脱位很少单独发生，但是在高能量损伤同时影响到 4 个 CMC 关节时可以合并出现。

第五（小指）和第四（环指）指列的骨折脱位比较常见。掌骨基底关节面与钩骨陡峭的关节面相对。最常见的情况是，第五掌骨基底部发生骨折，桡掌侧骨块未移位，而其余部分向尺背侧移位。合并的钩骨背侧缘骨折也并非罕见。因为在普通前后位 X 线片上钩骨和第五掌骨基底的较多重叠，这些损伤在标准 X 线片上难以做出诊断。

为了确立诊断，需要做两件事：直接查体和特殊投照位的影像检查（半旋前位、半旋后位或牵引应力位）。CMC 关节的突起或台阶样改变，特别在伴有明显不稳的时候，提示了损伤的机制和程度，包括其整复的可能性。

从完全旋后位前旋 30° 行影像检查可以很好地观察这类骨折-脱位。半旋后位像可以观察第二和第三指列。在牵引应力位可以发现 CMC 关节的关系紊乱、不规则的关节间隙和撕脱性/压缩性骨折。如果查体和 X 线片结果模棱两可，可以行 CT 扫描显示骨折移位和粉碎程度的细节，包括钩骨受损的情况。

**1.非手术治疗**

对这些损伤做闭合性治疗要谨慎。在急诊检查时，骨折块可能易于复位，但不够稳定。如同影像检查的困难一样，由于显著的软组织肿胀，复位的丢失也难以发现。这些骨折-脱位的特点是不稳定和复位的丢失不易发现，这促使医生们寻求闭合复位后加以经皮穿针固定以求稳定。

**2.手术治疗**

为了保证精确的复位，术中最好有影像透视的帮助。克氏针穿过 CMC 关节，维持复位。可以从侧隐窝纵向穿针或者从第五掌骨基底尺侧穿入钩骨或者相邻的第四掌骨基底（如果没有合并损伤）。6 周后拔针，开始活动手指。

开放复位和侧隐窝穿针对于此类骨折-脱位有着很多的优势。很多骨折块有 180°的移位，嵌入关节腔或骨折线内。直视下暴露小骨块可以使关节面得到精确复位。此外，此类损伤很多伴有筋膜室综合征。探查 CMC 关节的同时可以很方便地行筋膜室减压（掌侧和背侧）。在少数病例，钩骨的背侧骨质被压缩，常需要抬高以使关节面复位。可以在骨压缩部位填入移植骨来支撑关节面。在罕见的严重粉碎性骨折并伴有关节面毁损的情况下，可急诊手术行 CMC 关节植骨融合。在示中指行这样的融合术要比相对活动度更大的环小指 CMC 关节更易于耐受。

侧隐窝穿针技术在掌骨部位应用最为普遍。在 MCP 关节可以触及侧隐窝的"肩部"，为单侧穿针或者交叉克氏针固定提供了很好的入点，从掌骨颈部到 CMC 关节逆向斜行穿过骨折部位。用手捏持并插入克氏针可以让术者感触到侧隐窝最突出的部位。然后再施力钻透皮质穿入克氏针。

针尖贴着骨干中段的厚皮质顺髓腔达到基底部。最好钻到近端的掌骨基底部软骨下骨。对于腕掌关节骨折-脱位，需要穿过 CMC 关节来取得稳定。只要空间足够容纳，就要置入 2 枚交叉克氏针，以控制旋转。在食指、中指和小指是最适合用此技术的。而在环指，因第四掌骨颈侧方骨突较小，而且骨髓腔细小，运用此技术有些难度。

最后，必须在手指的内在肌阳性位穿针（MCP 关节最大限度屈曲）。这可以避免经皮克氏针在手部用支具固定的姿势下刺激软组织。另外，在这个姿势下侧副韧带的长度最长。

**二、掌骨干骨折**

掌骨干骨折可以分为横形、螺旋形和粉碎性骨折。某些特定情况可视为手术指征，对于所有掌骨干骨折都适用，而具体的治疗方案还应根据骨折类型来确定。多发掌骨骨折，开放性骨折，旋转畸形和复位后不稳定是 ORIF 的一般指征。有经验的手外科医生把握了骨折复位标准，并可预期骨折稳定性，从而可以判断上未述及的手术指征。骨干中段骨折留有轻度的背侧成角在功能上是可以耐受的。第五和第四掌骨可以接受最大分别是 30°和 20°的向背侧成角；而第二和第三掌骨由于 CMC 关节活动度很小，所以相对的更需要解剖复位。

任何手指复位后都不可遗留旋转畸形，因为轻微的旋转就可以造成屈指时明显的交指畸形。掌骨间远端有坚固的掌骨间韧带维系稳定，中间列的掌骨骨折时由相邻的未受损的掌骨支持，不会发生过度短缩。

边缘手指的掌骨骨折没有这种稳定性结构，如果骨折不稳定则倾向于行开放性手术治疗。从骨折类型也可以预期骨折的稳定性，从而影响治疗的决策。螺旋形骨折就是一个好的例子。这些骨折在承受轴向负荷时不稳定，稍有一些角度的复位不良就会有明显的旋转畸形。这些骨折只有在条件很理想（无移位，中央指列，青枝骨折）的时候才可在密切的随访下做闭合性治疗。

（一）掌骨干骨折的非手术治疗

用闭合性办法治疗的骨折患者一般用短臂石膏固定 3～4 周，保持 MCP 关节屈曲，IP关节不固定。然后去除石膏，开始活动。常用不固定 MCP 关节的可脱卸式支具继续保护 2周；邻指绑扎固定在允许活动的同时对于维持稳定也颇为有效。制动时间和恢复手部自由活动的时机根据骨折类型，以及患者年龄和活动能力不同而有所区别。

（二）掌骨干骨折的开放治疗

和所有骨折的处理一样，掌骨干骨折的治疗需要医生熟悉多种固定技术。要选择固定最坚强同时又可以达到功能预后最大化的方法。

骨干横行骨折不适用骨块间螺钉固定。一些医生在此情况下使用髓内针穿针技术。但是这种技术用于骨干骨折常会形成骨折的间隙。

掌骨骨折的金标准或许是接骨板内固定。接骨板内固定可以获得解剖复位和骨折端加压坚强固定。早期开展被动功能锻炼可以降低肌腱粘连和活动度丧失的风险。

掌骨内固定的标准入路是纵形或轻微弧形的背侧切口（图 4-5A）。切口可以直接做在所涉及的掌骨上，如果有相邻掌骨需要内固定可做掌骨间切口。在此切口中要注意保护桡神经和尺神经的掌背分支。

牵开伸肌腱，暴露骨折端。要注意尽量保留一层骨膜和骨间肌筋膜，这在闭合切口时可供覆盖内置物，并成为术后在内置物和伸肌腱之间的保护性缓冲，而且理论上可以提供更利于愈合的生理环境。

在骨折线周围剥离骨膜，但尽可能避免过多的骨膜剥离。骨折端清理之后，可以用克氏针纵向固定来临时维持解剖复位。大多数掌骨骨折可以用 2.0mm 或 2.4mm 接骨板放置于背侧或侧方来固定。可以用动力加压接骨板（DCP）使用标准的 AO 技术获得骨折端加压。骨折每一侧需要固定至少 4 层皮质穿透（图 4-5B）。骨块间螺钉经接骨板放置可以提高整个结构的稳定性，但是不能应用在骨干中段的横形骨折。在固定前后都要检查复位情况，并以影像确认。要注意防止掌骨骨折旋转移位。

在非粉碎性的骨折，观察骨折端的咬合可以帮助判断精确复位；然而，对于粉碎性骨折，此方法可能产生误导。在固定的过程中，要经常活动手指，检查手指位置和旋转情况，来确定复位得到了维持。

固定成功后，用筋膜和骨膜覆盖接骨板，闭合切口。术后一周内患者要用支具固定控制肿胀。然后在手部康复师的指导下开展活动训练和消肿治疗。

螺旋形骨折一般用克氏针或骨块间螺钉固定。医生要努力取得精确的对位，因为稍有一点旋转畸形都会导致明显的交指畸形。因此，克氏针固定的应用有限。

骨折开放复位，使用螺钉固定可以获得解剖复位、骨折加压和早期活动的好处。骨折线的倾斜程度也决定了固定方式，因为骨块间螺钉固定要求骨折线是骨干直径的 2～3 倍。如果比值小于 2，则不足以应用拉力螺钉技术。这样的骨折需要使用接骨板对抗扭转和弯曲应力。如果使用骨块间螺钉，要尽量用 2 枚以上螺钉进行固定，而且螺钉之间需要有至少 2 倍于螺钉直径的距离以避免劈裂骨皮质（图 4-5B）。

骨块间螺钉固定的手术入路和前述相似。长斜形骨折需要更加仔细清理骨折线的全长，因为常有骨膜和小骨片嵌于骨折线内。要尽量直接暴露骨折线全长以获得精确的复位，避免任何一点旋转畸形。

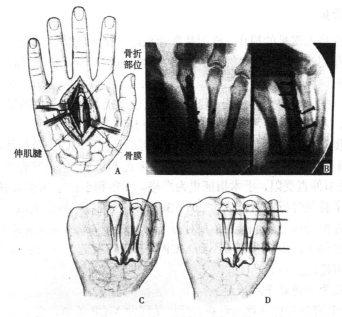

图 4-5　掌骨干骨折的手术治疗

术中可以使用克氏针临时固定。螺钉垂直于掌骨干放置可以最大限度地抵抗纵向应力，而垂直于骨折线的螺钉可以抵抗旋转应力。如果可能的话，最好在每一个平面至少放置一颗螺钉。一般都可以置入 2～3 颗 2.4mm 直径的螺钉。

应用螺钉技术要谨慎。拉力螺钉技术可以对骨折端加压，但是对于斜形骨折，也可能导致复位丢失。如果复位未达精确之前就行拉力螺钉固定，那么施加于对侧皮质的加压应力会使骨折沿斜行的骨折线滑行移位。

粉碎性掌骨干骨折的处理最好用接骨板螺钉固定技术。在获得良好的复位和对任何旋转移位固定的同时，接骨板螺钉技术是维持骨折长度的最佳方法。这类骨折常常发生在干骺区域，使得掌骨基底部可供固定的骨质很少。

在这样的情况下，2.0mm 的髁板或 T 型接骨板可以获得足够的近端稳定。严重粉碎的骨折可能需要松质骨植骨，似在污染的开放性骨折是禁止植骨的。在有节段性骨缺损的开放性骨折，软组织的情况常决定了治疗方式。如果有足够的软组织覆盖，则可以用接骨板行桥接固定，可以一期或延期植骨。

掌骨干骨折也可以应用侧隐窝克氏针内固定或横行克氏针内固定（图 4-5C，4-5D）。侧隐窝克氏针内固定的方法与掌骨基底部骨折相似。关于横行克氏针固定，就是用克氏针穿过骨折的掌骨到邻近未损伤的掌骨,这种手术实际相当于内部牵引来维持骨折长度。

伴有软组织显著缺损的开放性骨折,可以在彻底清创之后行一期皮瓣覆盖。如果软组织覆盖条件属于临界状态,或者要做后期修复,那么在最终修复前可以用桥接外固定支架维持骨折长度并稳定软组织。用简单的弯针外固定支架跨越骨干粉碎区段进行临时固定也是有效的。可以在后期行皮瓣修复时把外固定支架更换为坚强内固定;如果确认软组织条件良好也可以行嵌入植骨。

### 三、掌骨颈骨折

掌骨颈骨折也是很常见的损伤,机制是掌骨头碰撞坚硬物体时受到了纵向的暴力。这种受伤机制产生向背侧的成角。对此类骨折的手术指征存在着争议。传统的观点认为即便是骨折有严重移位也应该严格避免手术治疗;而且,治愈合很少见,愈合不良也常常没有症状。大多数医生认同一些基本的手术指征,包括闭合复位不能纠正的旋转畸形,因掌骨头过度屈曲导致伸直困难,多发性骨折,或者过度移位(>50°)。

掌骨头向掌侧移位会导致手指伸直受限,这可以通过 CMC 关节的活动和 MCP 关节的过伸来代偿。食指和中指的 CMC 关节活动度相对来说非常小,所以掌骨颈骨折成角大于 15°就会引起 MCP 关节伸直受限,手术指征更为严格。环指和小指的腕掌关节有 20°~30°的活动度,可以耐受掌骨颈骨折向背侧成角 20°~30°而没有明显地伸直受限。

除了这些功能性指标之外,医生必须对每个患者进个体化处理。要综合考虑闭合性治疗(在掌侧可触及掌骨头,而在背侧看不到 MCP 关节的行突起)和开放性治疗(瘢痕,活动度丧失的可能)可能的预后。

#### (一)掌骨颈骨折的非手术治疗

Jahss 手法用于闭合整复掌骨颈骨折,操作是屈曲 MCP 关节,通过近节指骨向背侧推挤掌骨头。要注意和相邻手指对照比较指甲位置检查是否有旋转。在 MCP 关节屈曲和 DIP 关节伸直位用支具固定 2~3 周。然后改换支具允许 PIP 关节活动;4~5 周的时候把 MCP 关节从支具中解脱,再给患者戴用槽状热塑型支具保护 2 周,同时允许腕部和 MCP 关节活动(图 4-6)。

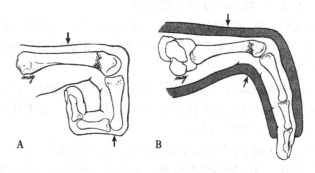

图 4-6  掌骨颈骨折的 Jahss 复位方法

#### (二)掌骨颈骨折的手术治疗

掌骨颈骨折的手术治疗需要医生掌握髓内针和侧隐窝穿针技术。髓内针穿针技术对位于边缘的手指掌骨颈骨折最为适用，而侧隐窝穿针技术可用于任何手指。决定是否运用侧隐窝穿针技术的因素是侧隐窝骨突的完整性。这在普通 X 线片上可以清楚地判断，而用动态透视也可检查；或者用 Brewerton 位摄片，这是评估掌骨头区域的最佳影像学手段。Brewerton 位是让掌心向上，MCP 关节屈曲 65°，指间关节伸直，手指平贴片盒，球管从中线尺偏 15° 投照。这可以非常好地显示 MCP 关节面。

1.掌骨髓内针穿针技术（特别适用于第五和第二指列）

第五掌骨的髓内针穿针方法：于尺侧腕伸肌（ECU）水平在手的尺侧缘无毛的皮肤区做 2～3cm 的切口（图 4-7）。

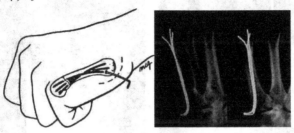

图 4-7　第五掌骨颈骨折的髓内针固定技术

注意保护尺神经背侧支。沿 ECU 抵止的尺侧边缘分离。可以将此肌腱纵向劈开或者向背侧翻转。在掌骨基底尺侧缘可以见到一个小骨突。在骨突与 CMC 关节间倾斜的皮质表面就是打开髓腔的入口处。建议在透视下确认入口位置以避免失误。在此处使用手动工具或者动力钻头打开一个骨窗。打开髓腔后，用刮匙扩大入口。口子的大小要足够容纳需要置入克氏针的数量（通常是 3 枚）。孔径是 4～6mm。

要记住两项对操作有帮助的技术：首先，克氏针的尖端要剪钝。如果留有锋利的尖端，克氏针可能刺穿对侧皮质，难以沿髓腔内壁偏转；其次，要把针体轻微地预弯，使头端能顶住髓腔远端，更牢固地控制远侧骨折块。

在顺行穿针时，最好用两把大的持针器把握针体。这可以在穿针过程中加以控制并最终达到掌骨头的理想位置。

用一把持针器推进克氏针，另一把在夹在靠近插入点处，这能够使内置物更为"坚硬"而易于推进把手部偏向桡侧也可以使进针更容易。手法复位骨折后，把针通过骨折线。克氏针通过骨折线时常会遇到困难，穿到髓腔外。这时，要把针退回骨折平面，旋转调整针头方向，整复骨折后再次推进。当骨折复位，克氏针固定到位后，要把克氏针尾端尽可能地在靠近髓腔入口处剪断。再用骨锤轻轻地敲入克氏针，把近端针尾埋入髓腔。通常用 3 枚针来获得多平面的稳定。因为骨干中段髓腔狭窄，置入更多的针常常较为困难。

2.第二掌骨的髓内针穿针技术

在第二掌骨应用髓内针技术与第五掌骨相似。暴露掌骨基底部后，把桡侧腕长伸肌（ECRL）在掌骨基底桡侧的部分纤维牵开或劈开。余下的步骤如前所述。把腕部尺偏可以便于导入克氏针。

术后处理：使用髓内针技术固定之后，通常于术后 3～7d 在疼痛可以耐受的前提下开始进行主动和辅助主动活动锻炼。要鼓励患者积极活动。训练间歇还要用可脱卸的短臂支具来固定手部于安全的体位。在活动恢复到正常 50%～75%的时候可以开始力量训练。多数患者可以在术后第 8 周恢复重体力劳动。

接受侧隐窝穿针治疗的患者在监护下开展治疗程序（图 4-8）。因为考虑针道松动和针道感染，未拔除前要给予适当的制动。开始用 3～4 周的坚固制动，然后行间歇支具固定。可以小心地进行邻近手指乃至伤指其他部分的活动。术后 1 个月取掉固定针后，开始 DIP、PIP 和 MCP 关节的主动和辅助主动活动锻炼。继续佩戴 2 个星期的矫形支具。当临床和影像学显示愈合征象时，逐步弃用支具。

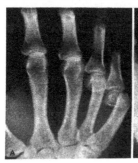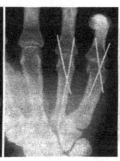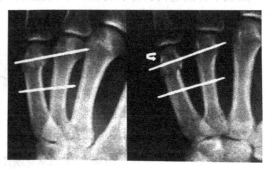

图 4-8　掌骨骨折的克氏针固定技术

## 第二节　指骨骨折与脱位

手部管状骨骨折属于常见骨折。手和上肢参与了几乎所有的活动。总的来说，其中大多数骨折可以用闭合性方法治疗。但也有一部分需要复杂的手术治疗以取得理想的预后。手的功能要求非常精巧，任何轻微的活动度丧失都会引起明显的功能受损。手处于肢体骨架的末端，故而骨折的受伤机制里有很大一部分是因挤压性损伤引起的。

手部有着复杂的骨架，精巧的肌肉、神经、血管组织结构和相对固定的软组织。因而，在手部骨折的处理中，软组织覆盖、神经卡压、筋膜室综合征和手指血供等问题都是需要慎重考虑的。由于手部的肌腱和骨架结构复杂而精密，即使达到了良好的骨折复位、固定和愈合，最终，手的功能也可能恢复得不够理想。

### 一、远节指骨骨折

远节指骨骨折包括关节外的转子和骨干骨折，伸肌腱撕脱性骨折和屈肌腱撕脱性骨折。

远节指骨关节外骨折大多是挤压性损伤，造成了转子部粉碎性骨折或骨干部骨折。软组织和骨的损伤都要检查，因为在治疗上其间有相互的影响。鉴于指甲的特殊结构及其远节指骨的内在关系，这一点尤其重要。

远侧指间关节（DIP）关节内骨折是骨干部粉碎性骨折的延伸，或是由屈肌腱或伸肌腱（锤状指）的撕脱性损伤引起。

指深屈肌腱（FDP）撕脱可以发生在 DIP 关节的屈曲活动受到阻挡的时候，如橄榄球运动员在争夺中试图抓住对方球员的运动衫。相反的，大多数伸肌腱撕脱锤状指是因为对伸直的手指施加了纵向的负荷。此类型骨折中大多数符合上述受伤机制。但是伴有大骨折块的锤状指可能是由于受到了过伸和纵向挤压的暴力。这种特殊的骨折常涉及大部分关节面的破坏，引起远节指骨向掌侧半脱位。

（一）非手术治疗

1.远节指骨的关节外骨折

远节指骨关节外的转子挤压性损伤常表现为高度粉碎的骨折，骨折块很细小；伴有甲床损伤提示骨折为开放性，通常需要手术处理。对于甲床的修复不到位会导致后期指甲"翘起"。

开放性骨折伴有骨折块刺入甲床的，可以给予冲洗、清创、复位和支具固定；复位良好的转子粉碎性骨折或者骨干中段骨折，常在软组织套修复并加以制动之后就获得了足够的稳定。如果骨折类型允许，可以使用克氏针纵向固定来稳定一些骨块，为修复甲床提供基础。要注意从骨折端清除所有嵌入的软组织和甲床等。术后最初几天使用短臂支具制动以减轻水肿和不适然后改换指夹板固定 DIP 关节于伸直位。不要固定近侧指间关节（PIP），以免活动度过度丧失。

2.锤状指骨折

伸肌腱撕脱性骨折导致的锤状指常可用伸直位支具行闭合性治疗手术治疗的相对指征与下列因素有关：受损关节面的大小比例、DIP 关节半脱位或者伸肌结构完整性的破坏对于手指姿态的影响（如形成鹅颈畸形）。

对于锤状指治疗更为重要的决定因素是关节的稳定性。如果在伸直位支具支持下仍不能消除远节指骨的掌侧半脱位，则需要对肌腱末端的骨折块进行固定。如果没有发生半脱位，可以用支具维持 DIP 关节于伸直位 6～8 周，在接下来的 2 周逐渐开展主动活动。

3.远节指骨关节内骨折：指深屈肌腱撕脱性

损伤无论是否合并有骨折，指深屈肌腱撕脱性损伤通常经非手术治疗的预后功能较差，通常都采用手术治疗。但有些特殊情况例外，如患者不能配合术后康复治疗，或者（患指）本身无功能，以及患者不能耐受手术。

（二）手术治疗

1.远节指骨关节外骨折

伸指肌腱的止点位于远节指骨骺端的背侧唇。甲根（由背侧和中间基质组成的指甲生发基质）恰好位于这个止点的远侧。掌板附于远节指骨的骺端和近侧干骺端，而指深屈肌腱附于干骺端。骨质在干骺端形成膨大，且掌侧较背侧明显，使得骨髓腔位于手指中轴的背侧。

对所有的远节指骨骨折都要检查甲床。如果怀疑有甲床撕裂，就要拔除指甲修复甲床。指甲可以作为辅助固定或替代固定物来稳定远节指骨的小骨折块，所以如果甲床损伤不严重或者只有少量的甲下积血，就可以保留指甲。

如果骨折块足够大，就可以克氏针固定转子骨折。虽然一般而言远节指骨的简单骨折经非手术治疗效果良好，但是对一些更为复杂的损伤做内固定治疗，可以减少有症状的骨不连、指甲畸形和指端软组织垫不稳定的风险。手术常在透视引导下用直径 0.045 或 0.062 英寸的克氏针经皮行逆向穿刺。通常单根针固定已经足够，但是有两个问题：首先，一枚单独的纵向克氏针可以维持骨块对线但不能使其与指骨基底部结合紧密，骨折块需要相互压紧以增加接触和稳定；第二个潜在的问题是骨折即使取得了良好复位，术后也可能轻易地被沿着固定针拉开或者旋转。为此，只要骨折结构容许，就要穿入另一枚克氏针，并与第一枚不平行。

2.远节指骨关节内骨折：指深屈肌腱撕脱性骨折

指深屈肌腱可于止点断裂，或者伴发骨折。此型损伤最常见于环指，但据文献报道可以发生于所有的手指。Leddy 和 Packer 提出一种被广泛接受的分类系统：Ⅰ型撕脱没有撕脱性骨块，肌腱回缩入手掌；Ⅱ型撕脱包含一个小骨折块，回缩至 PIP 关节水平，被 A3 滑车阻挡而不能通过腱鞘进一步向近端回缩；Ⅲ型撕脱比较少见，撕脱骨块较大，但仅回缩至 A4 滑车水平，恰在 DIP 关节的近侧。上述所有类型都会引起 DIP 关节主动屈曲活动的丧失，需要手术处理。鉴于肌腱的生理特点，以及随着时间的延长会导致肌腱过度挛缩，所以要特别重视手术重建的时机。

Ⅰ型撕脱越早治疗越好。回缩的肌腱已经与正常的掌侧腱膜分离，完全丧失了血供。修复要在伤后 7～10d 进行，以避免肌腱残端的退变和回缩。对于Ⅱ型和Ⅲ型撕脱，虽然在 7～10d 内修复是最容易的，但也可以远期修复。这些损伤的初次修复没有特殊的时间限制，数周或数个月的时间都可以。有些情况需要早期手术。虽然骨块位置可以拍 X 线片确定，但是肌腱-骨块连接部位也可能发生分离，导致肌腱回缩至手掌，而骨块还留在手指里。尽管这种情况不常发生，但在骨折/撕脱分类上还是要与Ⅰ型撕脱一样进行急症处理。此外，因为骨块在屈肌腱鞘中持续占位，所以延迟修复难以获得通常所具有的好处（肿胀减轻，关节活动灵活）。

手术入路是侧中线或掌侧 Z 字形切口。注意避免损伤腱鞘及其内容。对Ⅰ型撕脱，要在手掌 A1 滑车部位做一个附加切口。可用一根婴儿饲管从由远端穿过腱鞘到近端，引导肌腱通过完整的腱鞘。回缩的肌腱可以在掌部找到，因为蚓状肌起点阻止其进一步向近端移动。在撕脱部位掀起一个以远端为蒂的骨膜瓣，把骨皮质打磨毛糙，供肌腱残端重建后粘连愈合。从重建点到指甲背侧月状线水平预钻孔道，使用牢固的单纤维缝线将肌腱通过孔道，用纽扣或垫片加固。骨膜瓣盖在肌腱重建点掌面并缝合以进一步加固。4 周后愈合强度已足够，可剪断缝线，拆除纽扣。目前埋入型锚钉更为常用，通过上述的骨膜窗做止点部位的固定，不需要使用外部的纽扣固定，给愈合期间的修复提供了长期的保护。锚钉必须斜行放置，并小心在取得良好的把持力同时不损伤背侧骨皮质和甲床。

Ⅱ型骨折的骨块通常很小，在切除骨块后或者固定骨折块并缝合修复肌腱一骨块界面后可同Ⅰ型撕脱一样处理。锚钉或者纽扣固定可以牢靠地维持这些小骨块的良好复位。Ⅲ型骨折的骨块大小足够供克氏针固定，要注意关节面的精确对位。这些骨块可能包含了大部分关节面，如果没有解剖复位的话会存在关节不稳定。DIP 关节常需要用至少 1 枚克氏针固定。

3.伸肌腱撕脱性骨折

绝大多数锤状指骨折不需要手术固定。这类骨折可以像单纯肌腱撕脱的类型一样使用伸直位支具治疗。即使撕脱骨块在影像上显示没有得到良好复位，DIP 关节的关节面也可以很好地重塑，并获得足够的伸直能力。

在少见的情况下，伸肌装置、支持韧带斜束、侧副韧带的合并损伤和远节指骨背侧的骨折可以引起掌侧半脱位。这些严重的锤状指畸形需要进行手术干预。

伴有半脱位的锤状指有 2 种治疗选择：闭合复位克氏针固定或开放修复，两者都需要固定 DIP 关节。

鉴于皮肤纤薄、指甲潜在畸形和感觉神经末梢分布等因素，远节指骨的开放性治疗非常有挑战性。建议首选闭合性治疗。医生必须注意背侧的髁部骨折块和其他部分的关系，达到使 DIP 关节复位的基本目标；然而，使关节和骨折同时都达到复位的尝试较为合理，而且令人鼓舞。

一种创新的"撬拨"技术可以同时达到两个目标，通过间接穿针和撬拨使移位的背侧骨块复位，同时做纵向穿针获得稳定"撬棒"针以锐角经皮插到中节指骨背侧，针尖刺过终腱顶在中节指骨髁部的关节背侧边缘，到达移位的远节指骨骨折块的掌侧。撬拨远节指骨骨折块，使其接近于解剖位置，然后把针钻入中节指骨头部。此时，背侧骨折块及相连的终腱位置改善，再用一枚纵向克氏针固定来维持手指地对线。

在这两枚针之间加上张力，可以提高整个结构的稳定性。这可以通过加上一个橡皮圈来实现；或者也可以把克氏针弯折成特殊的结构连接起来这个方法的主要好处是通过闭合性手段获得足够的复位和稳定，避免为了固定背侧小骨块造成骨折进一步碎裂，或造成终腱撕脱。

和所有复杂性骨折一样，闭合性方法或者经皮穿刺治疗技术都可能达不到理想的效果。

对于闭合性方法不能奏效的一些少见的锤状指损伤，和那些显著的远节指骨掌侧半脱位，需要做开放性治疗。在 DIP 关节背侧横纹处做纵向的 Z 字形切口。要特别注意去除所有阻挡关节和骨折复位的软组织。反复的骨折固定操作会不可避免地引起骨块碎裂和移位，难以取得良好的预后。

为取得最好的效果，要仔细地遵循几个操作步骤。用一枚直径 0.045 英寸的克氏针从远节指骨关节面向指尖穿出，进针点位于骨折线的掌侧，将尾端退至关节面以下，在骨折复位后回钻通过 DIP 关节。不能把针置于骨折线处，否则会阻碍完全复位。屈曲开放 DIP 关节，伸直 PIP 关节并过伸掌指（MCP）关节，复位骨折块。

第二枚克氏针与冠状面成 45°角在骨块近侧经伸肌腱钻入中节指骨头，作为阻挡钉阻止骨块向近侧移位。这枚钉在矢状面上从中线向侧方偏斜，留出中线上足够的空间。骨折复位后把 DIP 关节恢复伸直，把纵向克氏针穿过骨折线。此时，若骨折块足够大，则可垂直于骨折面钻入第三枚针。

其他可用于此类骨折的方法有不使用阻挡针的克氏针固定，张力带钢丝和使用纽扣固定的抽出式缝合或锚钉固定等。然而，所有病例的治疗目标都是在使 DIP 关节复位的同时阻止肌腱进一步退缩。还有一个注意事项是不能把 DIP 关节固定在极度过伸位（>20°）。虽然 DIP 关节由支具在过伸位固定往往也能获得良好的屈曲功能，但是被克氏针固定在此位置的手指倾向于遗留关节僵硬和功能受限。

**二、近中节指骨的关节外骨折**

近、中节指骨的解剖相似，都是两端有关节面的管状骨，其远端是几乎相同的双髁结构。值得注意的是每节指骨远端都有一个髁下陷窝区域，在关节屈曲时容纳远端的指骨。尽管两者的近端关节面弧度不同，但都是凹陷形并且干骺端膨大。

**（一）非手术治疗**

在考虑近中节指骨的损伤和后续治疗的时候，需要留意软组织关系上有着轻微的不同。MCP 关节和 PIP 关节都有侧副韧带支持，MCP 关节部位韧带附着于干骺端和髁部，PIP 关节部位则只附着于髁部。伸肌腱中央束止于中节指骨的骺端背侧。近节指骨没有伸肌止点，而指浅屈肌止于中节指骨掌侧嵴的中部 60%。

近节和中节指骨的关节外骨折可以按照部位分类，但是因为它们的表现和治疗相当类似，所以可以类同考虑。

1.指骨颈骨折

指骨颈骨折几乎都见于儿童，但是也见于成人的运动损伤或职业性外伤。骨折没有移位的可以闭合复位，但是通常还是需要开放复位内固定（PRIF）。移位的指骨颈骨折块常常向背侧移位旋转 90°，使得指骨头关节面朝向背侧。

2.指骨干骨折

指骨干骨折可以表现为简单骨折（横形、斜形、螺旋形）或粉碎性骨折，可以伴有骨缺损。须检查这些骨折是否可以整复及其稳定性。无移位的骨折可用闭合性治疗，注意保持正确的旋转对位，对于不稳定的骨折要密切随访，发生移位要及时处理。螺旋形骨折倾向于短缩和旋转，很少采用非手术治疗。骨干横行骨折闭合复位后也需要密切随访，因为骨折容易发生成角移位。近节指骨干骨折因为骨间肌对骨折近端的强力牵拉，可发生向掌侧成角移位。中节指骨的骨折根据受伤机制及骨折线相对于指浅屈肌和伸肌中央束止点位置的不同，可以向掌侧或向背侧成角移位。

近节指骨基底部骨折如果没有移位或者复位后表现稳定，应该采用闭合性治疗。复位操作是先屈曲 MCP 关节和骨折近端，再屈曲骨折远端。要严格检查复位情况，因为很容易发生旋转畸形。要活动手指检查是否有并指畸形，否则难以查出是否有旋转。轻微的掌侧成角和短缩也可以导致功能障碍。闭合复位后，手指要在 MCP 关节最大屈曲同时 PIP 关节伸直位固定 3～4 周，然后在治疗师指导下开展柔和的活动练习。

（二）手术治疗

指骨骨折手术治疗的指征包括开放性骨折、闭合复位失败、骨折类型不稳定（尤其是螺旋形骨折）和旋转畸形。选用适合于骨折类型的固定器械，要努力平衡其稳定性和活动性，要着重于最终恢复手部灵巧的活动能力。手术方案要根据骨折类型来选择。

1.骨干横形骨折

管状骨横形骨折的治疗选择有克氏针固定及接骨板固定，不适合用单纯骨块间螺钉固定。选择穿针还是接骨板固定要基于骨折的特征，并且在减少手术并发症（倾向于闭合穿针固定）和早期功能锻炼（倾向于接骨板固定）之间取得平衡。

侧隐窝穿针技术仍然是最有效的方法之一，但是也有技术上的难度。用 1～2 枚克氏针从指骨头部逆行钻入，经过骨折平面，到达软骨下骨或骨折近端的骨内膜下在骨髓腔内钻入 2 枚克氏针可以控制旋转。为了尽量减轻关节僵硬，克氏针在指骨远端不穿入关节。指间（IP）关节的侧副韧带起于指骨头旋转轴的背侧。在此部位有一个可扪及的骨性标志提示了侧隐窝的位置。指骨干表面的不规则利于克氏针以很斜的角度钻入，而避免在皮质外打滑。

2.螺旋形骨折

螺旋形骨折的最佳治疗是骨块间螺钉固定，既固定牢固，利于早期活动，又没有接骨板的凸起和对肌腱过多的干扰。这类骨折大多见于近节指骨。手术入路可用指背弧形切口。切口可以在 PIP 关节水平越过手指侧中线达掌侧以充分暴露。虽然伸指肌腱中央劈开的办法被广泛使用，另外也有一些处理伸肌腱的选择，可以完成显露同时又尽可能地减少术后粘连。

可以从 MCP 关节矢状束远侧与伸肌腱中央束的侧方，切除腱帽的一侧斜行纤维以扩大显露。切除这个三角也减少了术后深部粘连的机会。

另一种供深部显露的 Chamay 法用于骨折线穿行整个骨干，甚至影响到 PIP 关节的情况。这种技术实用但较少用到。在伸肌腱上掀起一个以远端为蒂的 V 瓣，保留中央束在远节指骨的附着点为基底。

骨折端间彻底清理，仔细复位，克氏针临时固定和规范技术操作是取得良好预后的要素。与别处的骨块间螺钉固定操作一样，注意螺钉要固定在不同平面，螺钉之间，以及螺钉与骨折线之间要有足够的间隔，以避免造成医源性骨折。

3.指骨干粉碎性骨折

指骨干粉碎性骨折往往是源自高能量损伤，常伴有软组织损伤。在判断皮肤状况和骨折类型的同时，要重视评估神经血管状况。与指骨干简单骨折相比，其预后较差，内固定更为困难。如果骨折粉碎程度较轻，经皮克氏针固定可以对主要骨块提供足够的把持力，在愈合过程中保持对线。

较为严重或者很严重的粉碎性指骨骨折，主要是骨干部位的破坏而指骨基底部和头部保持完整。这类骨折最好使用微型髁接骨板治疗，其结构牢固，可防止短缩和旋转。在近节和中节指骨要用 1.5mm 微型内固定系统。接骨板尖头用于骨骺长度较短的一端（就是最需要接骨板尖头提供稳定性的一端），置于近端或远端都可以。

接骨板可否放置到理想位置有一些关键的影响因素：接骨板尖头和近关节螺钉的固定，骨折复位后皮质接触最大化和骨干部位螺钉的固定。常把接骨板放置在指骨侧面，这可以减少与伸肌结构的接触，并处理好上述因素。

在取得适当的伸肌腱侧方显露之后，首先置入接骨板尖头。常用一枚光滑的 0.045 克氏针行临时复位；这枚针要以稍偏心的方向钻入，这样置入接骨板后可以换用螺钉。在直视下决定尖头的位置。先用 1.5mm 钻头平行于关节面钻孔。测量孔深，将接骨板尖头剪至适宜的长度。大多数产品已做塑形以适应干骺端的膨大，但可能还是需要进一步的弯折。把接骨板靠近尖头处的螺钉孔套在克氏针上，把接骨板放置到位。这是放置临时固定针的好处。

我们常使用复位钳或其他加压器械来把接骨板尖头确切地安置到位，这很实用。确认复位及接骨板长度和位置合适后，在接骨板基底平行钻入螺钉，锁定接骨板的位置。然后在可供固定的骨皮质上钻入其他的螺钉。

对一些最为严重的指骨粉碎性骨折，接骨板和克氏针都不适用。这种情况下可以考虑选择外固定支架。外固定支架可以用克氏针和弹性材料组装，或者使用市售的外固定器。在接下来的关节骨折部分中将要详细讨论外固定支架在指骨的特殊应用。固定器可以跨越或者不跨关节，可以是固定的或者动力化的。

为了取得半针或克氏针足够的把持力，关节周围或关节内骨折可能需要跨关节固定。如果一个关节需要被跨关节固定，那么需要注意两个问题来尽量减轻长期牵引导致关节僵硬的问题。

第一，如果中节指骨粉碎性骨折需要跨关节固定，那么要用侧方安置的动力架，近端的克氏针穿过近节指骨头的旋转轴。这种固定方式在关节较少用到，因为除了在边缘的手指，固定架不能达到掌骨头的位置。

第二，注意事项是关于非动力化跨关节外固定支架。如果被跨越的关节不可活动，则要把关节牵引固定在内在肌阳性位（MCP 关节屈曲，IP 关节伸直）。这在 IP 关节要比在 MCP 关节更容易达到。

无论使用何种方法固定这些粉碎性骨折，都要考虑植骨。这类骨折常受压缩，骨块间缺少接触。少量松质骨可以从第二伸肌间室底部 Lister 结节近侧截骨获得。有医生推荐从掌侧入路（Henry 掌侧入路）取小切口，自指长屈肌和桡动脉之间分离，在旋前圆肌下方取骨。此部位可以获取质量极好的供大段骨缺损区植骨的松皮质植骨块。第三个选择是利用截下的手指。

### 三、近侧指间关节

PIP 关节对于手部灵巧的活动非常重要，但同时也很容易受伤。其双髁铰链式关节结构提供了 110° 的屈曲范围，在屈曲状态下只允许 7°～10° 的侧偏。这种稳定性是由一些解剖学特性形成的。髁状的近节指骨头和中节指骨基底部凹陷的关节面之间的匹配形成了一个稳定结构。坚强的掌板和侧副韧带支撑着关节囊，加强了内在的稳定性。手指的长屈肌和止于中节指骨基底背侧的伸肌腱，以及斜行和横行支持带提供了外在的稳定因素。骨骼、内在和外在韧带结构共同维持关节功能及其完整性，这一组合结构抵抗了来自轴向、伸展、旋转和侧翻的应力。

中节指骨基底有 110° 的关节面，近节指骨头有 210°～220° 的关节面。两者形成的关节有 100°～110° 的活动范围。与凸轮形的 MCP 关节不同，指间关节旋转轴到关节面的距离在整个旋转弧中都是等距的。与其相适应的，近节指骨颈部是一个骨性的峡部，髁下有一小窝在最大屈曲时可容纳中节指骨掌侧唇。这些构造上的关系使得 PIP 关节容易遭受创伤，同时也不能承受即便是轻微的错位。

要透彻地认识 PIP 关节脱位、中节指骨基底部的骨折-脱位和近节指骨头的骨折，就要检查 PIP 关节的侧副韧带和掌板结构。侧隐窝是位于近节指骨头旋转轴背侧的骨性凹陷。侧副韧带由此发出，分两束分别向远侧和掌侧延伸。较大的是主要侧副韧带（PCL），止于中节指骨基底掌侧 3/4 和掌板远侧边缘。副侧副韧带（ACL）主要止于掌板和屈肌腱鞘的背侧。ACL 起着屈肌腱鞘吊索的作用，在关节的整个活动范围中保持同一长度。位于关节屈曲面的掌板（VP）是坚韧的纤维结构，其远侧抵止在中节指骨基底侧方边缘最为坚强，这也是ACL 的止点位置。掌板的纤维软骨基质在此是横行的，使得远侧抵止易在纵向应力下损伤导致脱位。

### （一）近指间关节的背侧脱位

PIP 关节可以向背侧、掌侧和侧方脱位，指的是中节指骨相对于近节指骨头的位置。

PIP 关节最常见向背侧脱位，因过伸和轴向负荷造成。脱位可以提示内在支持系统的损伤，首先是掌板止点的撕脱。单纯此类损伤可以表现为关节过伸位的半脱位；如果损伤应力足够强大，则可发生副侧副韧带和主要侧副韧带之间的撕裂。这种情况下，中节指骨可以向背侧完全脱位，留有 PCL 附着在中节指骨基底部。

生物力学研究发现，作用于 PIP 的背向负荷其中 1/3 的情况会导致"传统"型的骨折脱位。在这种情况下掌板发生撕脱，带有中节指骨掌侧唇中部薄弱的小梁骨。更多的损伤类型表现为在稍大的轴向负荷下引起的中节指骨基底部压缩骨折，也称为 Pilon 骨折。其特征表现是中节指骨基底部关节面的压缩。掌侧唇（掌板附着部位）和背侧唇（中央束止点）可以保持完整或者因为小梁骨压缩塌陷而"散开"。

或许背侧脱位或骨折脱位的最重要特性是能否闭合复位，以及复位是否可以维持关节的同轴关系。因此，可以根据在伸直位下能否保持复位，将这些损伤分为稳定的和不稳定的。

如果骨折块包含大于 40%的中节指骨关节面，则由于缺少掌侧唇对关节的支撑，复位后容易发生不稳定。

1.闭合治疗

背侧脱位在指神经阻滞麻醉下可以容易地手法复位。做纵向牵引，同时向掌侧挤压近节指骨头，可以达到满意的复位。要做 X 线检查以确认是否达到同轴复位。使用背侧支持夹板固定 4d，然后开始积极的关节活动锻炼，避免关节发生永久性的僵硬。

骨折–脱位也可以同样的在指神经阻滞麻醉下进行复位，并检查伸直位下的稳定性。McElfresh 等推荐对于那些伸直位稳定的类型可以用背侧支具固定。如果确认在关节屈曲30°～45°的范围内复位是稳定的，就可以用背侧支具阻止最后 45°地伸直活动，并允许无痛屈曲活动。5～7d 后换用 30°支具，过 1 周后再改用 10°～15°的支具，或者直接与邻指绑扎，后者更为常用。到伤后 3 周，手指可以达到屈曲大于 95°～100°，基本能伸直（可能有 10°的限制），但仍会有轻微肿胀。此时运用更进一步的特殊康复技术以完全恢复活动能力。

极少数情况下，不稳定的骨折–脱位难以复位，表现为顽固的背侧半脱位。这就需要手术整复并维持复位，恢复关节面地对合关系。

如果复位不成功和（或）复位后反复再脱位，就必须手术治疗。如果牵引并向掌侧推挤中节指骨基底能使不稳定的骨折–脱位复位并达到关节面对合，那么可以考虑给予切开复位内固定（ORIF），使用动力化外固定支架，或者两者组合使用。手法整复不能获得足够关节面复位的骨折需要使用克氏针或螺钉做 ORIF，或者做掌板关节成形术。

2.动力化外固定支架

动力化外固定支架作为一种治疗手段，可用来中和引起受损骨关节移位畸形的应力，维持复位并保护其他的固定方式。但是，不要把它当作首选的复位和固定方式，或者把外固定支架当作万能药，而抛弃其他近指间关节骨折–脱位的有效治疗手段。

改良的 PIP 关节外固定器的特点是允许患者术后早期活动。对于粉碎性骨折，如果在牵引下活动关节，骨折可以维持复位，那么选择外固定支架就具有优越性，因其只需微创操作，不用充分暴露；架构可以是单边或者双边式，由医生自制或者使用市售的固定器。双边式外固定支架的稳定性高于单边式的。不对称的压缩性骨折和广泛的软组织破坏，通常需要双边式外固定支架来提供稳定。单边式外固定支架最适于关节的牵张松解，和其他对基本骨关节结构没有影响或很少影响的轻微损伤。

在市售的外固定器中，只有 BioSymMetRic 固定器这一种可以提供双边式固定，其结构具有生物力学的强度。框架可透过射线，方便在术中术后对 PIP 关节的检查。固定方式可以在静力或动力化之间方便地转换。用在复杂性骨折早期可以行微型（静态）外固定，然后转换为动态牵引装置，允许早期活动。

罗盘式外固定器是一种普遍使用的单边外固定器，静态固定或动力化的转换非常便捷。

然而，一些部件和齿轮装置是不能透过射线的，妨碍了对关节的影像检查。这种外固定器的单边结构对严重骨折一脱位的稳定能力有限。另外，固定指骨的克氏针也会随着时间变形和松弛。它巧妙、独特的设计可以允许关节被动活动，但是依从性好的患者也可以通过有指导的康复训练而达到此目的。不过，罗盘式外固定器是唯一能以被动活动增加 PIP 关节活动度的器械。

无论选择使用何种外固定支架，最关键的步骤是判断关节的旋转轴并以此参照安装外固定支架。关节的旋转轴是一个点，与近节指骨头关节面的掌背侧和远端等距。

在透视下使近节指骨双髁重叠，获得标准的侧位像，然后把一枚固定针的针尖钻入指骨头中心。

在 PIP 关节屈曲时掌侧指横纹与侧中线的交点可以大致确认为旋转轴的位置，平行射线方向把固定针钻入旋转轴。如果位置准确，在标准的近节指骨侧位像上只会看到一个点。

克氏针准确钻入旋转轴之后，再平行地在中节指骨侧中线钻入 2 枚克氏针。外固定支架有不可透过射线的标志物可以用来引导穿针。在安置框架之前，要确认留有最后做牵引的余地。中节指骨的 2 枚克氏针必须平行地垂直于轴线钻入。框架安装之后，近、中节指骨的对线关系得以维持。四边形结构的框架从双侧控制 PIP 关节，而且对于不对称的压缩性骨折可以对关节做不对称牵引。两条横杆从背侧连接并固定外固定支架的两侧。框架有一定的宽度可以容纳手指的肿胀。用于牵引的螺钉装置位于框架远端，后期可以在门诊调整。框架桡侧和尺侧边都可以做牵张，并允许两侧不对称的牵引矫正，适于更为粉碎的 Pilon 骨折或者用来保护纤细的内固定物或者受损的软组织。

一些情况下（骨缺损、使用纤弱内固定的严重粉碎性骨折、某些儿童的近指关节损伤、骨干中部骨折），可以把固定架用作静力装置。经固定架在近节指骨平行钻入第 4 枚克氏针就可以了。开始功能锻炼时，取掉这枚克氏针就可以把外固定支架动力化，而不需放松外固定支架的牵引。

固定器械的术后处理：术后 3～5d，在手外科治疗师的指导下开始主动活动锻炼，控制水肿。每隔 2 周要复查 X 线片。4 周后或者等到 X 线片观察到骨折愈合征象后，可在门诊拆除外固定支架，然后继续主动和被动的关节活动锻炼，并开始逐步加强肌力训练。

3.近侧指间关节骨-脱位的开放性治疗

如果 PIP 关节关节面不能在牵引下维持复位，则需要行开放复位或结合外固定治疗。对这些骨折行广泛的开放性处理会导致显著的活动度丧失，所以只要可能的话就要采用微创技术。骨折块常可用经皮克氏针撬拨复位并固定（常可结合外固定支架）。

以关节面中央压缩而掌侧边缘完整的 Pilon 骨折为例，牵引不能使其复位，但是微创技术治疗常可采用。对于这些骨折，可以从手指中节背侧取小切口，切除位于中央束止点远侧的三角韧带，显露背侧皮质。在骨皮质上开窗，达到骨髓腔。植骨到中节指骨基底部并压实，这样可以压下中央压缩的骨块。然后在透视下检查关节面对合情况。这些骨折必须使用外固定支架来中和作用于 PIP 关节的压缩应力。

如果前述的方法失败，则需要采用更具侵入性的操作，可以取侧中线或掌侧 Brunner 切口暴露位于 PIP 关节处的屈肌腱鞘。如果可以，在避免损伤屈肌腱鞘的情况下把骨折块复位并用克氏针或螺钉固定。在最为严重的不稳定骨折脱位，掌侧基底部过于粉碎，关节面不能复位。这时掌板关节成形术就是合理的选择，即对中节指骨基底掌侧部分做软组织修复，以恢复与近节指骨头的关节对合。在 A2 和 A4 滑车之间打开屈肌腱鞘，显露掌板。尽量无创地向侧方牵开屈肌腱。把掌板远端连接的掌侧骨折块清除掉。清理碎骨片，建立平滑横行的软骨边缘。细致操作，使掌板前移，接触到背侧软骨，形成滑顺的近节指骨头关节面。松解侧副韧带可以使掌板达到足够的前移。掌板远端用缝线抽出固定到背侧软骨的邻近位置。通常缝在掌板侧缘，通过钻好的骨道到达中节指骨背侧，即中央束止点远端三角韧带的部位。

关节骨折-脱位的术后康复训练因患者的个体情况而异，与医生对骨折固定稳定程度的把握不同也有关系。骨折解剖复位和固定稳定有利于早期主动活动。

当然，手部的骨折很少有像关节骨折开放手术后一样不能接受长期的制动。大多数受伤类型和固定装置可由外固定支架保护，中和向背侧半脱位的应力和轴向压缩负荷，避免半脱位或者骨折压缩，同时允许康复活动。

掌板关节成形术需要在手指屈曲状态下进行，此时掌板-关节面间的张力降低，而关节伸直时会受到可导致背侧半脱位的应力。很多医生会选择术中将 PIP 关节于屈曲位穿针固定，或者在近节指骨头钻入阻挡针保持关节屈曲。术后 3 周拔针，换用背侧阻挡支具。4 周后允许自由主动背伸活动。如果第 5 周还没有达到完全伸直，则要使用动力化伸直支具。

（二）近侧指间关节的侧方和掌侧脱位

PIP 关节的侧方脱位源自扭曲和（或）侧方应力，导致维持关节稳定的软组织结构破裂，特征性地首先发生主要侧副韧带起点从近节指骨侧隐窝的撕裂，然后在副侧副韧带和主要侧副韧带之间发生撕裂，并最终导致掌板远端在中节指骨的抵止撕裂。单纯脱位很少需要手术干预。手术指征有：闭合性方法不能治疗的完全性侧方撕裂引起的不稳定，或者因为侧副韧带嵌顿于关节内导致复位失败。在这些病例中关节的前后位影像显示关节对合不平衡，而且闭合性手法不能获得或维持复位。

这些侧副韧带撕脱伤也可以表现为主要侧副韧带的起点或止点带有撕脱性骨块的骨折-脱位。类似于前述的关节面掌侧唇骨折-脱位的治疗步骤。要重建并维持关节的关节面平整，方法包括闭合性手段、克氏针、外固定支架或者开放性螺钉固定。

掌侧脱位在这三种类型中最为少见和特殊，缘于向掌侧的平移或者旋转应力，通常易于复位。处理这类脱位要记住两点。首先，近节指骨头向背侧隆起，髁部可能突出于伸肌腱中央束和侧束之间。如果在 MCP 关节伸直位进行复位，牵引指间关节可能会拉紧环绕髁部的伸肌装置，阻碍复位。复位必须在 MCP 关节和指间关节屈曲位进行，以降低向掌侧移位的侧束的张力。复位失败则需要手术开放复位。第二，要注意可能发生的中央束断裂或撕脱性骨折。所有掌侧脱位都必须在闭合复位后或者开放复位术中检查中央束的完整性。闭合复位后可以按照 Elsom 介绍的方法检查。检查者将患者的 PIP 关节顶在坚硬的物体表面如桌面上，被动屈曲成 90°，要求患者抗阻力主动伸 DIP 关节当中央束完整的时候，侧束会被牵向关节远侧。松弛的侧束不能够伸直 DIP 关节。如果中央束完全断裂，那么侧束则可以不受牵制地向近侧滑移，从而能够主动伸直 DIP 关节。

在轴向的损伤应力下，中央束撕脱伤可能会表现为带有中节指骨背侧唇的撕脱性骨折。这些骨块常常颇为细小；然而，它们提示了中央束的显著损伤，若不处理，会引起纽扣畸形。

中央束撕裂或者撕脱性骨折需要手术重建止点。大骨折块可以用 1.5mm 螺钉或者克氏针固定。小一些的骨块或者单纯肌腱断裂可以用锚钉固定，对抗中央束的拉力，固定方向是从背侧向掌侧并偏向远端。不管使用何种固定方式都必须细心地重建中央束的正常解剖。将中央束过分移向远端会打破伸肌装置的整体平衡，导致 DIP 关节伸直无力。肌腱修复后需要用克氏针固定保护维持 3 周，然后开始在治疗师指导下使用伸直支具开始限制性活动锻炼。

（三）近侧指间关节的髁部骨折

近节指骨头髁部的骨折是另一种常见的骨折亚型，属于关节内骨折。骨折可以发生在冠状面或矢状面，涉及单髁或双髁。骨折并不是撕脱性损伤引起，而是由不同角度的轴向应力作用于关节而导致。骨折不稳定，处理会非常困难，但治疗对于 PIP 关节的活动非常重要。无移位的髁部骨折经闭合性治疗常常最终仍会发生移位，需要后期干预。这些骨折最好行手术固定。骨块良好复位后可以用多针固定获得稳定，而开放复位和骨块间螺钉固定则有术后可以早期康复训练的优势。螺钉固定的可行性由骨折块的大小和形状决定。双髁骨折尤其难以处理，可以选用微型髁接骨板固定或者用克氏针结合跨 PIP 关节的外固定支架固定。

**四、掌指关节脱位**

MCP 关节的韧带结构相当坚韧，故而 MCP 关节脱位的发生要比指间关节少得多。掌板和侧副韧带提供了类似的掌侧和侧方支持，而没有显著的背侧稳定的关节囊韧带结构。坚强的掌骨间韧带连接了第 2~5 掌骨的掌板，构成了一个内在稳定链，使得 MCP 关节结构更为稳定。这些结构和外周覆盖的软组织一起，使得 MCP 关节脱位的发生比指间关节要少。

脱位通常发生在位于边缘的手指，食指最为常见。绝大多数是背侧脱位，极少发生掌侧脱位。过伸应力导致了背侧脱位。患者感到疼痛并且不能屈曲关节。关节呈轻度过伸，而指间关节轻度屈曲。关节掌面可见特征性的皮肤皱褶，掌骨头向掌面凸起，可以触及。影像学可以发现掌骨头背侧特征性的骨软骨剪切骨折。

（一）非手术治疗

MCP 关节半脱位可以非手术治疗。脱位发生时，掌板的近端撕裂，被拖向掌骨头背侧。复位操作通常在关节区域麻醉控制下进行，把近节指骨基底向掌侧推挤。纵向牵引或者加大过伸畸形会让掌板进一步向背侧移位而嵌于掌骨头和近节指骨基底之间，从而使得可以整复的 MCP 关节半脱位变得不可整复。复位成功后，患者应以指背阻挡支具固定，防止超过中立位的过伸动作。伤后一周内在治疗师的指导下进行早期主动活动。

与半脱位相比，完全性背侧脱位很少能行闭合复位。掌板被拖到于掌骨头背侧，而 A1 滑车和屈肌腱依旧附着于掌板上，所以屈肌腱也被拖到掌骨头背侧。示指 MCP 关节发生脱位时，屈肌腱滑到掌骨尺侧，而蚓状肌滑到桡侧，在进行纵向牵引尝试闭合复位时，这两个结构会形成一个包绕掌骨颈的套索。这种解剖关系在中、环指 MCP 关节发生脱位时也同样存在。但在小指则有些不同，小指的屈肌腱构成套索的桡侧部分，小鱼际肌绕过掌骨头尺侧。必须认识到这种解剖上的阻碍，避免多次用力复位而造成掌骨头关节面不必要的损伤。

（二）手术治疗

难复性 MCP 关节脱位的手术入路要根据实际情况来决定。对于有经验的医生来说，掌侧和背侧入路都是安全可行的。关键是要在最安全的前提下取得预期的效果，所以背侧入路成为首选。在背侧做一个轻微弯曲的纵切口，纵形切开伸肌腱和关节囊，或者沿伸肌腱切开矢状束。此入路可以方便地显露关节，检查向背侧半脱位的近节指骨。常可发现掌板被拖到背侧，覆盖掌骨头。使用钝器如剥离器向掌侧推挤，往往可以轻松地使掌板从关节中解脱。如果简单直接的推挤不能成功，则可纵向切开掌板，这样使得推出比较容易。对于合并有掌骨头骨软骨剪切骨折的固定，背侧入路可以有很好的显露。

掌侧入路可以显露关节内在和外在屈肌。如前所述，这些结构常常阻挡复位。不过此入路不能暴露背侧的剪切骨折，而且相对地难以显露掌板。但是，掌侧入路可以显露其他涉及的组织结构，在医生的初步尝试受阻时，这可以成为显露关节的另一个选择。

掌侧入路是在突出的掌骨头部位做一个 Chevron 切口或者 Z 字形切口。此区域的指神经恰在皮下（示指脱位涉及的桡侧指神经和小指脱位涉及的尺侧指神经），切开时要小心。分离软组织，将近节指骨进一步向背侧脱位，掌骨头则从伤口中突出。再将 A1 滑车纵向松解。这些步骤减轻了肌肉-肌腱套索的张力，使得关节可以进一步过伸，从而显露掌板，再将掌板和肌肉-肌腱套索拉到掌骨头掌侧。要特别小心不要破坏，关节软骨面。闭合切口，不需软组织重建，即不需缝合掌板。使用背侧阻挡支具保护 2 周，然后在治疗师指导下开始主动和被动活动锻炼。

## 第三节 手部开放性损伤处理

在开放性损伤中手部开放性损伤最为常见。主要由于工农业机械化的发展，加之目前我国是以手操作的半自动化为主，因此手外伤发生率高。根据中国王澍寰教授的统计，手外伤的发生率（不包括上肢）仅次于下肢，占第二位，而且以开放性为主。其软组织的损伤，不仅是皮肤的切割、单纯挫伤或皮肤撕脱，而且常伴有深部肌腱、神经、血管损伤和骨折等。因此其处理不仅需要骨科的基本技术，还须把整形外科和显微外科技术用于手外伤的处理。早在 1944 年，Bunell 就把整形外科技术作为手外科的重要组成部分。王树寰教授也强调了这一点手外科手术大约有 1/3 的病例需要做皮肤移植，特别是新鲜的手外伤，绝大多数的病例都存在着皮肤缺损问题。因此需要掌握整形外科的技术和显微外科技术，才能较满意地处理手部开放性损伤。

### 一、病因、机制、类型及临床特点

#### （一）皮肤切削伤

此类多见于做家务时和木工，偶见于儿童做手工作业时。临床表现：如系切割伤，皮肤裂开或常伴有深部肌腱神经、血管损伤。肌腱的近端由于部位的不同都有程度不等的回缩和功能障碍。神经断裂，则神经支配的远侧感觉和运动障碍。血管断裂有不同程度缺血，由于手部血循环丰富，一般不发生远侧血运障碍。如系削伤，常常是皮肤或伴有深部软组织被削起或削去一块，使深部组织显露，一般不伴有骨折。

#### （二）皮肤撕脱伤

此类多见于工业，特别是以碾轴为主的工业损伤，偶见于车轮的碾伤。由于工作不慎，伤者衣袖或手套被机械碾轴卷入，手也被卷入机器，如伤手向相反方向抽出，而机器碾轴继续转动，将造成手部皮肤大面积逆行撕裂或撕脱。

临床表现：受伤手部大面积皮肤缺损或皮肤逆行剥脱，由于与动脉血行方向相反，故皮肤有淤血现象，呈紫红色；如皮肤被撕脱，缺损周围皮肤很少潜行剥离，其深部软组织一般无明显损伤。如系手部手套式撕脱，则手指肌腱和神经血管束外露，2～5 指末节指骨常撕脱，但手掌、手腕深部筋膜完整。

（三）爆炸伤

此类损伤系爆竹、雷管、火枪等不规范操作造成的手部开放损伤，常同时合并有面部或其他部位损伤。

临床表现：轻者手部皮肤有多处火药烧伤，多数为软组织不规则炸裂伤，并有异物残留；重者有手指缺损。由雷管、火枪所至，同时存在骨折，处理很困难。

（四）压砸性损伤

此类损伤系重物打击或直接打击手指或手掌，使受伤的皮肤、指甲和深部组织造成损害，常同时合并有受打击部的横形或粉碎性骨折。

临床表现：如位于指端，常出现指甲下血肿、指甲裂伤或甲根翘出，前者表现指甲下呈紫黑色、指甲与甲床有程度不等剥离。后者指甲的近端与甲床分离，并从甲后皮肤皱襞翘出暴露在皮肤外。也可出现指端皮肤呈不规则性，形态与打击物相似缺损，有时伴骨外露。如在手其他部位，则出现皮肤挫裂伤，边缘不整齐，有时有多处散在性小伤口。这些伤口的位置与形态，正好是压砸工具的着力点部位的形态。伤口周围的皮肤和深部软组织也有不同程度的挫伤，且该部位常伴横形或粉碎性骨折。对这类损伤要正确判断皮肤和深部软组织的损害范围常较困难，且损害皮肤与正常皮肤间隔存在，处理非常棘手，一般尽可能清除受损皮肤，可用整形外科或显微外科技术进行修复。

（五）碾轧撕裂性损伤

这类损伤多见于工、农业重型转轴机械所造成的损伤，如农业脱粒机和轧花机，以及汽车车轮碾轧伤。当手部受到碾轴挤压时，除造成手部中心部骨折外，皮肤和深部软组织也产生严重挫灭或撕裂。

临床表现：手及前臂皮肤和深部软组织常呈广泛撕裂或脱套性撕裂，也有呈大面积皮肤和软组织撕脱，甚至呈不全性手及前臂离断，深部肌肉、肌腱、神经和血管也发生严重挫灭或撕裂。手及前臂骨骼为多发或粉碎性骨折，移位也很严重，有时出现骨缺损。

（六）高速贯穿性损伤

这类损伤系由子弹或弹片等高速贯穿手部所造成的开放性粉碎性骨折。当高速贯穿物穿入手部皮肤、深部软组织，击断骨骼后，又经对侧软组织和皮肤穿出者，称贯通性损伤。如贯穿物留于体内则称非贯通性损伤。

临床表现：贯通性开放性损伤有入口和出口，非贯通性开放性损伤，只有入口而无出口。注意如贯穿物残留在创口内，清创时要尽可能给予摘除。创口的大小、性质取决于贯穿物的大小、速度，以及爆破力的强弱，除皮肤裂伤外，深部软组织肌肉、肌腱、神经和血管也因贯穿物性质不同，往往造成比皮肤更加严重的损害，其骨折常是严重粉碎性骨折。

## 二、治疗

### （一）手部开放性损伤的处理原则与步骤

手部开放性损伤大多伤情不重，但个别特别严重的开放性损伤，除局部损伤的治疗外，因有时合并休克、颅脑、胸部、肝、脾、胰等严重并发症或合并伤，而且这些损伤常危及患者的生命，应首先给予处理。

**1.首先要重视全身情况的处理**

由于近代的创伤多较严重复杂，除手部等局部造成严重的开放性损伤外，常合并其他部位的损伤，如脑部、胸部或腹部损伤，以及休克等。因此在处理这类损伤时，必须重视全身检查，如有休克必须及时进行输血、补液等抗休克综合治疗，待休克好转后再处理局部。如合并有脑部或内脏等危及患者生命的损伤，应先给予正确的治疗，然后再处理手部损伤。当然也有些手部损伤如血管断裂如不及时处理，全身情况不能恢复，这时两者必须同时进行。

**2.要及时彻底清创**

清创是处理一切开放性损伤的重要措施，手部开放性损伤更为重要，加之损伤面积占全身面积的百分比较小，因此都应该做彻底清创。

**3.尽可能恢复损伤的解剖结构**

严重的开放性损伤除皮肤挫伤或撕脱外，深部软组织即肌肉、肌腱、神经和血管等多有不同程度的损害，且常合并有骨折或脱位，因此必须及时尽可能恢复损伤组织的解剖学结构。

恢复严重开放性损伤的解剖结构，首先应恢复骨折的解剖结构，并保证其稳定性。常用方法有内固定或穿针外固定，前者须一期或延期消灭创面，除骨折的处理外，恢复肌腱、神经的解剖也很重要，但首先必须考虑创面能否一期或延期消灭。如能一期或延期消灭创面，才具备修复肌腱和神经的条件。否则不能进行一期修复，宜等待后期处理。适当对断端固定和软组织覆盖，这可避免肌腱外露坏死或感染而增加后期修复的困难，但不可为寻找肌腱和神经而做较广泛分离和解剖，导致感染扩散。

对于血管损伤的处理，首先取决于血管本身的解剖性质。手部的主要血管损伤影响到肢体的血循环，严重的会产生肢体坏死，故需早期给予正确处理。当手部损伤伴有末梢循环障碍时，必须立即探查。对单纯血管受压，则解除压迫即能恢复血循环。对动脉痉挛所引起的末梢循环不良，应设法解除血循环的次要血管损伤，有条件仍应做血管吻合，因动脉的通畅不仅是为保证手的存活，而且也是手运动能量来源。如吻合困难，末梢良好，才能结扎止血。

### （二）修复时间的选择

**1.早期修复**

是指受伤后经术前的充分准备、清创，以及恢复解剖结构的处理，立即做创面修复。这一时机适用于以下几种情况：①全身情况好，无严重的全身合并伤和休克；②局部创面污染不严重，并能排除厌氧菌感染；③受伤手部末梢血循环良好；④来院及时，一般不超过12h。对具备以上条件的病例，应在清创后立即做创面修复，这样并不影响患者的全身情况，且有利于防止感染和创面早期愈合。

**2.延期修复**

是指早期清创后不能立即做创面修复。适用于以下几种情况。①受伤后患者有其他合并伤，以及休克；②局部损伤严重，早期修复创面对患者影响较大；面污染严重，特别是不能排除厌氧菌感染者；④受伤肢体末梢循环欠佳，虽经血管的修复，仍不能排除发生肢体坏死者。对有以上情况之一者，就不宜在急诊情况下做一期创面修复，应在清创后先用抗生素液覆盖创面，并做适当的加压包扎，观察 3～5d 后进一步检查创面。如条件改善，再做创面修复。

### 3.晚期修复

是指由于失去早期和延期修复创面时机或由于发生创面早期修复失败和感染，经 2～3 周的创面准备再进行修复。这一时机适用于以下情况。①患者早期未能得到正确处理，失去了早期或延期修复的时机；②由于患者全身情况严重，短期内不能得到纠正，因此不能做早期或延期修复；③由于创面污染严重，经早期清创观察 72h 发现有严重感染，不能做延期修复创面；④早期或延期修复的创面修复失败。基于以上 4 种原因，使患者失去了早期或延期处理的机会，不得不采用加强创面换药，争取条件做晚期创面闭合。当然，晚期创面也可通过修复外科技术修复，但效果较前两种情况要差，甚至还需要再做一次择期的瘢痕切除，并用皮瓣修复才能使功能恢复。

## 第四节  手部肌腱损伤

手部外伤时，常伴有肌腱损伤，可与手部多种组织损伤同时存在。有时仅有很小的皮肤伤口，也有肌腱损伤的潜在可能性。肌腱是关节活动的传动装置，是手部功能正常发挥的重要环节。即使手部各关节的功能均正常，肌腱损伤后，手部功能也会完全丧失。因此，肌腱损伤的治疗十分重要。然而，手部肌腱的结构复杂，其修复方法多样，治疗效果有时也难以令人满意，必须予以高度重视。

### 一、肌腱的应用解剖

#### （一）肌腱的滑动装置

肌腱的功能在于传递肌腹的收缩而使关节活动，为了保证肌腱的滑动，在肌腱周围存在下述三种滑动结构。

##### 1.腱旁膜

又称腱周膜。主要由富有弹性的胶原纤维所组成，广泛存在于肌腱四周，以屈肌腱最为明显，便于肌腱在其内滑动。

##### 2.滑膜鞘

又称滑膜囊。分壁层与脏层，脏层包裹肌腱四周，两层间有滑液。主要存在于腕关节四周的肌腱，在掌侧分腕桡侧滑膜囊（包绕拇长屈肌腱）及腕尺侧滑膜囊。在腕背有七个滑膜鞘，其功能除保证肌腱有充分滑动外，尚起软垫功能，保护肌腱在关节缘处免受磨损。

##### 3.腱鞘

腱鞘不仅是滑动装置，而且是滑车省力装置。

（二）肌腱和血液供应

1.肌腱的血供来源

（1）肌腱与肌肉连接部位。

（2）肌腱的骨止点部位。

（3）腱周膜血管、滑膜脏层血管及腱鞘内腱纽。

2.肌腱血供特点

肌腱血供在腱周膜处呈节段性，一般每2cm由一根血管供应，每段间血管相互沟通。肌腱的血管随腱内膜进入肌腱间隙，再由腱内膜发出分支进入束间膜，血管在束间膜内以血浆渗透形式营养腱纤维。

3.肌腱血供的临床意义

（1）肌腱断裂伤后应争取直接修补，而且需同时修补指屈深浅肌腱，因腱纽未破坏，肌腱血供保证愈合能力强，临床效果好。

（2）肌腱移植时，移植肌腱的血供由该肌腱的腱周膜与肌腱床处软组织间重新建立血供，因此移植肌腱的腱周膜的保护与肌腱床的选择是影响肌腱移植效果的重要因素。

（3）当肌腱血供受损时，肌腱因缺氧发生变性与坏死，不但易发生粘连，粘连分离后也易发生再粘连，再次粘连分离后也易发生断裂。

（三）肌腱的滑车装置

为了使肌腱在曲线滑动时不发生弓弦畸形，并使肌腱在滑动时省力，在腱鞘部分尚有致密的结缔组织组成腱滑车装置，其中包括五个环状韧带和三个交叉韧带。

解剖学动力测定结果表明肌腱滑动装置切除越多，肌腱功能越差，并且在近侧的滑车装置功能较远侧为重要，在近节指骨基部及中节指骨中间两处的环状韧带功能最为重要。

二、肌腱愈合过程

肌腱愈合的病理过程分四期。

（一）血性纤维支架形成期

肌腱损伤后1～7d内在断伤部位有血液渗出，血液中的炎性细胞产生炎性吞噬反应，吸收无活力组织及碎片，血浆中纤维层形成支架，架桥于断端之间，断端处腱周膜充血，纤维细胞增生，断端梭形增粗。

（二）结缔组织及纤维形成期

肌腱损伤后8～15d，此期腱周膜成纤维细胞已大量增生，并从细胞内产生胶原纤维，但这类纤维排列不规则，不仅桥架于肌腱断端间且充满于肌腱断端与肌腱床之间。此期腱细胞开始增生。

（三）肌腱腱纤维形成期

肌腱损伤后16～21d，此期腱细胞大量增生并从细胞内产生胶原纤维，这类纤维排列规则与肌腱方向一致且力量坚固。此期腱愈合已基本完成，腱四周巨噬细胞在腱细胞分泌激素刺激下开始活跃。

（四）胶原纤维吸收改造期

在此期巨噬细胞将杂乱无章的纤维部分吸收，肌腱与四周软组织的粘连减轻，使肌腱渐渐增加活动度。

### 三、肌腱损伤后的检查与诊断

（一）腕屈肌

3根腕屈肌（桡侧腕屈肌、掌长肌、尺侧腕屈肌），在前臂均比较浅表易被损伤，当手紧握拳或做抗阻力屈腕动作时即可分别摸到。

（二）指浅屈肌腱

单纯指浅屈肌腱损伤，由于指深屈肌腱能够代偿它的功能，可以不产生功能障碍，只有当其他手指处于伸直位嘱患者主动屈曲患指，而近指关节不能屈曲时，则为指浅屈肌的断伤。

（三）指深屈肌腱

单纯指深屈肌腱断伤仅表现为患指远侧指间关节不能屈曲，但指深屈肌腱往往与指浅屈肌腱同时损伤，则表现为近、远两个指间关节均不能主动屈曲。

（四）拇长屈肌腱

临床表现为拇指指间关节不能屈曲，但常通过腕关节屈伸而代偿活动。

（五）腕伸肌

3根伸腕肌（桡侧腕长、短伸肌、尺侧腕伸肌）在前臂均在同一平面，往往同时损伤，临床表现为伸腕受限。

（六）伸指总肌

伸指总肌、示指、小指的固有伸肌腱损伤后表现为各指掌指关节不能伸直，而指间关节地伸直由于骨间肌、蚓状肌功能存在而不受限。

（七）拇长伸肌

拇长伸肌肌腱断伤后拇指间关节不能伸直，但由于拇指对掌肌、拇外展短肌的代偿，拇指在对掌位时指间关节还能伸直而易被忽视。

（八）拇长展肌、拇短伸肌

单纯拇长展肌与拇短伸肌断伤，临床上无明显症状，仔细检查才能发现拇指桡侧外展及拇指掌指关节伸直受限。

### 四、肌腱损伤的治疗

（一）肌腱修复的一般原则

（1）不论任何肌腱断伤只要情况允许，都应争取Ⅰ期缝合，以防止肌肉挛缩、关节僵硬等继发性病变的产生。但是有下列情况：肌腱有缺损，直接缝合有困难；肌腱缝合部位有皮肤缺损，需行皮肤移植或皮瓣覆盖；严重挤压伤，合并骨与关节粉碎性骨折；伤口污染严重；患者有其他损伤，危及生命；术者不熟悉肌腱外科手术操作。应二期修复或延迟缝合。

（2）肌腱修复后应有良好的皮肤覆盖及关节松弛，否则肌腱修复后疗效较差。

（3）肌腱修复应遵循无创伤操作，选用尼龙线缝合，断端间应避免张力，断端不外露，良好的肌腱床是提高手术疗效的重要条件。

（4）腱鞘处理：保存滑车、腱纽及修补腱鞘。

（5）肌腱修复后（3～5d）：在支架控制下做无张力的被动活动有利于粘连的预防，3周后应开始积极的主动锻炼并配合理疗。

（二）肌腱缝合方法

1.端－端缝合法

适用于新鲜肌腱断裂缝合或直径相等的肌腱移植缝接。有下列几种缝合方法。

（1）直接两端 8 字形缝合法：缝合材料可选用"0"号丝线或 4～5 "0"尼龙单丝线。8 字形缝合法简便，对肌腱损伤小，但抗张能力也较小。

（2）Bunnell 缝合法：缝合材料可选用"0"丝线、4～5 "0"尼龙线或不锈钢丝，使用不锈钢丝时应在近端做拔出钢丝留置，在远端做皮外纽扣打结。此缝合法抗张能力较强，可用于鞘管内屈肌腱缝合，但由于缝合反复穿插易造成肌腱断端处血液循环不良。现多不采用。

（3）改良 Kessler 缝合法：是目前最常用的显微外科肌腱缝合法，其优点是对肌腱的血供影响较小，缝合材料为 4～5 "0"尼龙单丝。

（4）鱼口式缝合法：在两侧肌腱粗细相差较大时适用，将粗的肌腱断端剪除楔形一段形成鱼口，再将细的肌腱断端包埋在鱼口内做褥式缝合。

2.端侧缝合法

常在肌腱移位时，或肌腱移植时应用。

（1）编结法：将两肌腱断端相互从肌腱侧方穿入，反复 2～3 次，最后将两断端包埋在肌腱内。这是进行肌腱移植时最常用的方法。

（2）残端包埋法：此法将一侧肌腱断端在另侧肌腱断端的侧上方穿过后包埋该腱断端，最后做自身肌腱断端包埋。

3.肌腱移植

在肌腱缺损较长无法缝合时应用。供移植肌腱的材料以掌长肌最佳，尚可选用趾长伸肌腱，以及失用的屈指肌腱等。

肌腱移植的方式可以是全长移植，即切除原损伤的肌腱，保留近节指骨基底部及中节指骨中部两处腱鞘的滑车（即 A2、A4 滑车），将移植肌腱通过滑车后，远端与残留的肌腱缝合，缝合方法可以根据情况选择 Kessler 法、鱼口式缝合及残端包埋法，移植肌腱的近端与损伤肌腱的近端做编结缝合或残端包埋缝合。也可以是局部嵌入移植，按肌腱缺损的长度切取移植肌腱，移植肌腱一般要求与损伤肌腱的口径一致，通常采用失用的指浅屈肌腱。两个肌腱断端可做 Kessler 缝合或编织缝合。

肌腱移植的张力应与手指休息位张力一致，拇指要求肌张力最低，即腕关节平伸位拇指桡侧外展，指间关节伸直。示指微屈位，中、环、小指屈曲度渐加大。

肌腱移植术后用石膏托固定。屈肌腱修复后，腕关节屈曲 60°～70°，掌指关节屈曲 70°～80°，指间关节伸直位。如缝合质量满意，可早期开始主动伸指、被动屈指训练，以减少肌腱粘连的发生。3 周后拆石膏，开始主动屈指活动及理疗体疗。

（三）屈肌腱损伤处理

分 5 区处理，原则如下所述。

1.V 区前臂部

从肌腱起始到腕管之间的屈肌腱断伤，均应进行直接缝合，术后粘连较少，功能恢复也较满意。

2.Ⅳ区腕管内

在腕管内有九条屈指肌腱通过,肌腱在此处断伤往往为多根肌腱损伤,加上管腔较狭窄,术后极易产生粘连,对功能影响较大,故只缝接正中神经,指深屈肌腱和拇长屈肌腱,而指浅屈肌腱需将其近、远端各切除一段,同时要严格遵循无创操作原则,并应减少对腱周滑膜的损伤,缝合牢固,以便进行早期功能锻炼。手术时应切开腕管,以避免日后继发性正中神经受压。在缝合肌腱时应注意识别与保护正中神经。

3.Ⅲ区掌心部

从腕横韧带远侧缘到指纤维鞘管的近端,此区内指浅深屈肌腱往往同时损伤,缝合时可用蚓状肌隔开指深浅屈肌腱的吻合口,以减少肌腱粘连的发生。

4.Ⅱ区鞘管内

鞘管内损伤以往多强调在此区做直接修补的效果不好,故有"无人区"之称,但近年来对腱鞘功能及腱纽血供的研究及实践证明此处屈肌腱损伤后不但应该直接修补,而且应同时修复指浅深屈肌腱,这对保护肌腱血供,加速肌腱愈合,防止肌腱粘连有积极作用。Ⅱ区近端肌腱损伤,浅或深肌腱损伤均应做修复;中部损伤,单纯深肌腱断裂应修复,浅肌腱分叉后一股断裂,只修复深肌腱,两股均断,只修一股及深肌腱;远端损伤,只修复深肌腱,浅肌腱止点断裂不修复。

5.Ⅰ区接近肌腱止点处

此处只有指深屈肌腱或拇长屈肌腱,若远侧断端距止点<1cm,肌腱前移;远侧断端距止点>1cm,肌腱缝合。

（四）伸肌腱损伤处理

分8区处理,原则如下所述。

1.8区

前臂部肌腱断裂后应早期直接缝合,预后最好。

2.7区

此段肌腱在腕背韧带下,并有滑膜鞘包裹,断伤后多需打开腕背韧带进行缝合,直接缝合后应将腕背韧带做Z形延长重建,防止伸肌腱的弓弦状畸形。

3.6区

在掌骨处损伤,因近端伸肌腱联合完整,不表现明显伸指功能障碍。该区伸肌腱损伤常合并骨折及皮肤缺损。有骨折先做骨固定,修补骨膜,肌腱一期修补,皮肤缺损用皮瓣修复。肌腱缺损,可将远侧断端缝到邻近手指正常的伸肌腱或肌腱移植、肌腱移位。

4.5区

掌指关节处伸肌腱装置较复杂,此处的直接切割伤多可做直接缝合。若腱帽结构已缺损则应做掌长肌腱移植,并将掌长肌两缘分离后覆盖整个关节背面,缝合边缘,重建腱帽。

5.4区

由于近节指骨横截面是圆形,伸肌腱常为不完全性损伤,主要是中央腱损伤,可直接修复撕裂的伸肌腱。

6.3区

近指关节部此处伸肌腱分成中央腱索及两侧腱束,由于中央腱索在关节屈曲时最突出,同时两侧腱束又向掌侧活动,因而常见为单纯中央腱束断伤,早期由于侧腱束的背移而仍能伸直近指关节,久之侧腱束向掌侧滑动,并且滑动受限,近指关节伸直明显受限,可发生"纽扣"畸形。单纯中央腱束损伤可做直接修补并将侧腱索与中央腱索一侧缝合3~4针,以纠正侧腱束的掌移。也可以做两侧腱束从远端起劈分,直到近指关节近端,并将其劈分的外侧分自远端切断后,在近指关节背侧交叉缝合到对侧侧腱束。

当中央腱束与侧腱束同时断伤时,需做掌长肌腱移植。将游离肌腱在中节指骨部侧腱束处通过,将2个近端在近指关节背侧进行交叉后缝合到指背伸肌腱上。上述各种方法均需将手指各关节固定在伸直位3周。

### 7.2区

多是由于切割或压榨伤引起,多数患者可以和1区挫伤类似的方式治疗。对不全性损伤,仅做肌腱直接缝合,术后固定,此时术后可做主动或被动功能锻炼。如为完全断裂,则可做间断或连续端—端缝合术,术后远侧指间关节固定于伸直位或微屈位,近侧指间关节固定于半屈6周,进行积极的功能锻炼。

### 8.1区

止点部两侧的侧腱束在远侧指关节背侧组合成联合腱索而跨越关节止于末节指骨基底部,此处断伤后末节手指不能伸直呈锤状,故称"锤状指"。闭合性断伤应将患指固定在远侧指间关节伸直位,近节指间关节屈曲位,需固定6周。如伴有骨片撕脱,则需复位后,固定8周。开放性断伤应直接修补,修补前先将远侧指间关节以一细克氏针固定在伸直位,以保证肌腱缝合处无张力对合,术后再石膏固定6周。

### (五)肌腱粘连的预防及处理

无论肌腱直接修补或移植术后往往有不同程度的粘连,在前臂部的粘连较疏松,对功能影响不大,而在腕管、掌心及指部肌腱粘连于周围致密组织上,其滑动范围明显受限,影响功能,故往往需进行粘连松解术以改善功能。

### 1.肌腱粘连的预防

(1)切口选择:肌腱手术的皮肤切口,除利用原损伤瘢痕外,其他部位应避免在肌腱浅表做平行切口,以免切口与肌腱形成粘连。

(2)无创操作技术:保护肌腱的内源性愈合能力是防止粘连产生的首要手段。肌腱手术过程中应严格遵循无创性操作,不钳夹肌腱,不直接用手去捏肌腱,常保持肌腱表面湿润,以保护腱周膜;切取游离肌腱进行移植时应注意保护好移植肌腱的腱周膜。强调无创操作技术,就是减少肌腱外膜的损伤,防止由于腱外膜损伤导致肌腱胶原纤维束损伤而增加与腱周损伤组织接触产生粘连的机会,同时无创操作可保护肌腱营养途径,保存肌腱内源性愈合潜能。只有肌腱具有较为完好的内源性愈合能力,对外源性愈合的依赖性才较小,才能控制肌腱粘连的形成。

(3)合理的肌腱缝合方法:肌腱缝合方法以尽量少地破坏肌腱营养途径,且缝合牢固可靠为原则。抗张力强度不足的缝合方法在术后早期活动时易在断端间形成间隙甚至部分断裂或完全撕裂,这些均会增加粘连产生的机会。现趋向使用抗张力强的方法缝合,以适应手指被动活动甚至主动屈曲的术后早期锻炼需要。肌腱端—端缝合,应避免断面腱纤维外露,充分包埋肌腱断端是预防粘连的关键。

（4）腱周组织的修复和重建：恢复腱周正常的解剖学结构完整性，有利于肌腱在良好的周围组织环境中愈合。临床上修复或重建腱鞘的目的就在于提供光滑的肌腱滑动床，防止粘连尤其是致密粘连的侵入，阻止肌腱和皮下组织及骨组织产生粘连。肌腱缝合处应有良好的软组织床，应尽量避免在瘢痕组织或髁露骨及致密组织中进行肌腱吻合。

（5）屏障物和药物的使用：临床上采用过的阻止粘连侵入的屏障物有自体静脉、筋膜、脂肪、腱鞘、腕伸肌腱支持带或合成的可吸收的肠衣膜等，将它们置于修复肌腱周围，对阻止粘连形成有一定的效果。目前，临床上应用透明质酸钠和几丁糖阻止粘连，并促进肌腱修复，结果显示具有一定的临床应用价值。有研究表明：口服布洛芬可以防止粘连产生，但临床上疗效不确切，较少使用。使用对肌腱愈合有明显促进作用的组织生长因子和采用肌腱特异性生长因子促进肌腱愈合并减少粘连是目前正在进行的研究。

（6）术后早期功能锻炼：术后早期功能锻炼是防止肌腱粘连十分重要而有效的手段。腱鞘内屈肌腱早期修复效果的提高很大程度归功于早期功能锻炼的采用。近 10 年来，用橡皮带牵引患指被动屈曲，并装置滑车以改善橡皮带牵引方向等方法的应用，有效地提高了疗效。尝试进行早期主动屈指锻炼或做主、被动结合的锻炼，以减少肌腱粘连，增加愈合强度，也是近年进行的努力。临床上已有部分学者在使用抗张强度大的缝合后在康复医师指导下，让患者做控制下的主动或主、被动结合早期功能锻炼，这是对防止肌腱粘连所做的有益尝试。严格止血，防治感染，早期控制性活动都有防治粘连的作用。

2.肌腱粘连松解术的适应证

（1）肌腱手术后半年有明显功能障碍者。

（2）关节被动活动较好，指尖屈距掌纹在 2cm 以内。

（3）肌腱表面皮肤条件好，组织松软，血运较好。

3.肌腱粘连松解手术方法

（1）切口：应较原切口大，向近远两端延长切口，从正常部位暴露肌腱。

（2）松解标准：在手术中必须用牵拉肌腱的方法检查松解是否彻底，牵拉肌腱远断段及近断段，肌腹和肌腱应有良好弹性，一般应有 1～2cm 收缩幅度。

（3）若不能完全保留腱鞘，应尽量保留 A2、A4 滑车，若无滑车，可同时重建。

（4）若腱床骨面髁露，应用筋膜组织覆盖骨面。

（5）止血严格：彻底松解必须配合严格的止血，尤其瘢痕分离往往出血较多，应耐心细致地止血，否则不仅易继发感染，尚可再度形成粘连。

（6）密集的皮肤切口缝合：因手术后需早期活动，皮肤切口遭受牵拉张力较大，影响愈合能力，为了防止皮肤过早活动后裂开，缝合应较密集。

（7）肌腱旁置防止肌腱粘连的药物：在粘连分离后的肌腱旁放置乙酸氢化可的松、几丁糖、透明质酸钠等防止粘连的药物。

（8）早期积极主动地锻炼：术后 48h 应解除敷料，或仅以一层纱布包扎进行逐个关节全屈（主动）全伸（被动）的锻炼，伸肌腱分离后为全屈（被动）全伸（主动）的锻炼。每天训练时间应在 8h 以上。

（9）由于积极锻炼及局部药物应用，切口拆线不宜过早，一般需延迟到 12～14d 后拆线。并配合理疗及体疗，一般肌腱粘连松解术的疗效较好。

# 第五节　手指创面的修复

手指创面的类型很多，常见的有末节挫灭伤、指腹软组织缺损、指甲损伤等，这类损伤在手外伤修复中的比重很大，处理时应遵循以下 3 个原则：①尽量保持手指的长度；②修复后的手指指腹必须感觉良好；③需要有一良好的形态。

## 一、游离植皮术

1.适应证

适用于 3、4、5 指指端皮肤缺损，受区软组织血循环良好，无肌腱、骨质外露。

2.麻醉

采用指神经阻滞麻醉，皮肤供区应用局部浸润麻醉。

3.体位

平卧于手术台上，患肢置于手外科手术台上。

4.手术步骤

（1）清创后根据指腹皮肤缺损的面积（图 4-9A），在上臂内侧画一等大切皮区，做全层带脂肪切取，削去皮下脂肪修成保留真皮下血管网的皮片。

（2）将皮片覆盖于清创后的指腹的创面上，做间断缝合（图 4-9B），保留丝线。

（3）在植皮区放一小块油纱布，再填碎纱布少许，将保留的丝线交叉打结，使皮片得以打包加压固定（图 4-9C）。

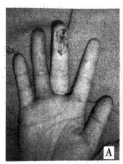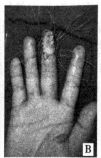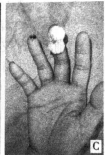

图 4-9　指腹创面游离植皮术

5.术后处理

（1）用三角巾将患肢悬吊于胸前。

（2）口服或注射抗生素 3～4d。

（3）术后 14d 拆线。

（4）鼓励患者做患肢功能锻炼。

6.缺点

（1）皮肤菲薄，耐磨性差。

（2）皮肤感觉恢复差。

（3）手指外形差。

## 二、"V-Y"形推进皮瓣

**1.适应证**

（1）指端缺损骨质外露面积在1cm以内。

（2）指端斜向背侧的离断伤，骨质外露。

**2.麻醉**

指神经阻滞麻醉。

**3.体位**

平卧于手术台上，患肢置于手外科手术台上。

**4.手术步骤**

（1）手指侧方"V-Y"形推进皮瓣：①清创并适当地修剪创缘的软组织后，在手指两侧侧正中部位画出两个相同的三角形的皮瓣外形；②手术仅仅切开皮肤层，用皮肤拉钩轻轻地将皮肤向远侧牵拉，将皮肤和骨膜之间连接的纤维隔切断；必须确保皮下组织内的神经血管结构不被损伤，这时使用放大镜有助于手术安全；③当纤维隔被切断后，皮瓣逐渐向远侧推进并覆盖指尖缺损。这时可能需要将指骨残端进行修整，使皮瓣能够在合适的张力下缝合。两侧皮瓣在中线处相互缝合，背侧与甲床缝合（图4-10）。

（2）手指掌侧"V-Y"形推进皮瓣：①创面彻底清创，根据皮肤缺损的形态和大小设计皮瓣，三角形皮瓣的基底为最远端，顶点位于DIP关节屈曲横纹处；②皮瓣的皮肤需要完全切开，但皮下组织要保留完整；切断皮下组织内的连于骨膜和屈肌腱鞘的纵向纤维隔，可使皮瓣具有活动度，尤其是在远侧屈指横纹平面处的纤维隔；如果这些纤维隔没有被切断，皮瓣就不能被充分地推动；供应皮瓣的血管神经必须要保留，因此手术时必须仔细操作；解剖时应该使用低倍显微镜辅助；③皮瓣底边上任何多余的脂肪组织应该被清除，使伤口容易缝合。皮瓣向远端推进后，修整皮瓣的底边，把皮瓣的底与甲床或残余的指甲缝合。其余部分从切口的近端开始，V-Y形缝合（图4-11）。

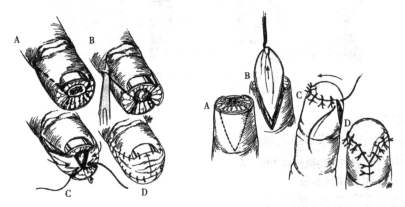

图4-10 手指侧方"V-Y"形推进皮瓣　图4-11 手指掌侧"V-Y"形推进皮瓣

术后处理：①患者抬高，有利于静脉回流；②口服或注射抗生素3～4d；③术后14d拆线；④鼓励患者做患肢功能锻炼。

### 三、推进皮瓣

1.适应证

（1）指端和指腹外伤性缺损骨质外露创面。

（2）拇指和食指外伤性软组织缺损，既能保留长度，又能保留指端感觉。

2.麻醉

臂丛麻醉或全麻，上臂上止血带。

3.体位

患者仰卧位，上肢置于手术台上。

4.手术步骤

（1）皮瓣设计于掌侧，从创缘至掌指关节做侧正中切口。

（2）皮瓣包含掌侧固有动脉和固有指神经，由远向近从屈肌腱鞘上分离。将指骨两侧的 Cleland 韧带切断后，通过牵拉皮瓣并屈曲指间关节，将皮瓣覆盖远端创面。皮瓣远端要略微超过指甲远端水平，以防止瘢痕挛缩导致的继发性的钩甲畸形。为了增加皮瓣延伸的长度，可在基底部做 Z 字成型（图 4-12）。

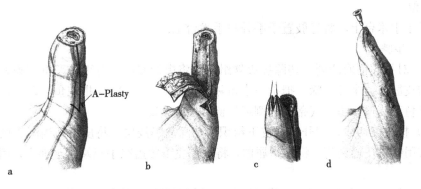

图 4-12　拇指推进皮瓣

（3）如有张力则做指掌横纹稍远侧切口，在保护不切断指神经血管束的情况下分开皮肤、皮下组织，使皮瓣成带两侧指神经血管束的岛状皮瓣，则皮瓣能进一步更好地向前推进（图 4-13）。

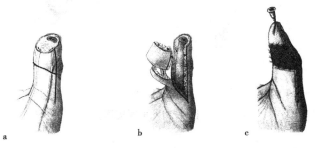

图 4-13　双侧神经血管蒂岛状推进皮瓣

（4）放松止血带，观察皮瓣血运并彻底止血。将皮瓣推向与甲床及手指皮肤边缘缝合，皮瓣的远端需要根据远端缺损的形态进行修整，缝合侧方皮肤。如系岛状皮瓣则在指根部的创面用全层皮片覆盖创面，打包固定。

5.术后处理

（1）术后将患指做常规包扎，将手指抬高，并注意皮瓣血运。

（2）术后应用抗生素3～4d，并应用改善周围循环药物治疗。

（3）术后14d拆线。

（4）鼓励患者做患指功能锻炼。

### 四、鱼际皮瓣

1.适应证

（1）指端和指腹软组织缺损合并骨质外露的创面。

（2）甲床外伤缺损或严重破碎、指骨外露。

2.麻醉

采用指神经阻滞麻醉。

3.体位

平卧于手术台上，将患肢置于手外科手术台上。

4.手术步骤

（1）对指腹创面清创，切除挫灭软组织，将患指屈曲，对甲床严重破碎者将甲床和指甲及甲沟皮肤皱襞全部切除。拇指在小鱼际印一血迹，2、3、4指在鱼际印一血迹，按血迹边缘设计鱼际皮瓣切缘，其蒂在近侧或尺侧（图4-14a）。

（2）按皮瓣切线，切开皮肤皮下组织，在深筋膜浅层，将皮瓣适当游离供区用全厚皮片覆盖或用推进皮瓣消灭。将患指屈曲，将鱼际皮瓣覆盖在手指端的创面上，间断缝合（图4-14b）。

（3）于2～3周在局麻下做蒂部切断，对创面做适当修整后，将其做结节缝合。

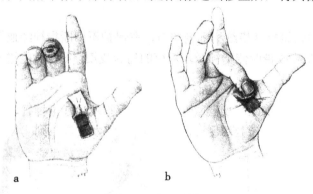

图4-14　鱼际皮瓣

5.术后处理

（1）术后患指做常规包扎，用胶布将患指屈曲固定于鱼际部，并用三角巾将患肢悬吊于胸前。注意皮瓣血供。

（2）注射抗生素 3～4d。

（3）10～14d 拆线。

（4）鼓励患者做患指功能练习，以保证患指伸屈功能。

### 五、邻指皮瓣

1.适应证

（1）指端和指腹外伤性合并骨质外露创面。

（2）手指掌侧瘢痕切除后软组织缺损。

2.麻醉

采用指根神经阻滞麻醉或臂丛神经阻滞麻醉。

3.体位

患者平卧于手术台上，将患肢置于手外科手术台上。

4.手术步骤

（1）根据清创或切除后创面（图 4-15a），用纸片设计一带蒂皮瓣形态，于邻指背侧按纸形做蒂在创指侧的皮瓣切线。

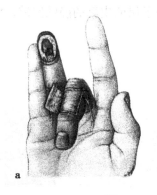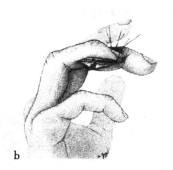

图 4-15　邻指皮瓣

（2）按皮瓣切线，切开皮肤与皮下组织，注意保护伸指腱腱周筋膜，将皮瓣游离向伤指侧翻转（图 4-15b）。伤指适当屈曲，将邻指皮瓣覆盖在创指创面上，将皮瓣缘与创缘做结节缝合，供区用全厚皮片覆盖缝合。

（3）2～3 周后做蒂部切断，切断后做适当创面修整，做间断缝合。

5.术后处理

（1）术后患指做常规包扎，用三角巾将患肢悬吊于胸前，注意皮瓣血供。

（2）注射抗生素 3～4d。

（3）10～14d 拆线。

（4）鼓励患者做患指功能练习。

### 六、带指神经血管束的岛状皮瓣修复拇指腹缺损

**1.适应证**

（1）拇指或食指外伤性缺损、骨质外露创面。

（2）拇指或食指指腹软组织缺损。

**2.麻醉**

采用臂丛神经阻滞麻醉。

**3.体位**

患者平卧于手术台上，将患肢置于手外科手术台上。

**4.手术步骤**

（1）拇指创面清创，根据拇指创面形态及大小，在患手健指的中节侧方设计岛状皮瓣（图4-16a）。再沿指神经血管束方向向指的近侧延伸到远侧掌横纹止，画出神经血管束岛状皮瓣须通过隧道线。

（2）在手指应用侧正中切口或Bruner切口Z型切口，显露神经血管束，结扎神经血管向手指掌背侧的分支。为了获得足够的旋转半径，必须结扎指动脉向邻近手指的分支，同时通过显微神经束间松解将指掌侧总神经的两束分开。然后开始准备皮瓣。在屈肌腱鞘和骨膜上方由远端开始分离，注意保留腱周筋膜。为了保证皮瓣的静脉回流，神经血管束必须保留其周围的脂肪组织（图4-16b）。

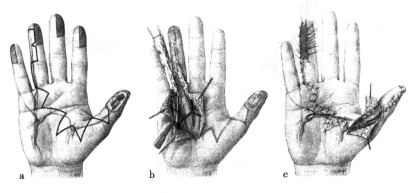

图4-16 带指神经血管束的岛状皮瓣

（3）由于隧道转移的压迫可能会损害神经血管束的蒂部，从而影响皮瓣的血运，因此应在最大外展位应用开放隧道将皮瓣覆盖于拇指（图4-16c）。

（4）放松止血带彻底止血后，供区应用全厚皮片覆盖。

**5.术后处理**

（1）术后将患指做常规包扎，用三角巾将患肢悬吊于胸前，并注意皮瓣血运。

（2）注射抗生素3～4d。

（3）10～14d拆线。

（4）鼓励患者做患指功能练习。

### 七、示指背侧带神经血管岛状瓣

1.适应证

（1）拇指指端骨质外露创面。

（2）拇指掌侧、背侧有虎口软组织缺损。

（3）拇指Ⅰ～Ⅱ度挫灭或皮肤撕脱伤。

2.麻醉

采用臂丛神经阻滞麻醉。

3.体位

患者平卧于手术台上，将患肢置于手外科手术台上。

4.手术步骤

（1）根据拇指清创后创面形态与大小，在食指近节背侧设计一个皮瓣切线，再于第二掌骨背侧做"S"形切线（图4-17A，B）。

（2）按"S"形切线切开皮肤，在筋膜浅屈将皮肤向两侧游离，解剖出由桡神经浅支发出的第一、第二指背神经和伴行的桡动脉发出的腕背支。解剖时须保留周围的组织和筋膜。一般游离到桡侧茎突长为5～6cm。如血管特细或变异，可将指背神经周围的软组织多保留并将掌骨背侧骨膜浅层也游离在蒂内成为一较宽的软组织蒂，按皮瓣切线切开示指背侧皮瓣在深筋膜深层游离，注意必须将指背神经与桡动脉腕背支包在食指皮瓣内（图4-17C，D）。

（3）彻底止血，在拇指创面与第二掌骨背侧切口之间做一较宽大的隧道，后用血管钳由拇指创面通过隧道至第二掌骨切口。如张力过大，也可在两切口之间做切口（图4-17E）。

（4）将皮瓣通过皮下隧道或切口移位到拇指创面上，并覆盖在创面上做皮瓣缘与创缘结节缝合，注意皮瓣蒂不能旋转、急转弯或压力、张力过大。（图4-17F）在前臂切取一块全层皮片覆盖供区创面，做结节缝合、打包固定。必要时放引流条。

5.术后处理

（1）术后将患指做妥善包扎，用三角巾将患肢悬吊于胸前，并注意皮瓣血运。有引流条者24～48h后拔除引流条。

（2）注射抗生素3～4d。

（3）10～14d拆线。

（4）鼓励患者做患指功能练习。

### 八、掌背动脉岛状皮瓣修复手指腹缺损

1.适应证

（1）除拇指外其他指端和指腹外伤性缺损合并骨质外露创面。

（2）除拇指外其他手指掌侧外伤性软组织缺损。

2.麻醉

采用臂丛神经阻滞麻醉。

3.体位

患者平卧于手术台上，将患肢置于手外科手术台上。

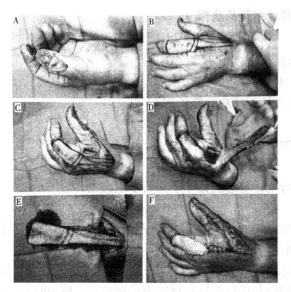

图 4-17　示指背侧带神经血管岛状瓣

4.手术步骤

（1）根据手指清创后创面形态与大小，在患指和邻指之间掌背设计一个皮瓣切线和到指蹼切线（图 4-18A）。

（2）切线切开皮肤和筋膜的一侧，将皮肤向一侧游离，在深筋膜和伸肌腱周组织之间锐性分离，再于两伸肌腱解剖出由指总动、静脉的掌背动、静脉血管蒂，再切开皮瓣对侧缘成岛状皮瓣。解剖时须保留蒂周围的组织和筋膜。一般游离到指蹼掌背动静脉血管的起点（图4-18B，C）。

（3）彻底止血，在手指创面和指蹼之间的指侧做一切口，将皮瓣通过切口移位到手指创面上并覆盖在创面上，做皮瓣缘与创缘结节缝合，注意皮瓣蒂不能旋转，压力、张力不能过大。在前臂切取一块全厚皮片覆盖供区创面，做间断缝合、打包固定（图 4-18D）。必要时放引流条。

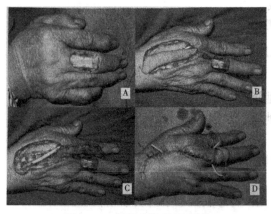

图 4-18　掌背动脉岛状皮瓣

5.术后处理

（1）术后将患指做妥善包扎，用三角巾将患肢悬吊于胸前，并注意皮瓣血运。有引流条者24～48h拔除引流条。

（2）注射抗生素3～4d。

（3）10～14d拆线。

（4）鼓励患者做患指功能练习。

### 九、趾腹游离皮瓣修复手指腹缺损

1.适应证

（1）指端和指腹外伤性缺损合并骨质外露创面。

（2）手指掌侧外伤性软组织缺损。

2.麻醉与体位

采用臂丛神经阻滞麻醉和硬膜外阻滞麻醉。患者平卧于手术台上，将患肢置于手外科手术台上。

3.手术步骤

（1）于手指彻底清创后，于指腹近侧缘仔细寻1～2条较粗的皮下静脉并予以标记，如找不到，也可于手指近节背侧做斜切口显露较粗的指背静脉。继于创缘手指侧方向近端做延长切口，分离出正常的手指指动脉（图4-19A）。

（2）根据手指清创后创面形态与大小，在患侧足趾（1或2）腹设计一个皮瓣切线和到第一趾趾蹼相连切线（图4-19B）。

（3）在止血带的控制下按切线切开皮肤，先在皮瓣切口胫侧近缘内小心寻找并分离胫侧真皮下较粗的静脉，并向近端分离达足够长度；若胫侧未能找到合适的静脉，则沿该皮瓣近缘向背侧做延长切口，小心保护皮瓣内细小静脉向背侧汇集的交通直达趾背静脉。上述操作可在放大镜或手术显微镜下操作完成。皮瓣的静脉切取是本手术成败的关键操作。后沿皮瓣近缘到第一趾趾蹼相连切口内分离趾底神经及趾底固有动脉及其相续的第一跖背（底）动脉达足够长度，随后沿切口掀起皮瓣，此时除皮瓣的血管、神经蒂相连外，其余组织均已离断，开放止血带，血管蒂敷以罂粟碱，待皮瓣恢复血循环后可断蒂（图4-19C），供区创面取全厚皮片移植加压包扎。

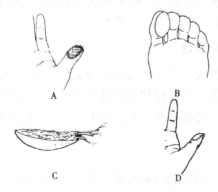

图4-19　趾腹游离皮瓣

（4）受区做好准备后，趾腹皮瓣断蒂移至受区。根据血管、神经蒂位置，调整皮瓣位置，用 3 "0" 缝线与受区皮缘缝合，并注意将指纹对齐。于镜下先修复尺侧指神经，缝合指-趾静脉及动脉，重建趾腹皮瓣血循环（图 4-19D）。

## 第六节  手部神经损伤

手部神经支配来自正中神经、尺神经和桡神经。

正中神经于肘窝部，穿过旋前圆肌两头，行走在指浅屈肌和指深屈肌之间。在前臂近端发出分支至旋前圆肌、桡侧腕屈肌、掌长肌、指浅屈肌；穿过旋前圆肌时发出骨间前神经，与骨间前动脉伴行于指深屈肌和拇长屈肌之间，分支支配拇长屈肌腱和指深屈肌。腕上部在桡侧腕屈肌和掌长肌之间行走，经腕管至手掌，在腕横韧带远侧缘从其桡侧发出返支，进入鱼际肌支配拇短展肌、拇对掌肌、拇短屈肌外侧头和第一、第二蚓状肌。另分成三条指掌侧总神经，支配桡侧三个半手指掌面和近侧指间关节以远指背的皮肤。

尺神经经肱骨内上髁后方的尺神经沟穿经尺侧腕屈肌至前臂，发出分支支配尺侧腕屈肌和指深屈肌尺侧半。主干在指浅屈肌和尺侧腕屈肌之间下行，经腕部尺神经管分为深、浅两支，浅支发出一个分支到掌短肌，两条感觉支中一条为小指尺侧指固有神经，另一条为指掌侧总神经，到小指和环指的相对缘。深支与尺动脉深支伴行经小指展肌和小指短屈肌之间，穿过小指对掌肌至深部，沿途发出分支支配上述三肌，另有分支到第三蚓状肌、第四蚓状肌、全部骨间肌、拇收肌、拇短屈肌内侧头。尺神经背支在腕上约 5cm 处从尺神经分出后，经尺侧腕屈肌深面至腕背及手背，与尺神经浅支一起，支配手背和手掌尺侧及尺侧一个半手指掌面和背面的感觉。

桡神经与肱深动脉伴行，经肱三头肌长头与内侧头之间至上臂后侧，发出分支支配肱三头肌，继而在其内、外侧头之间沿肱骨桡神经沟下行，穿外侧肌间隔，在肱桡肌和肱肌之间下行，于肱骨小头平面发出分支支配肱桡肌和桡侧腕长伸肌。在肱桡关节近侧约 3cm 处分为深、浅支。深支穿经旋后肌浅头形成的 Frohse 弓，在旋后肌两头之间，发出分支支配该肌。于旋后肌远侧缘，立即分为数个肌支分别支配小指固有伸肌、指总伸肌、尺侧腕伸肌、拇长展肌、拇长伸肌、拇短伸肌及示指固有伸肌。浅支在桡侧腕伸肌之上，被肱桡肌所覆盖，发出一支至桡侧腕短伸肌，继而在前臂远端桡侧进入手背，支配手背桡侧和桡侧三个半手指背侧（除外食指、中指近侧指间关节以远）的感觉。

### 一、手部神经损伤的临床表现

手腕和手指屈伸活动的肌肉及其神经支配的分支均位于前臂近端，正中神经、尺神经、桡神经于前臂近端及肘部损伤可致屈指和伸指功能障碍。手部外伤时，常累及前臂远端和腕部，除桡神经仅引起虎口部感觉减退外，正中神经、尺神经损伤可导致手内部肌功能障碍和手部重要感觉障碍。

（一）正中神经损伤

拇短展肌麻痹导致拇指对展功能障碍及拇、食指捏物功能障碍，手掌桡侧半和拇、食、中指及环指桡侧半掌面，拇指指间关节和食、中指及环指桡侧半近侧指间关节以远的感觉障碍，主要表现为食指感觉消失（图4-20）。

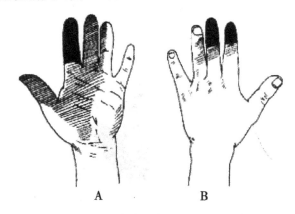

图 4-20　正中神经感觉支配区示意图
A.掌侧面；B.背侧面

（二）尺神经损伤

骨间肌和蚓状肌麻痹所致环、小指爪形手畸形，即掌指关节过伸、指间关节屈曲畸形；骨间肌和拇收肌麻痹所致的 Froment 征（图4-21），即食指用力与拇指对指时，呈现食指近侧指间关节明显屈曲、远侧指间关节过伸及拇指掌指关节过伸、指间关节屈曲；以及手掌尺侧、环指尺侧半和小指的掌侧，手背尺侧和尺侧一个半手指背侧的感觉障碍，主要表现为小指感觉消失（图4-22）。

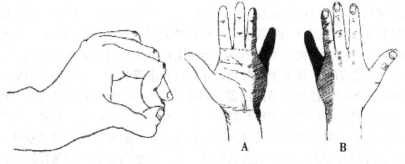

图 4-21　Froment 征示意图　　　图 4-22　尺神经感觉支配区示意图
A.掌侧面；B.背侧面

（三）桡神经损伤

桡神经在腕部以下无运动支，仅表现为手背桡侧及桡侧三个半手指近侧指间关节近端的感觉障碍，主要表现为虎口部背侧局部感觉减退或消失（图4-23）。

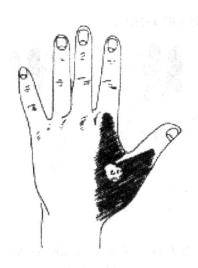

图 4-23　桡神经感觉支配区示意图

（四）手掌和手指部的神经损伤

常伤及指总神经和指固有神经，可分别引起两手指相邻侧的感觉功能障碍和手指一侧的感觉功能障碍。

**二、手部神经损伤的治疗**

手部神经损伤原则上是越早修复，功能恢复越好。神经损伤较轻，断端较整齐，无明显缺损；皮肤覆盖较好，伤口污染较轻，经清创后估计不会感染者，均应一期立即进行直接缝合。手部神经修复的主要方法为神经缝合（包括外膜缝合和束膜缝合），一般来说，神经干损伤时采用神经外膜缝合，而在神经感觉、运动支可以分离时应采用束膜缝合，如腕部尺神经损伤，可将尺神经的深、浅支予以分离，分别进行束膜缝合。神经缝合时如有张力，可采用适当游离两神经断端、改变关节的位置（如缝合正中神经时屈曲腕关节）、神经移位（如肘后尺神经断裂，将尺神经两断端移至肘前，在屈肘位将神经缝合。此时决不能为了在肘后将尺神经原位缝合，而将肘关节较长时间固定在伸直位，影响肘关节的功能恢复）等方法加以克服。即使神经缺损过大，实在无法直接缝合时，只要局部软组织条件较好，也可行一期神经移植。为避免供区神经切取后所造成的感觉缺失，可将被切取的神经的远侧断端采用端侧吻合的方法，将其缝合到邻近的正常神经干上，通过正常神经干的侧支发芽，再生神经纤维长入，而恢复其感觉功能。

神经为部分损伤时，应仔细将未损伤的部分加以分离保护，而将损伤的部分予以清创后进行缝合。

术后应用石膏托将患肢适当固定，保持缝合的神经于松弛位，以利其愈合。固定时间根据其缝合时的张力大小，一般为 4～6 周。为预防感染，适当应用抗菌药物，并适当应用神经营养药物以促进神经再生。

拆除固定后应尽可能进行功能锻炼，并辅以物理治疗。功能锻炼和局部的物理治疗对于促进神经再生和防止肌肉萎缩有一定作用。

神经功能的恢复对手的功能十分重要。在手部感觉未恢复之前，应特别注意对伤肢加以保护，以免烫伤或冻伤，一旦发生则伤口难以愈合。在感觉恢复的早期通常呈现出感觉过敏，随着时间的推移，再生的神经发育成熟，感觉过敏现象将逐渐消失。

# 第五章 骨关节结核

## 第一节 脊柱结核

脊柱结核占全身骨关节结核的首位，多见于青少年，绝大多数为椎体结核，椎弓结核仅占1%。病变常单个椎体，仅10%侵犯二个以上椎体，偶有跳跃型病变者。椎体结核分两型：中心型，以儿童为主，椎体常呈楔形而椎间隙正常；边缘型，以成人为多，常累及邻近椎体，使椎间隙变窄或消失。脊椎结核中以腰椎最多见，胸椎次之，颈及骶椎少见，可能与负重、劳损、血供差有关。椎旁脓肿多见于胸、腰段，骶、颈椎次之。截瘫是脊柱结核严重并发症。

### 一、诊断

1.病史

发病缓慢，病程长，多有全身症状，小儿常有夜啼，易哭闹。局部主要为疼痛、神经根放射性痛，如放射性颈肩痛、肋间神经或坐骨神经放射痛。有姿势异常、脊柱后凸畸形、运动障碍，胸椎结核可有胸部束带感，亦可出现截瘫。

2.体征

棘突局部压痛、叩击痛，脊柱后凸畸形，活动受限，拾物试验阳性，儿童脊柱过伸试验阳性。寒性脓肿于颈椎一般在两侧，咽后壁脓肿常致呼吸困难；胸椎脓肿多在前外侧；腰椎常在腰大肌、腰三角区、腹股沟部、臀部、大腿下外侧，甚至可到达跟部；骶椎脓肿多在腰大肌或骶前。脓肿破溃即形成窦道。出现截瘫时，可有下肢或四肢运动、感觉及括约肌反射、自主神经系统、脑脊液动力试验改变，PPD实验阳性。

3.X线

生理前凸常消失，后凸增加，偶见侧凸。椎体破坏呈楔形变，可融合或消失，边缘模糊不整齐，密度不均匀，中央可有死骨或空洞。椎间隙模糊、变窄或消失。有脓肿者可见颈椎前方、胸椎旁或腰大肌出现软组织阴影增大，偶见钙化、死骨影。

本症应与慢性腰背肌劳损、陈旧性脊椎骨折、椎体骨骺无菌性坏死、扁平椎、脊柱侧凸症、腰椎间盘突出症、化脓性及其他细菌性脊椎炎、强直性或肥大性脊椎炎、神经性关节病、椎体畸形、肿瘤、梅毒、放线菌病等鉴别。并截瘫者应与癔症、脊髓肿瘤、炎症、硬膜外感染、蛛网膜炎及高位椎间盘脱出鉴别。

### 二、治疗

（一）全身治疗

全身治疗：休息，加强营养、改善体质、高蛋白、高热量、高维生素，禁烟禁酒。

化疗：目前常用抗结核药有异烟肼、利福平、吡嗪酰胺、氧氟沙星等，需早期足量、规律应用。初期1～3月需3～4联抗结核治疗，截瘫者可用鼠神经生长因子。晚期需2联抗结核治疗。疗程一般9～18个月。截瘫者可用鼠神经生长因子。应用维生素B族、细胞色素C及激素。

（二）局部治疗

1.非手术治疗

休息，局部制动，可卧硬板床或带固定支架、石膏背心、围腰、围领等，一般应用 6～12 个月，颈椎者可行四头带牵引。截瘫者待瘫痪表现大部分消失后，可在支架保护下起床活动。

2.手术治疗

以植骨融合、病灶清除和（或）脊髓减压术为常用。

（1）脊柱后路植骨融合术。

适应证：结核病变静止但脊柱不稳定，前路植骨不够坚固甚至失败者，及儿童病灶清除术后脊柱不稳定者。

麻醉和体位：局麻或全麻，侧卧位。

手术方法：先取髂骨并制成长条状，备植骨用。取脊柱后侧入路，将需融合的全部棘突两侧及椎板用圆凿凿成鱼鳞样骨粗糙面，将植骨条堆放于其上（改良 Hibbs 法）。

病灶清除术：凡脊髓受压、寒性脓肿、明显死骨或空洞者均适于施行本手术。而合并其他部位活动性结核（多发结核），一般情况差，有严重心、肝、肾疾病，高血压，后凸严重影响心肺功能者，年龄 60 岁以上或小于 3 岁者列为禁忌。

（2）寰枢椎结核经口腔入路病灶清除术。

适应证：寰枢椎结核并咽后壁寒性脓肿，经非手术治疗无效者。

麻醉和体位：仰卧，气管切开插管，全麻。

手术方法：用开口器将口张大，于咽后壁正中、脓肿隆起处纵行切开约 4cm，吸出脓液，清除死骨、肉芽及干酪样坏死组织，放入抗结核药物后分两层缝合。

（3）颈 2～7 椎体结核病灶清除术。

适应证：颈 2～7 椎体结核并寒性脓肿，经非手术治疗无效者。

麻醉和体位：局麻。仰卧，肩下垫高，面转向对侧。有牵引者仍维持。

手术方法：①取颈外侧入路，以病灶为中心，沿胸锁乳突肌前缘作斜切口，或沿颈部皮纹作横切口，切开颈阔肌，结扎颈外静脉及其分支。②将胸锁乳突肌牵向外，分离腮腺并牵向前，分离颈鞘将其与咽缩肌、喉头及椎前肌肉一并牵向中线，显露前斜角肌、颈长肌及咽后壁脓肿，必要时可触试或穿刺确定。③于中线切开脓肿，吸出脓液，清除死骨、肉芽及干酪样坏死组织。用力挤压对侧颈部，如有脓液流出，即经瘘孔搔刮，必要时于对侧作小切口处理病灶。④冲洗伤口放入抗结核药物逐层缝合。

（4）胸椎结核肋骨横突切除术。

适应证：胸椎结核。

麻醉和体位：气管插管全麻或局麻（但作清醒插管准备）。侧卧，脓肿较大、椎体破坏较重侧在上。

手术方法：以病椎为中心，作胸椎椎体侧前方入路，如脓肿大，则切除肋横突时即可见脓液流出，沿窦道进入病灶，清除死骨、肉芽及干酪样坏死组织，必要时进入椎体对侧清除病灶伤口冲洗后放入抗结核药物，逐层缝合。

（5）胸椎结核经胸腔病灶清除术。

适应证：胸3～1椎体结核，尤其脓肿溃入胸腔或肺内者。

麻醉和体位：插管全麻或针麻。侧卧，术侧在上，可从左或右侧进入。

手术方法：①病椎水平作后外侧切口，切除第5～9肋骨中的一肋，沿该肋走行方向，从腋前线至骶棘肌外缘，切开皮肤、皮下组织及筋膜。②切开背阔肌，高位者尚切开部分斜方肌及菱形肌；再切开前锯肌、腹外斜肌及骶棘肌外缘，低位者尚需切开后下锯肌。切除肋骨备用。③切开胸膜进入胸腔，喷洒1%利多卡因20mL，以减少胸膜反应。保护肺，触试或穿刺以确定脓肿，于其前外侧切开壁层胸膜及脓肿壁，清除脓液、死骨、肉芽及干酪样坏死组织，并结扎肋间血管。脓液溃入肺脏者，可作搔刮、楔形切除，肺段切除或肺叶切除。④冲洗后作前路植骨，伤口及胸腔内放抗结核药物，缝合脓肿壁及胸膜。⑤于第9～10肋腋后线作闭式引流后关胸。

（6）胸腰椎结核病灶清除术。

适应证：胸腰椎交界处结核伴寒性脓肿。

麻醉和体位：气管插管全麻。侧卧，术侧（椎板破坏多、脓肿大侧）在上。

手术方法：取胸腰段椎体侧前方入路，暴露病灶，清除脓液、死骨、肉芽及干酪样坏死组织，尽量清除对侧病变，冲洗伤口放入抗结核药物。逐层缝合。可同时行前路植骨，可利用切除正常肋骨或取髂骨移植。

（7）腰椎结核病灶清除术。

适应证：腰3～5椎体结核并寒性脓肿。

麻醉和体位：仰卧、全麻。

手术方法：取腰骶段椎体经腹膜外前侧入路。显露脓肿，切开脓肿后清除脓液、死骨、肉芽及干酪样坏死组织，伤口冲洗后放入抗结核药物，必要时行髂骨前路植骨。

（8）腰骶椎结核病灶清除术。

适应证：腰3～5椎体及骶椎结核。

麻醉和体位：仰卧位，全麻。

手术方法：取腰骶段椎体经腹膜前外侧入路，一般由右侧进入，必要时于左侧做小切口，腰大肌脓肿处理同前，骶前脓肿可触试或穿刺确定，切开脓肿壁后，彻底清除脓液、死骨、肉芽、干酪样坏死组织，伤口冲洗后放入抗结核药物，逐层缝合。

（9）脊柱结核并截瘫椎板切除减压术。

适用证：椎弓结核并截瘫，椎体结核不能行前或侧方减压，已行前外侧减压效果不佳者。

麻醉和体位：气管插管全麻或局麻，侧卧，术侧（瘫痪较重、椎板破坏多、脓肿大侧）在上。

手术方法：①以病椎为中心，取脊柱后侧入路，上下多超过二个正常椎体。②先显露正常椎板，再显露病灶，切除病椎棘突及其上下各一个正常棘突，由下而上咬除椎板。③分离粘连后观察硬膜颜色、厚度及搏动情况，清除病灶后用硬膜剥离器探查上下椎管是否通畅、脊髓前方受压情况，必要时减压，并切开硬膜探查脊髓。④缝合硬脊膜，冲洗后放入抗结核药物，逐层缝合。

（10）脊柱结核并截瘫前外侧减压术。①适应证：胸椎或胸腰椎结核截瘫较严重或需凿除椎管前方骨质者。②麻醉和体位：气管插管全麻或局麻（但作清醒插管准备），侧卧，术侧在上。③手术方法：a.取胸腰段椎体侧前方入路，以病椎为中心，上下各超过病椎二个椎体。b.显露椎体侧前方，逐步咬除病椎及其上下各一个正常椎体的术侧椎板、关节突和椎弓根，显露脊髓侧面。c.切开脓肿后彻底清除脓液、死骨、肉芽及干酪样坏死组织，观察硬膜搏动情况，通入导尿管以检查阻塞，并检查脊髓前侧有无骨嵴压迫。或同时作前路植骨。d.伤口冲洗后放入抗结核药物，逐层缝合。

# 第二节　四肢骨关节结核

## 一、肩关节结核

肩关节结核甚为少见，约占全身骨关节结核的1%，成人较多，且常为全关节结核，主要来自肱骨头结核。

（一）诊断

1.诊断依据

（1）病史：长期肩部酸痛史，夜间或劳动后加重，病情逐渐进展，局部可有肿痛、运动障碍。

（2）体征：肩关节活动受限，尤以外展外旋为著，常呈内收挛缩畸形，肱骨头周围压痛，晚期肩关节强直或半脱位，极少形成寒性脓肿及窦道。三角肌萎缩常见。

2.实验室及其他检查

X线：单纯滑膜结核见关节囊肿胀、骨质疏松。单纯骨结核于肱骨头、肩关节盂，大结节处可见骨质破坏区，常有死骨形成。全关节结核可见间隙变窄，边缘不整齐，甚至间隙消失，偶见病理性脱位。PPD强阳性。

3.鉴别诊断

本症主要与肩周炎、化脓性关节炎、类风湿性关节炎、小儿麻痹后遗症、神经性关节病、布氏杆菌性肩关节炎等鉴别。

（二）治疗

1.全身治疗

同前

2.局部治疗

（1）非手术治疗：主要适用于小于12岁的单纯滑膜结核、无死骨的单纯骨结核及不宜手术的全关节结核。可行患肢三角巾悬吊或肩人字石膏固定。滑膜结核可于关节内注入链霉素或异烟肼。

（2）手术治疗：有滑膜切除术、病灶清除术、肩关节融合术、肱骨头切除术和外展截骨术等。

滑膜切除术：适用于非手术无效的单纯滑膜结核。

病灶清除术：适用于单纯骨结核或早期全关节结核。术后用外展支架固定或三角巾悬吊，3周后练习活动。

关节置换术：为晚期全关节结核的常用手术。

病灶清除加肩关节融合术。

适应证：青壮年晚期全关节结核，多采用关节内、外融合术。

麻醉和体位：一般采用全麻、仰卧头转向对侧，患侧肩背部垫高。

手术方法：①多取肩关前内侧入路。②于关节内清除病灶及关节面软骨，使两骨以松质骨紧密接触，必要时松质骨亦可以螺丝钉或三棱钉、骨圆针、钢板、钢丝行内固定，将肱骨头固定在肩盂上。③然后劈开肱骨大结节，深约3～4cm，清除肩峰上软组织，并凿成粗糙面，于距肩峰端3cm处切断肩胛冈及锁骨外侧，按压后将肩峰嵌入大结节的劈裂口内，行关节外固定。④伤口内放抗结核药物，必要时加青霉素，然后逐层缝合。

术后处理：于功能位行肩人字石膏固定3～4个月，直至骨性愈合。注意患肢血运，预防压疮。必须保持功能位，如系用外展支架临时固定，拆线后再上肩人字石膏。继续应用抗结核药物一个疗程。

注意事项：①前内侧">"字形切口转角处应呈钝角，以防皮瓣尖端坏死；②注意保护头静脉；③肩外展角以30°～40°、前屈角30°、上倾角（屈肘90°后前臂与身体横断面之交角）25°为宜；④若需要广泛暴露，可行前上后方切口。

肱骨头切除术：适用于肱骨头破坏严重的全关节结核，尤其中年人，妇女或脑力劳动者。术后肩关节活动较灵活，但力量减弱。一般术后上肩人字石膏或以外展支架固定6～8周，以后练习肩关节活动。

外展截骨术：适用于病变基本痊愈，有内收畸形者。行肱骨头下截骨，肱骨外展40°、前屈30°、内旋25°，用4～6孔钢板行内固定，术后上肩人字石膏或外展支架固定6～8周。

## 二、肘关节结核

肘关节结核发病居上肢大关节结核之首位，多见于青壮年，常为全关节结核，多来自骨骼（尺骨鹰嘴和肱骨外髁），约1/3有混合感染。

（一）诊断

1.诊断依据

（1）病史：起病缓慢，病程长，早期症状轻微。主要为胀痛、肿、功能障碍，可破溃、窦道经久不愈。

（2）体征肿胀、压痛、活动受限，可有脓肿、窦道形成、畸形、纤维性或骨性强直。

2.实验室及其他检查

X线：单纯滑膜结核仅有关节囊肿胀与骨质疏松。单纯骨结核见尺骨鹰嘴、肱骨外髁有骨质破坏、空洞形成及死骨。全关节结核关节面破坏，间隙变窄。

3.鉴别诊断

本症主要与类风湿性关节炎、肱骨外上髁炎、化脓性关节炎、创伤性关节炎、骨髓炎、增生性关节炎、神经性关节病及剥脱性骨软骨炎等鉴别。

（二）治疗

1.全身治疗

同前。

2.局部治疗

（1）非手术治疗：适用于单纯滑膜结核、单纯骨结核无明显死骨者，患肢用三角巾悬吊。滑膜结核可于关节内注入抗结核药物。

（2）手术治疗：有滑膜切除术、病灶清除术和肘关节融合术。

滑膜切除术：适用于非手术疗法无效的单纯滑膜结核。术后全臂石膏托固定于功能位4～6周，以后练习活动，逐步恢复关节功能。

病灶清除术：适用于非手术疗法治疗无效的单纯骨结核，早期全关节结核，术后全臂石膏托固定于功能位，3～4周后练习活动，若行植骨，则采用全臂石膏管型固定于功能位2～4个月。

关节置换术：为晚期全关节结核的常用手术。

病灶清除加肘关节融合术。

适应证：体力劳动者的全肘关节结核。

麻醉和体位：全麻或臂丛麻醉、仰卧，患肢置于胸前。应用气囊止血带。

手术方法：①取肘后侧入路；②进入关节内清除病灶及关节面软骨，切除桡骨头，使肱尺关节面以松质骨紧密接触，两者相嵌呈直角；③取髂骨片植于肱骨下端前后面及尺骨骨槽内，以两枚螺丝钉将骨片固定于肱骨下端。或以折弯的六孔钢板固定肱骨下端和尺骨鹰嘴下方并于其间植以松质骨；④冲洗伤口，放抗结核药物，必要时加青霉素，逐层缝合。

关节切除术：适用于非体力劳动者，术后早期活动关节。肱骨下端切除不应超过肱骨内、外上髁，桡骨在颈部切除，尺骨上端保留喙突和部分鹰嘴，两骨间相距1～15cm，以克氏针交叉固定，术后全臂石膏托固定，3周后去托并拔针，4周后练习活动。

肘关节成形术。①适应证：结核病变治愈但关节发生骨性或纤维性强直者；②麻醉和体位：同肘关节融合术；③手术方法：取肘后侧入路进入关节，骨端切除范围同关节切除术，修平或保留内、外上髁使呈叉状，以一块阔筋膜包绕肱骨头，并以克氏针固定鹰嘴及肱骨下端逐层缝合。

### 三、腕关节结核

在上肢大关节结核发病居第二位，青壮年多见，多为全关节结核，主要来自单纯骨结核。好发于桡骨远端、头状骨及钩骨。常有窦道形成或引起屈指肌腱鞘结核。

（一）诊断

1.诊断依据

（1）病史：发病缓慢，病程长，早期症状轻微，主要为局部肿痛，活动障碍，晚期破溃流脓及畸形。

（2）体征：局部肿胀、压痛，活动受限，可有脓肿、窦道形成，或呈前臂旋前、腕下垂、手尺偏或桡偏畸形。

2.实验室及其他检查

X线：单纯滑膜结核仅软组织肿胀与骨质疏松。单纯骨结核见桡、尺骨下端骨质破坏，可有死骨及空洞形成。全关节结核腕骨轮廓不清、骨质致密、骨小梁排列紊乱。

3.鉴别诊断

本症主要与类风湿性关节炎，腕舟、月骨无菌坏死，慢性骨脓肿，骨肿瘤，腕骨囊性变、痛风等鉴别。

（二）治疗

1.全身治疗

同前。

2.局部治疗

（1）非手术治疗：适用于单纯滑膜结核、无明显死骨的儿童单纯骨结核及全关节结核不宜手术的成人。一般多用前臂石膏托固定腕关节于功能位。

（2）手术治疗：有滑膜切除术、病灶清除术及腕关节融合术等。

滑膜切除术：适用于单纯滑膜结核经非手术治疗无效者，术后前臂石膏托固定于功能位，3～4周后去托练习活动。

病灶清除术：适用于单纯骨结核经非手术治疗无效或有明显死骨者。尺骨、桡骨下端结核，可于该侧作背侧纵行切口进入，腕骨、掌骨基底结核亦取背侧入路，必要时植骨。术后前臂石膏托固定于功能位3～4周，以后去托练习活动。

关节置换术：为晚期全关节结核的常用手术。

病灶清除加腕关节融合术。

适应证：大于12岁的全关节结核。

麻醉和体位：臂丛麻醉，仰卧。患肢外展或置于胸前。应用气囊止血带。

手术方法：①取腕背侧入路；②于关节内彻底清除病灶及各腕骨软骨面；③于桡骨远端、月骨、头状骨及第三掌骨近端背侧凿一长6～10cm、宽1.5cm，深0.8cm的骨槽，将髂骨或胫骨板嵌入槽内，其上、下端插入桡骨下端及第三掌骨骨髓腔内，或以克氏针固定桡骨下端、植骨块及掌骨基底部；④冲洗伤口，放抗结核药物，必要时加青霉素。逐层缝合。

**四、骶髂关节结核**

骶髂关节结核少见，多发生于青壮年，女性较多，约半数合并其他部位结核，常为全关节结核，主要来自髂骨或骶骨结核。

（一）诊断

1.病史

发病缓慢，病程长，主要为腰骶部或臀部肿痛，站立或行走时病重，偶有跛行、继发腰椎侧弯、坐骨神经痛样症状。

2.体征

局部肿胀、压痛、叩击痛，可有寒性脓肿、窦道形成。脓肿可位于骶髂关节前方的髂凹、直肠周围，或脓液流至腹股沟、大腿根部。骨盆分离与挤压试验、"4"字试验，直腿抬高试验均阳性。肛诊可触及直肠周围脓肿。

3.X线检查

可见骶骨或髂骨破坏、死骨形成，最好摄斜位片或断层摄影。全关节结核关节面模糊，间隙增宽、狭窄甚至消失。可有骨性强直、病理性半脱位等。

本症主要与腰椎间盘突出症、类风湿性关节炎、化脓性、肥大性或致密性关节炎、骨肿瘤等鉴别。此外，与腰骶部及髋关节结核鉴别。

（二）治疗

1.全身治疗

同前。

2.局部治疗

（1）非手术治疗：适用于年老体弱、多发结核、无明显死骨者。卧床休息，痛重时患肢行皮牵引，亦可局部注射抗结核药物。

（2）手术治疗：常以病灶清除术处理。

3.病灶清除术。①适应证：适用于脓肿，死骨明显，窦道经久不愈，非手术治疗无效者。②麻醉和体位：全麻、硬膜外麻醉或腰麻。侧卧或半俯卧位，患侧在上。③手术方法：a.取骶髂关节后侧入路进入。b.彻底清除死骨、肉芽、干酪样物质、脓液、残余软骨面等，并用拳压同侧髂凹，必要时于其前方作切口进行清除。c.病灶冲洗后，必要时植松质骨，病灶内置抗结核药物，必要时加青霉素，将骨瓣复位后逐层缝合。

**五、髋关节结核**

髋关节结核较常见，占全身骨关节结核发病的第三位，仅次于脊柱和膝关节，居六大关节的第二位，多见于 10 岁以下的儿童及青少年，男性较多，少数累及双侧，多为全关节结核。主要来自单纯骨结核。

（一）诊断

1.病史

发病缓慢，病程长，有结核接触史或其他结核病史，多有全身症状如低热、盗汗、食欲不振等，小儿可有夜啼、易哭闹，局部肿痛、跛行、活动障碍，亦可现膝痛。

2.体征

腹股沟部肿胀：腹股沟韧带中点下方压痛，早期患肢外旋外展，晚期则内收内旋，可有跛行，不能负重，髋关节活动受限、肌肉萎缩，甚至强直、病理性脱位，可有寒性脓肿，窦道形成。儿童晚期累及骨骺，出现肢体短缩和畸形。跟部叩击试验阳性，托马斯征阳性，脱位后出现粗隆移位征、艾斯利阳性。

3.X 线检查

常作两侧对比。单纯滑膜结核见骨质疏松，关节囊肿胀，间隙宽窄不定，患侧闭孔变小。单纯骨结核可见髋臼、股骨头或颈部骨质破坏、死骨、空洞等。全关节结核关节骨质破坏，正常轮廓模糊消失，间隙变窄，可有骨性强直、脱位、股骨头颈部消失、畸形、硬化性骨髓炎等。

本症主要与急性化脓性髋关节炎、股骨头无菌性坏死、类风湿或风湿性关节炎、髋部肿瘤、先天性髋关节脱位、髋内翻、髋关节炎等鉴别，还应与髂凹寒性脓肿、大粗隆结核鉴别。

（二）治疗

1.全身治疗

同前。

2.局部治疗

（1）非手术治疗：适用于单纯滑膜结核、无明显死骨的单纯骨结核及年老体弱、儿童患者。卧床休息，少行走。皮牵引可减轻疼痛，并纠正髋关节屈曲挛缩畸形。牵引重量为1～2kg，亦可行髋人字石膏固定。偶行关节内抗结核药物注射。

（2）手术治疗：滑膜切除术和病灶清除术等为有效方法。

滑膜切除术。适应证：大于3岁的单纯滑膜结核，经非手术治疗无效者。麻醉和体位：全麻或硬膜外麻醉。仰卧，患侧臀部稍垫高。手术方法：取髋关节前外侧入路进入。剪断圆韧带后稍屈髋并内收外旋，使其逐渐脱位，必要时插入骨膜剥离器撬出股骨头，彻底切除滑膜。冲洗后放入抗结核药物，必要时加青霉素，逐层缝合。

病灶清除术：适用于大于3岁的单纯骨结核及早期全关节结核。麻醉、体位及切口同前，将髋关节逐渐脱位后彻底清除脓液、病变滑膜、死骨、破坏的软骨、肉芽及干酪样物质，冲洗伤口并放入抗结核药物，必要时加青霉素。术后处理同前。

病灶清除加髋关节融合术。适应证：大于12～15岁、需体力劳动、经常行走、站立的全髋关节结核者。麻醉和体位：同滑膜切除术。手术方法：切口同前。进入关节后，先行病灶清除，必要时凿开关节清除病灶。冲洗后将髋关节复位，放入抗结核药物，必要时加青霉素。将髋关节固定于屈曲20°～30°、外展0°～5°、外旋15°～20°位，逐层缝合。如骨质缺损较多、无混合感染者，可同时植骨融合，于同侧髂翼取一8cm×4cm长方形骨块及部分松质骨，将白上缘凿成粗糙面，凿下大粗隆，松质骨填于关节之间，骨块置于白上缘与大粗隆之间，以两枚螺丝钉固定，下方螺丝钉将大粗隆一并固定。

## 六、膝关节结核

膝关节为结核好发部位，国内统计仅次于脊柱，在六大关节中居首位。多见于10岁以下儿童，易累及骨骺，对生长发育影响较大，一般为单关节病变。病变由滑膜开始者占80%以上，髌骨结核很少见。

（一）诊断

1.症状

发病缓慢，病程长。早期主要为局部肿痛、功能障碍，以后出现肌肉萎缩、脓肿窦道，甚至畸形与发育障碍。全身症状较轻，合并其他部位结核时症状较重，儿童有夜啼、易哭闹。

2.体征

局部肿胀、压痛、活动受限，晚期膝关节呈梭形，可有脓肿、窦道形成、畸形等。浮髌试验阳性，皮肤皱褶试验阳性。

3.X线检查

（1）单纯滑膜结核见骨质疏松，关节囊肿胀，髌上、下和膝后滑膜囊呈一致性增厚，积液时侧位片示髌上囊扩大，骨骺可增大、提前出现或过早融合，关节间隙宽窄不定。

（2）单纯骨结核多见于股骨下端，胫骨上端较少。中心型早期呈磨砂玻璃状，以后可有死骨、空洞形成，边缘型见骨质边缘有单纯溶骨性缺损，多无死骨。

（3）全关节结核具有单纯滑膜或骨结核的特点，尚可见关节面破坏、关节间隙变窄、消失，骨性强直、内或外翻屈曲畸形、骨骼发育障碍。混合感染者骨质增生硬化。

本症主要与类风湿性关节炎、创伤性滑膜炎、化脓性关节炎、增生性关节炎并腘窝囊肿、色素沉着绒毛结节性滑膜炎、血友病性关节病、神经性关节病、骨脓肿、亚急性骨骺骨髓炎、滑膜肉瘤及膝关节附近的肿瘤等鉴别。必要时行 PPD 试验或活检。

（二）治疗

1.全身治疗

同前。

2.局部治疗

（1）非手术治疗：适用于单纯滑膜结核、距关节较远又无明显死骨或脓肿的单纯骨结核、年老体弱的全关节结核者。应卧床休息，避免行走负重，局部用石膏、夹板或皮牵引进行固定，并纠正屈曲畸形。单纯滑膜结核可行关节穿刺抽液后注入抗结核药物。

（2）手术治疗：有滑膜切除术、病灶清除术和加压融合术等。

滑膜切除术。适应证：单纯滑膜结核非手术治疗无效。麻醉和体位：硬膜外麻醉或全麻，仰卧。应用气囊止血带。手术方法：取膝前内侧入路。一般行不切断侧副韧带和交叉韧带的次全滑膜切除术，清除脓液、肉芽及干酪样坏死组织，并由髌骨外侧引入细塑料管固定以备行持续灌注疗法。伤口放入抗结核药物，必要时加青霉素，逐层缝合。

病灶清除术。适应证：单纯滑膜结核非手术治疗无效，接近关节，有死骨或脓肿的单纯骨结核，小于 10 岁的全关节结核。麻醉和体位：同滑膜切除术。应用气囊止血带。手术方法：根据病变部位取膝内侧或外侧直切口进入，彻底清除病灶，必要时植骨。单纯骨结核者慎勿进入关节及切断侧副韧带。髌骨结核可取膝前横行或纵行"S"形切口进入清除病灶或摘除髌骨。全关节结核清除病灶后，关节内引入细塑料管，伤口内放抗结核药物，亦可再加青霉素，逐层缝合。

膝关节加压融合术。适应证：大于 10 岁的晚期全关节结核。麻醉和体位：同滑膜切除术。手术方法：①取膝前内侧切口，亦可取横行或"U"形切口；②切除髌骨及股、胫骨病变关节面约 1～3cm，两骨断端融合于屈曲 10°位，无偏斜，但有 5°生理外翻角；③于距截骨面 3～5cm 处平行穿入两枚 4mm 骨圆针，并安放加压器，使钢针稍弯即可。

**七、踝关节结核**

在下肢三大关节中最少见，多见于青壮年及 10 岁以下儿童，男性稍多于女性，单纯滑膜结核较多，常发展为全关节结核。

（一）诊断

1.病史

发病缓慢，病程长，常有扭伤史，主要症状为局部肿痛和跛行。小儿可有夜啼。

2.体征

局部肿胀、压痛，踝伸屈或内外翻受限，晚期可有脓肿、窦道、足下垂畸形。

3.X 线检查

单纯滑膜结核见关节囊肿胀及局限性骨质疏松。单纯骨结核见骨质破坏、死骨及空洞。全关节结核见关节面破坏，间隙变窄，混合感染后有骨质硬化。

本症主要与类风湿性关节炎、踝部扭伤、色素沉着绒毛结节性滑膜炎、化脓性关节炎、局限性骨脓肿及大骨节病等鉴别。

（二）治疗

1.全身治疗

同前。

2.局部治疗

（1）非手术治疗：适用于单纯滑膜结核，距关节较远又无明显死骨的单纯骨结核。可休息，石膏托固定，关节内注入抗结核药物。

（2）手术治疗：以滑膜切除、病灶清除和（或）踝关节加压融合术为主。

滑膜切除术：适用于单纯滑膜结核非手术治疗无效者。多取踝关节外侧入路进入，切除病变滑膜，术后石膏托固定3周，以后去托练习活动。

病灶清除术：适用经非手术治疗无效或有脓肿、死骨、距关节较近的单纯骨结核及早期全关节结核。根据病变部位采用关节内、外或前方切口，慎勿进入关节，必要时植骨，术后处理同滑膜切除术。

踝关节加压融合术。手术方法①多取踝关节前外侧入路；②彻底清除脓液，死骨、肉芽、干酪样坏死组织及破坏的软骨面后，对合骨粗糙面；③于距踝关节6～8cm处之胫骨下端由内向外穿入直径3mm骨圆针，再于内踝下2～3cm处由内向外经跟骨穿入另一骨圆针，将踝关节于中立位固定并加压；④伤口放抗结核药物或加青霉素后逐层缝合。

## 八、骨干结核

（一）长骨骨干结核

长骨骨干结核很少见，其发病顺序为股骨、胫骨、桡尺骨干、肱骨干和腓骨干。1岁以下的儿童最多，且常为多发。30岁以上的则很少见。

1.诊断

（1）临床表现：在儿童，病变多波及几个长骨干，常存在肺结核或其他骨结核。病人有明显的全身症状。单发病例的全身症状不明显，局部症状也轻微。早期，局部疼痛和肿胀都不明显，但有局部压痛。仔细触诊可发现骨干变粗。脓液流到软组织内，形成寒性脓肿，但很少有窦道形成。

关节多保持良好的功能，或仅轻微受限。只有当病变向骨端发展侵犯关节后，关节才引起肿胀和功能受限。下肢骨干结核病人，跛行多不明显。

（2）病理：骨干结核的病理变化以增生为主，溶骨性破坏次之，死骨形成少见。除胫骨外，其他长骨干的周围都有丰富的肌肉包围，因而脓肿不易被发现，脓肿容易被吸收，窦道形成比较少见。由于病变离骨骺板和关节都较远，故对骨的生长影响不大，对关节功能也无明显影响。若骨干病变向骨端发展，可穿破骨骺板和关节软骨面而进入关节，造成关节结核。由于骨干结核以骨膜性新骨增生为主，一般不易发生病理性骨折。

（3）实验室及其他检查：X线表现：X线片可见骨干周围有新骨形成，其边缘光滑整齐，有时呈葱皮样改变。髓腔内或新骨内可见单发或多发椭圆形溶骨性破坏区。死骨较少见。

（4）鉴别诊断：有明显结核病接触史的病人比较容易做出诊断，但有时也不易与慢性化脓性骨髓炎鉴别。根据脓液的细菌学检查和病理切片检查，可以确诊。此外从临床上与尤文肉瘤有时也很难区别，可作针吸或切取活检做出鉴别。还应与嗜酸性肉芽肿和维生素 C 缺乏病作鉴别。

2.治疗

长骨骨干结核的诊断有时虽然很困难，但在治疗上却比较容易。经过适当的非手术疗法都能好转。局部有明显死骨或经非手术疗法无效者，也可采用手术病灶清除。手术切口和入路可根据病灶位置选择。到达骨干后，切开骨膜，凿开骨膜新骨及骨皮质，显露病灶，并加以清除。混合感染严重者，可作蝶形手术，或用带蒂肌肉瓣充填骨腔。术后一般不用外固定。

（二）短骨骨干结核

手足短骨骨干结核较为常见。病人多为 10 岁以下儿童，成年人和老年人少见，病变也常多发。

1.诊断

（1）临床表现：不合并其他结核的病例，一般没有明显的全身症状。早期局部症状也轻微，晚期病变部位肿胀，病骨显著增粗，局部皮温升高，有压痛。脓肿易破溃，形成瘘管。局部淋巴结偶见肿胀或溃破。

（2）病理：与一般坚质骨结核相同，短骨骨干结核也以增生为主，溶骨性破坏次之。其病理变化不同于长骨骨干结核，表现为：①骨气臌即骨皮质膨胀变薄，骨髓腔因溶骨性破坏而扩大；②死骨形成较多，可能因为骨体细小，病变容易将骨干血运全部破坏；③由于骨干细小，病变波及骨骺或骨端，以及侵入邻近关节的可能性要比长骨骨干大得多。

短骨的发病率高于长骨的原因可能是：①短骨干周围肌肉较少，缺乏肌肉的保护作用；②短骨干位于肢体的远端，营养血管较细，血流速度缓慢，细菌栓子容易在局部滞留而发病。

在手骨结核中，掌骨结核比指骨结核多见。在掌骨中，又以第一、二、三掌骨最多。

在足骨结核中，第一跖骨和拇趾趾骨的发病率远超过其他四趾，约等于其他四趾的总和。

手足骨结核的脓肿溃破，形成窦道较常见，因为骨外的软组织覆盖较少。

2.X 线表现

X 线片可见短骨骨干有骨膜新骨形成，或形成骨气臌。也有形成死骨的，老年病人新骨增生不明显，甚至出现病理性骨折。

3.鉴别诊断

根据病史，临床症状和 X 线所见，诊断无困难。但须与化脓性骨髓炎、内生软骨瘤、纤维异样增殖、痛风、疲劳骨折、距骨头骨骺坏死（Freiberg 病）、指骨骨骺坏死（Thiemann 病）作鉴别。

4.治疗

由于短骨骨干结核的自愈力强，一般都可采用非手术疗法。包括局部注射和石膏托间断固定。局部注射每周一次，每次注射异烟肼 100mg，儿童减半，3 个月为一疗程。多数病例经两个疗程后可治愈。

非手术疗法无效，或有明显死骨的，也可采用手术治疗，清除骨病灶及死骨。术后用石膏托作短期固定。

## 第三节 骨附属组织结核

### 一、肌肉结核

继发于骨关节病变的肌肉结核是很常见的，如继发于脊柱结核的腰大肌脓肿，继发于骶髂关节或髋关节结核的臀肌脓肿，继发于肩关节结核的三角肌脓肿等。这些继发性病变的症状、体征和治疗都以骨病灶为主。

（一）诊断

1.临床表现

本病多见于20～30岁青壮年，但半数以上均合并肺或它处结核病。一般发病缓慢，病期都在1年左右。若单是肌肉结核，全身症状不明显，若合并其他处结核或有多发病变，则可能有发热、食欲不振、消瘦、盗汗等全身症状。

局部症状主要是缓慢增大的包块。包块在肌肉内，随肌肉收缩沿肌纤维方向移动。触之多为实质样包块，很少有波动感。疼痛和功能障碍均很轻微，有的病例除局部肿块外无任何症状。晚期肿块可互相融合，软化，脓肿或窦道形成。

2.病理

全身任何肌肉都会被累及，但以股四头肌和腓肠肌为多见。一般多为一块肌肉受累，约为70%，在一块肌肉内，可见只有一处或多处病灶；多发性肌肉受累较少，占30%，个别的病人可有10余块肌肉同时受累，甚至全身多数肌肉受累。

肌肉结核可分为蕈菌型、结节型、冷脓肿型和硬化型，其中以冷脓肿型最多，结节型次之，硬化型最少。前三型多有干酪样坏死，而硬化型主要为纤维化。

病程一般较长，曾有1例病史达20年。脓肿破溃后形成窦道，最后纤维化或钙化痊愈。

3.实验室及其他检查

X线表现：X线片可见受累肌肉有肿块阴影，在肿块内可见不规则的钙化灶。

4.鉴别诊断

本病由于极为少见，故诊断常很困难。因此本病的诊断常有赖于肿块穿刺或活体检查。应与肌肉包囊虫病、肌肉纤维瘤、肌肉脂肪瘤、化脓性肌炎等作鉴别。

（二）治疗

对单发病变可做手术切除。手术切除既可诊断，又可根治，术后功能恢复良好。

多发病变可采用非手术疗法。对脓肿大的可定期穿刺排脓，并注入抗结核药物。经久不愈者，也可手术切除。

### 二、腱鞘结核

与肌肉结核一样，腱鞘结核可分为继发于邻近骨关节病变和血源性两类，以前者为多见。如肩关节结核可蔓延到结节间沟，引起肱二头肌长头腱鞘结核，甚至可破坏肱二头肌长头肌腱；腕关节结核也可穿破邻近腱鞘而引起腱鞘结核。

血源性腱鞘结核也属少见，本病多见于成年人。血源性腱鞘结核多发生于腕部，其次为手指，足部较少。

（一）诊断

1.临床表现

发病缓慢，全身症状不明显。局部症状主要是沿腱鞘走向的肿胀，腱鞘的纵轴因受腕横韧带或踝支持带的约束而呈特有的葫芦形。

早期有轻微疼痛，待局部肿胀增加，并有脓肿形成或窦道发生混合感染，则疼痛加重。

沿腱鞘有轻微压痛。早期功能受限不明显，以后逐渐加重。有关肌腱活动时，触时可闻及"握雪音"。患手力量减弱，至晚期，因肌腱被破坏或形成粘连，则手指将发生畸形或功能障碍。

2.病理

腱鞘滑膜结核与关节滑膜结核很类似。受累滑膜首先发生充血、水肿、炎性细胞浸润和渗出液增加。腱鞘内液量增加，脓液稀薄，不透明，黏度下降，渗液中的纤维素经肌腱滑动的塑形作用可变成许多瓜子仁样的米粒体，腱组织被破坏断裂、消失。

鞘内脓液增多，压力增大，脓液可穿破腱鞘，在皮下形成脓肿，溃破后形成窦道。病变吸收好转时，肌腱可发生粘连。

3.实验室及其他检查

X线表现：早期仅见局部软组织肿胀，病期较长者，可见骨质疏松。

4.鉴别诊断

根据病史、症状和体征，诊断并不难。鞘内穿刺液培养和活组织检查可明确诊断。但应与腱鞘囊肿、关节疝、狭窄性腱鞘炎、类风湿性腱鞘炎、腱鞘滑膜瘤、腱鞘黄色瘤和化脓性腱鞘炎作鉴别。

（二）治疗

早期可采用全身和局部抗结核药物治疗，局部石膏托制动。

手术治疗包括局部滑膜切除、粘连肌腱的松解、被腐蚀破坏肌腱的切除和肌腱的修复等

**三、滑囊结核**

滑囊结核有血源性和继发性两种。血源性结核除大粗隆滑囊外，其他滑囊很少发病。继发性滑囊结核较常见。

血源性滑囊结核的症状主要是局部疼痛、肿胀。肿块边界多较清楚，常有波动感和轻度压痛。继发性滑囊结核的症状和体征都以骨关节病变为主，所以常被误认为寒性脓肿而被忽视。穿刺液的细菌学检查和活组织检查可明确诊断。

确诊后，可采用全身及局部应用抗结核药物治疗，并可手术切除病变的滑囊。

# 第六章　骨关节化脓性感染

## 第一节　化脓性骨髓炎

### 一、急性化脓性骨髓炎

化脓性骨髓炎并非单纯骨髓炎症，系骨、骨膜和骨髓整个骨组织炎症。好发于儿童，长管状骨，尤其是胫骨与股骨。

（一）病因与发病机制

1.病因

致病菌主要为金黄色葡萄球菌（占75%以上），次为乙型链球菌。

2.发病机制

（1）血源性为最常见，由疖肿、皮肤伤口、咽峡炎、中耳炎引起。

（2）细菌由伤口直接侵入骨骼，常见于开放性骨折或医源性者。后者见于骨科手术感染、骨髓穿刺不慎引起。

（3）软组织炎症直接蔓延到骨骼，如脓性指头炎、褥疮、附近骨骼骨髓炎引起。

（二）诊断

（1）发病前有皮肤伤口、疖、咽峡炎、开放性骨折或骨科手术史。

（2）发病急，可有高热、寒战、全身不适、甚至谵妄、抽搐。

（3）患肢剧痛，不敢活动。多在患部（长骨干骺端处）有深压痛。

（4）数日后，当脓肿穿破骨膜时剧痛减轻，伴局部肿胀、红热、凹陷水肿和波动感，最后溃破，溢出黄色稠脓。

（5）白细胞总数达（15～30）×$10^9$/L（1.5万～3.0万/mm$^3$），血培养常阳性。

（6）肢体压痛处作分层穿刺有脓液抽出。

（7）X线表现：发病2周内，X线检查常无发现，但阴性不能排除此病。发病7～14d后X线片上可见骨虫蚀样破坏及骨膜反应。如结合体征，于干骺端处，在4～7d已可见轻微改变。

（三）治疗

1.抗生素早期应用。

开始应用2～3联广谱抗生素，再依据药敏试验结果选择抗菌药规范用药。

2.患肢制动

可用皮肤牵引或石膏托以减轻疼痛、避免炎症扩散和预防病理骨折。控制2～3月，无病理骨折时除去外固定。

3.切开引流并行骨开窗术

这是最主要的措施。

4.一般支持疗法

为输血、输液、补充维生素及加强营养。高热时降温。

## 二、慢性化脓性骨髓炎

慢性化脓性骨髓炎多由急性骨髓炎处理不及时，或治疗不当迁延。

（一）诊断

（1）有初发急性骨髓炎病史。起病急，有高热及患肢疼痛，不久破溃或切开流黄色稠脓。或有开放性骨折史及骨骼手术感染史。

（2）有时愈合或出现窦道，或从窦道溢出小死骨病史。

（3）病程长者，肢体可变粗、增长、短缩，或因病理骨折后成角愈合所致畸形。

（4）病变如临近关节，可有关节挛缩及活动受限。

（5）病程长达 1 年以上者，在创面边缘、窦道口或瘢痕可癌变，肉芽高出皮面，分泌物增多，恶臭。

（6）X 线表现：X 线片既有骨破坏，又有新生骨。前者可表现为空洞。有条状死骨或整个骨干坏死；后者为骨质硬化、骨髓腔消失，形成包壳、骨干变粗。

（二）治疗

彻底摘除死骨、消灭无效腔、切除硬化的窦道为原则。在死骨分界清楚，有足够坚强新生骨时方可手术。

1.病灶清除术

切除窦道、摘除死骨，刮除肉芽，伤口内留置凡士林纱布，隔日换药 1 次直至伤口愈合。

2.肌瓣填塞法

空洞内放置抗生素。于摘除死骨后，腔洞内置以有血运的肌瓣及抗生素后缝合伤口。较常用于股骨及肱骨。

3.骨部分切除术

在累及某些不影响功能的骨骼时，可切除病灶骨骼。适用于肋骨、腓骨及髂骨翼等。

4.截肢（指、趾）术

在有癌变时应做截肢（指、趾）术。对不重要的趾或指，为挽救其他指、趾功能，可作截指（趾）术。

## 三、硬化性骨髓炎

（一）病因

为毒力较低致病菌侵入所致骨感染。外伤常为局部发病诱因。

（二）诊断

（1）好发于胫骨、股骨。

（2）患处周期性发作性疼痛，可几年发作一次。

（3）发作时有跛行及压痛。在胫骨因部位浅表可出现红肿及凹陷水肿，但不形成脓肿。

（4）X 线表现骨骼硬化，增粗，硬化范围与正常骨界限不清，一般不形成死骨。

（三）治疗

（1）休息、制动，敏感抗生素足量，适时应用。

（2）长期不愈者，可于病骨处作多个钻孔或手术切除部分硬化骨，使髓腔开放、改善血运，伤口一期缝合。

#### 四、局限性骨脓肿

（一）病因

系低毒性致病菌化脓性感染所致，又称 Brodie 骨脓肿。

（二）诊断

（1）多发生于胫腓骨下端，股骨下端及肱骨上端干骺区。

（2）症状轻微，有阵发性疼痛，夜间加重。

（3）局部可有红、肿、压痛。

（4）X 线表现：①干骺部可见局限性骨髓腔破坏，中心骨质破坏呈透光区，直径 1～2cm，四周有一硬化环，腔洞内偶尔有小死骨；②破坏区如靠近骨皮质，则可见骨皮质增厚。

（三）治疗

全身应用敏感抗生素，手术切除骨脓肿，放置抗生素后一期缝合伤口。

#### 五、髂骨骨髓炎

（一）病因和分类

致病菌多为金黄色葡萄球菌。可分为急性及慢性两类。

（二）诊断

1.分类

（1）急性髂骨骨髓炎：易被败血症或脓毒血症掩盖，不能及时获得明确诊断。①高热、寒战甚至谵妄，有多发性化脓灶等败血症、脓毒血症表现；②髋、臀部疼痛、肿胀及压痛。髂骨明显压痛。有时髂窝可扪及包块，穿刺有脓液；③髋关节活动受限。

（2）慢性髂骨骨髓炎。①有髂骨急性炎症病史；②髋、臀部有慢性窦道长期流脓，时愈时犯。窦道口污浊。

2.实验室及其他检查

X 线表现：急性期 X 线表现多无明显改变，偶可有骨小梁不清晰或骨质疏松；慢性期则多呈髂骨空洞，四周明显硬化，有时见死骨。

（三）治疗

（1）应用抗生素及支持疗法。

（2）切开引流：适用于急性骨髓炎并脓肿时。

（3）病灶清除术：适于慢性骨髓炎迁延不愈者。亦有主张在急性髂骨骨髓炎时，经 12～24h 抗生素滴注准备后行病灶清除术，将髂骨翼切除直到骨髓内无脓点处，再用盐水冲洗，置入青霉素、链霉素后缝合伤口。或于留置引流条，将伤口大部缝合。

#### 六、化脓性脊柱炎

（一）病因

致病菌多为金黄色葡萄球菌，以血源感染为主。原发灶可为泌尿生殖系感染、疖肿等，少数病人可由椎间盘造影或椎间盘突出症等手术感染引起。

（二）诊断

1.诊断依据

（1）根据发病病程分为急性型，亚急性型及潜伏型。

（2）急性、亚急性型可有发热、谵妄等全身中毒症状。而潜伏型者不发热，亦少全身症状。

（3）腰椎发病最多，故表现为剧烈腰痛及持续腰肌痉挛。发生在颈、胸椎者，则引起颈痛、背痛和颈项强直。

（4）刺激神经根，可出现相应节段根性神经痛。如上、下肢放射痛，肋间神经痛。亦可压迫脊髓而引起截瘫。

（5）病椎有明显棘突叩击痛。腰椎患病时，在髂窝有时可扪及脓肿。

（6）血白细胞及多核白细胞比例增高，血沉快、C反应蛋白含量增高。若白细胞在正常范围，血沉、C反应蛋白指标改变更有参考意义。

（7）X线表现：①早期很难看出变化。发病数月后能看到骨骼有局限性疏松或破坏区；②椎间隙可略变窄；③有不同程度新生骨，有时可形成骨桥。

2.鉴别诊断

（1）脊柱结核见表6-1。

（2）本病因有腰痛、腹胀等症状，易被误诊为肾周围脓肿、阑尾炎或胃肠功能紊乱等。

表6-1　脊柱结核与化脓性脊柱炎之鉴别

|  | 脊柱结核 | 化脓性脊柱炎 |
|---|---|---|
| 原发灶 | 肺结核、淋巴结核 | 泌尿生殖感染、囊肿 |
| 发病情况 | 常见，缓慢发病 | 较少见，发病较急 |
| 主要症状 | 低热，盗汗等结核中毒症状 | 较少见，发病较急 |
| 体征 | 脊柱常有成角后突畸形 | 鲜有成角后突畸形 |
| 化验 | 淋巴球比数增高 | 白细胞及多核白细胞增高 |
| X线所见 | 椎体破坏常呈楔形变，椎间隙变窄或消失，椎旁常有脓肿阴影，新生骨少 | 椎体可有破坏，很少形成楔形，椎间隙可略窄，多无椎旁阴影，有新生骨并可连成骨桥 |

（三）治疗

（1）卧床休息和支持疗法。

（2）抗生素治疗早期应用，两种抗生素联合静脉滴注，并要求足量及足够长时间。

（3）保守治疗无效及出现脊髓压迫症状时，应及早切开引流。

## 第二节　化脓性关节炎

本病属中医关节流注和骨痛疽范畴，系关节内化脓性感染。临床多见于儿童和青少年，男多于女。好发部位为膝、髋关节，其他关节亦有发病。

## 一、诊断

### （一）诊断依据

#### 1.初期

起病急骤，恶寒发热，患关节疼痛、肿胀、灼热，功能受限。舌苔薄白，脉紧数。化验白细增高，关节穿刺为浆液性渗出液。

#### 2.酿脓期

寒战高热，体温可达 40～41℃，苔黄脉数。关节微痛，拒按、肿胀，皮肤潮红。患肢肌肉痉挛，关节呈屈曲位畸形，功能障碍。血象 $20×10^9/L$，血沉快，关节穿刺呈混浊絮状液。

#### 3.脓溃期

全身中毒症状不减，局部红肿热痛更甚，关节刺为脓液，直到脓肿向外破溃，穿破皮肤形成窦道，见全身与局部症状方可缓解。但病人出现神疲乏力，气少懒言，面白无华，舌淡苔少，脉细数，一派虚弱体征。晚期关节可致纤维性或骨性强直。

#### 4.X 线片

早期关节间隙增宽、脱位、半脱位或骨骺滑脱，关节囊肿胀，骨密度减低；晚期关节间隙变窄，骨质破坏。周围骨质增生硬化，关节边缘骨赘形成。最终关节间隙消失，呈纤维性或骨性强直。

### （二）鉴别诊断

#### 1.风湿性关节炎

为多关节发病，疼痛呈对称性、游走性，关节积液中无脓细胞和细菌，抗"O"为阳性。

#### 2.类风湿性关节炎

常为多关节对称性发病，无游走性。手足小关节常受累。关节肿胀但不红，晚期有关节畸形和功能障碍。类风湿因子多为阳性。MRI 可提供诊断依据。

#### 3.关节结核

起病缓慢，常有午后潮热，夜间盗汗，两颧潮红等结核特有体征，关节肿而无红，皮温可稍高。

#### 4.急性化脓性骨髓炎

全身症状与局部症状均相似，主要区别是病灶位置，一个在干骺端、一个在关节。

## 二、治疗

### （一）初期

早期发现，早期治疗，是防止关节功能障碍的关键。

#### 1.内治疗法

清热解毒，利湿化瘀。黄连解毒汤合五味消毒饮加减。

#### 2.外治疗法

（1）局部用药：托毒生肌散、玉露膏或金黄膏等敷于患处。

（2）关节穿刺：当关节腔积液明显时，即可行关节穿刺，抽吸出积液后注入冰黄液或抗生素，每天或隔天 1 次。

（3）关节制动：为减轻疼痛和关节畸形，可选用牵引，夹板或石膏托等固定。

（二）关节切开引流

1.内治疗法

清热解毒，凉血利湿。五味消毒饮合黄连解毒汤加减，酌情配服安宫牛黄丸或紫雪丹。

2.外治疗法

（1）局部外用药：向初期。

（2）关节腔穿刺：抽净关节腔内絮状混浊积液，用生理盐水反复灌注冲洗，最后注入抗生素。

（3）患肢制动：同初期。

（三）溃脓期

1.内治疗法

将未溃破或初溃脓出不畅者。八珍汤或十全大补丸加减。

2.外治疗法

促进病灶局限或早日破溃。

（1）切开排脓：及时切开排脓冲洗并放置引流条。

（2）患肢制动：估计愈后关节强直不可避免时，应将患肢固定于功能位。

以上 3 期的西医西药治疗原则同急性化脓性骨髓炎。

（四）恢复期

全身症状好转，局部炎症消退后，应及时做关节功能锻炼，配合按摩、理疗等以促进关节功能的恢复。CPM 锻炼等。

（五）后遗症的治疗原则

（1）关节粘连功能受限者，可采用体育疗法或按摩。逐渐松解粘连。必要时可在麻醉下做手法松解术，术后坚持功能锻炼。

（2）关节强直：①强直在功能位，坚固不痛，对工作影响不大者，不必做特殊治疗；②强直在非功能位，坚固不痛，但对工作生活影响大者，应做截骨矫形术；③关节强直不坚固而有疼痛者，可做关节成形术或关节融合术。

（3）陈旧性病理脱位：①关节活动尚好，功能障碍不大，无明显疼痛者，可对症治疗，无须手术与复位；②严重脱位，功能障碍明显或有疼痛，须做手术复位并关节融合。

（4）关节周围软组织挛缩：经恢复期的治疗无明显改善者，须做软组织松解术。以上所有手术必须在病变完全静止 3～6 个月，全身情况恢复后方可施行。

# 第七章　骨科常用技术

## 第一节　半月板损伤的关节镜手术

　　半月板损伤是非常多见的膝关节损伤，尤其是在膝关节的运动损伤中半月板撕裂占据了相当的比例。随着对半月板功能及损伤与修复机制研究的深入，尤其是关节镜检术在半月板外科领域的发展，以及对传统方法切除半月板出现的膝关节晚期退变等一系列问题的重新审视，使得半月板外科成为膝关节外科中的重要内容。

　　半月板为位于股骨髁与胫骨平台之间的纤维软骨，附着于胫骨内外髁的边缘，因边缘较厚而中央部较薄，故能加深胫骨髁的凹度，以适应股骨髁的凸度，使膝关节稳定。半月板是膝关节的缓冲装置，位于股骨髁与胫骨平台之间，其内部全为混有大量弹性纤维的致密胶原纤维，比较脆弱。半月板分为内侧半月板和外侧半月板，分别位于膝关节的内、外侧间隙内。半月板可分为内侧半月板与外侧半月板两部分，内侧较大，前后角间距较远，呈"C"字形，其后半部分与内侧副韧带相连，故后半部固定；外侧者较小，前后角间距较近，呈"O"字形，其活动度比内侧大。外侧半月板常有先天性盘状畸形，称先天性盘状半月板。伸膝时半月板被股骨髁向前推挤，屈膝时半月板则向后移动。半月板具有缓冲震荡和稳定关节的功能。由于半月板属纤维软骨组织，无血液循环，仅靠关节滑液获得营养，故损伤后修复力极差。

### 一、损伤机制

　　创伤性的半月板损伤常发生于屈膝位时的扭转动作。屈膝时，如果股骨强力内旋，可迫使内侧半月板向后及髁间窝区域移动。一旦半月板后方的稳定结构无法抵御这种应力，半月板的后部会被推向关节的中央区域并被股骨、胫骨所挟持固定。此时如果突然伸膝，就会发生后角的纵形撕裂。如果纵裂向前方继续延伸，撕裂的部分就会进一步向髁间窝区域移动并嵌顿，无法复位，形成典型的桶柄样撕裂及关节交锁。撕裂程度及位置取决于受伤时半月板后角与股骨-胫骨髁的相对位置。

　　同样的机制也可见于外侧半月板，但由于外侧半月板活动度大，所以出现桶柄样撕裂的机会比内侧小。外侧半月板曲度大且与外侧副韧带无连接，更易于出现不完全的放射状裂。内侧半月板相对固定，更容易受损。移动度差的半月板（囊性变或是外伤性病变）在轻微外力下即可受损，盘状软骨更易于退变及撕裂，退变半月板的承受能力下降，也易于受损。关节面不吻合、韧带损伤、先天性关节松弛、股四头肌异常都可以导致力学环境的异常，使半月板处于高危状态。

　　半月板后角的纵裂最为常见，内侧的损伤率是外侧的5～7倍。撕裂可以是完全的或不完全的，多数累及半月板的胫骨面。Andrews、Norwood及Cross统计：内侧半月板各部位的损伤中，后角占78%。后角的小撕裂不会造成交锁，但会导致疼痛、反复肿胀及不稳定感，大的纵裂可以造成交锁。Smillie认为，只有当撕裂部分向中央区明显移位，造成机械性阻挡时才会出现交锁。如果桶柄样撕裂进一步向前延伸，嵌顿的部分就会离开髁间窝区域向前方移位，导致伸膝受限。如果桶柄样撕裂的前或后部断裂，就会出现带蒂的半月板撕裂瓣。

放射状或斜形裂更常见于外侧半月板，通常位于前中结合部，为作用于半月板游离缘，使前后部分离的应力造成。由于外侧半月板接近圆形、曲率半径小，所以比内侧更易于出现此种撕裂。放射状裂还可见于退变的半月板或半月板囊肿。

## 二、诊断

患者多为青年，男性发病率略高于女性，外侧半月板损伤发生率约为内侧半月板的 2 倍。

### （一）临床特点

#### 1.外伤史

有膝关节扭伤史，多为旋转伤力，常能立即感到关节一侧疼痛和活动障碍，然后出现肿胀，可感觉关节内撕裂声。部分患者无外伤史，可能有退变、职业因素等作为发病的基础。

#### 2.疼痛

急性损伤后膝关节出现剧痛，伴伸不直，并迅速出现关节肿胀。

#### 3.弹响与交锁

急性期过后关节肿胀消退，关节功能有恢复，但总感觉关节疼痛，活动时明显，并出现关节弹响；有时在活动时突然出现"咔嗒"一声，关节无法伸直，忍痛挥动几下小腿，再听到"咔嗒"一声，关节又可伸直，此现象称为"关节交锁"。根据半月板损伤程度，交锁可以是偶尔发生，也可以频繁发生，影响日常生活与运动。

#### 4.体征

主要有关节间隙压痛，压痛点往往提示损伤部位所在；肿胀往往是积液于滑膜腔内所致，量多者可见浮髌试验阳性；慢性者可见股内侧肌萎缩，系关节疼痛所致。

### （二）诊断性试验

#### 1.McMurray 试验

患者仰卧，用力将膝关节屈曲成锐角。检查内侧半月板时，检查者可通过一只手触摸关节后内缘，同时另一只手握住足部。保持膝关节完全屈曲，小腿尽可能外旋，然后慢慢伸直膝关节。当股骨经过半月板撕裂处时，可听到或感到弹响。检查外侧半月板时，手触及关节后外侧缘，小腿尽可能内旋，然后缓慢伸直膝关节，同时听或感觉弹响。McMurray 试验产生的弹响通常是由于半月板后边缘撕裂引起的，常发生于膝完全屈曲至屈膝 90°间。如膝关节伸展至更大角度时发出弹响，且弹响确切定位于关节线，则提示半月板中部和前部发生撕裂。因此当出现弹响时，膝关节的位置有助于损伤定位。弹响位于关节间隙的 McMurray 试验阳性是半月板撕裂的辅助证据，但 McMurray 试验阴性不能排除撕裂。

#### 2.Apley 研磨试验

患者俯卧位，屈膝 90°，大腿前方抵在检查台上，然后将足和小腿向上牵拉使关节分开，旋转小腿使旋转应力作用于韧带上，当韧带撕裂时，此步试验中常出现疼痛；然后，使膝关节处于同样体位，在关节缓慢屈、伸过程中下压并旋转足和小腿，半月板撕裂时，关节间隙处可出现爆裂声和疼痛。

#### 3.负重下旋转挤压试验

双膝屈曲约 50°时，负重下向同侧旋转，诱发疼痛和弹响者为阳性。

（三）影像学检查

1.X 线检查

前后位、侧位、髌骨轴位 X 线片应作为常规检查。普通的 X 线片不能做出半月板撕裂的诊断，但对排除骨软骨性游离体、剥脱性骨软骨炎和其他类似半月板撕裂的关节内紊乱是很重要的。

2.关节造影

在诊断半月板病变时，关节造影的作用通常与进行关节造影的医生的兴趣和经验直接相关。不用关节造影术就失去了一个极有价值的诊断手段，但对每个损伤的关节均常规进行关节造影同样是错误的。随着 CT 和 MRI 扫描的改进，关节造影检查膝关节已经很少使用。

3.核磁共振成像（MRI）

对评价膝关节损伤时，MRI 已基本上取代了关节造影。常规的 MRI 膝关节检查包括：自旋回波序列的矢状面、冠状面，以及惯常采用的轴位平面。半月板系由纤维软骨构成，在所有脉冲序列上均表现为低信号结构。MRI 检测半月板撕裂的敏感性及特异性通常可超过 90%。

（四）关节镜检查

可直观地确定损伤部位和病理形态，以及合并的损伤或病变。对膝关节疾病和损伤的诊断和治疗都有明确价值。

**三、关节镜下半月板切除术**

（一）手术原则

目前，关节镜下对于半月板撕裂的总体治疗原则是尽可能保留半月板组织，在切除之前应考虑缝合固定的可能性；对于半月板切除术而言，切除原则是尽量保守，只切除半月板的病变部分，尽可能多地保留健康半月板组织。半月板切除术的指征是临床上明确诊断的半月板撕裂，不适于行半月板缝合和新鲜化的患者。通常认为半月板损伤位于无血液供应区，无愈合潜能；较大的复合性撕裂，退变性撕裂，瓣状撕裂，大部分放射状撕裂；固定困难和不易愈合者；年龄较大的患者（45～50 岁）均应采用半月板切除术。

根据所切除半月板组织的程度不同，对关节镜下半月板切除术具有不同的描述，半月板完全切除术是指去除全部半月板纤维软骨组织；半月板次全切除术是指去除 50%以上的半月板组织，但是保留其周缘的纤维环；半月板部分切除术是指所切除的半月板组织不足 50%，并且保留纤维环；术中横断半月板纤维环，尽管仍保留部分半月板物质，可称为功能性半月板切除，因为此时半月板已丧失功能。

Metcalf 等对关节镜下半月板切除术曾总结数条原则，目前仍认为具有一定的合理性，内容包括：①切除范围应尽可能地保守；②应保留半月板关节囊附着部，也就是纤维环；③应去除异常活动的半月板碎片；④半月板边缘形状应保持渐进性改变，避免"突然"发生改变，防止术后仍具有机械性症状。因此，在半月板切除术中仍需要遵循 Metcalf 等所提出的原则，关注手术细节，最终才能取得良好的疗效。

（二）常用器械

关节镜下半月板切除术的常用器械包括探针、多种角度的半月板剪、各种半月板刀、不同开口方向或者宽度的半月板咬钳（篮钳）、吸力切钳、电动刨削系统等，射频系统可提供帮助。半月板刀具有多种形态，但是由于不易操纵，容易损伤关节软骨和其他结构，近年来使用已趋于减少。而篮钳操作方便快捷，可采用"蚕食"的方法，逐步切除半月板，因此逐渐普遍应用；其缺点是在操作过程中，所切除的碎片可阻挡视野，需要反复放入刨刀清除。因此，部分术者偏好使用吸力切钳，附带有吸引器，切除的碎片可及时被吸走，可避免反复进出关节腔。射频系统可以进入较窄的关节间隙内，操作方便，处理后所形成的半月板表面比手动器械和刨刀更加平滑，因此越来越受到手术医师的欢迎。

（三）手术技术

手术采用常规入路，但是可以做适当的调整，以方便操作为原则。建立第二个入口时使用腰穿针穿刺，可试探半月板损伤的部位，观察器械是否容易到达。对于内侧半月板后角撕裂，由于内侧股骨髁较大，内侧胫骨平台的弧度较深，因此设置内侧入路要偏低，使器械容易处理病变，而设置外侧入路要偏高，使关节镜的观察更加全面。在术中需要随时交换关节镜和器械入路，从不同的角度观察半月板损伤部位，利用器械处理病变部位。

术中需要反复使用探针探查，并结合术前诊断的撕裂部位，全面检查和重点检查相结合，避免遗漏病变。半月板后角的病变容易遗漏，并且手术困难，需要特别关注。对于关节较为紧张的患者，内侧半月板后角的关节镜下全面检查和处理尤为困难，其实关键在于暴露。对于内侧半月板损伤，建议在手术台外侧添加挡板，置于股骨近端，气囊止血带处。在手术时施加外翻应力，可提供支点，帮助开放和暴露内侧关节间隙的后部。对于外侧半月板撕裂，将膝关节处于 4 字位，足部置于对侧小腿上，膝部向下加压，可开放外侧关节间隙。

关节镜下半月板切除术的目标：①去除不稳定的撕裂瓣；②切除缘修整成圆弧状；③尽可能保留半月板环的完整和宽度，对于保留功能具有重要意义；④防止损伤周围软骨。为了达到上述目标，在切除过程中，需要反复使用探针探查，检查切除范围和残留半月板的稳定性，防止残留病变。根据文献报道，未能发现和处理其他部位的撕裂是手术失败的重要原因。同时避免切除过多的健康半月板组织，在切除时正常半月板组织具有坚韧感，注意识别。可逐步去除半月板组织，随时用探针探查，确保保留稳定的半月板组织。按照生物力学的观点，半月板边缘纤维环具有重要的生物力学功能，因此留下连续的纤维环边缘非常重要。

最后，需要用刨刀将半月板的游离缘修整成类似于正常半月板的坡状，同时使半月板切除部位同正常部分之间具有平滑的移行面，避免术后残留机械症状。近年来，新引入的射频等离子设备有助于处理半月板，根据不同的设置可切割半月板，也可修整半月板的表面，效果优于手动设备和刨削系统。

（四）特殊类型的半月板切除术

尽管几乎所有的半月板损伤都可以使用篮钳或者刨刀采用"蚕食"的方法逐步进行切除，但是对于特殊撕裂类型，采用专门的切除技术按照顺序可安全有效地切除半月板的撕裂部分，从而可缩短手术时间，避免器械反复进出关节腔引起软骨损伤和无意中损伤正常部分。

1.桶柄状撕裂

桶柄状撕裂是一种延长的纵向撕裂，大型的桶柄状撕裂瓣可发生移位，移位于股骨髁和胫骨平台之间，甚至挤夹于髁间窝内。首先用探针探查撕裂部分，通过使用探针按压和施加内外翻应力，可使撕裂瓣复位，然后继续探查撕裂的前后方附着部。除非是小型撕裂，先用半月板剪或者窄口篮钳切断撕裂瓣的后角附着部，然后用半月板剪或者篮钳完全切断撕裂瓣的前角附着部，最好保持少量组织相连。从对侧入路内放入抓物钳或者髓核钳，在关节镜监视下抓住半月板撕裂瓣，扭转后使其从附着部撕断，将撕裂瓣整块取出，必要时可扩大入路。部分病史较长的病例，半月板撕裂瓣无法实现复位，使用上述方法时，后角切除部分往往不够充分，进一步修整困难。此时建议先基本离断前角附着部，从对侧入口内放入血管钳夹住撕裂瓣的前部，向前方牵拉，然后略微扩大对侧入口，同时放入半月板剪，或者建立第3入路来完成后方切割，最后修整切除部位，将残余的边缘修整成圆弧状。再次探查半月板的残余组织，确认完整切除。

2.放射状（横向）撕裂

对于位于半月板后角的小型放射状撕裂，使用手动器械比较容易，在直视下将半月板撕裂部分切除，并修整成圆弧状。但是，对于位于前角和体部交界处的放射状撕裂，可采用专门的切除技术，确保形成平滑的弧形边缘，避免发生应力集中效应。使用带角度的半月板剪弧形切除前角的撕裂部分，直达撕裂的顶端，保持部分相连。放入抓物钳，在直视下扭断取出前角碎片，然后用篮钳逐步切除撕裂的后方部分。探查残留的半月板组织，确定残留组织稳定。

3.瓣状撕裂

瓣状撕裂切除技术较为容易，但是仍然需要关注细节。首先使用探针探查，发现并确认撕裂瓣的基底部。然后放入半月板剪或者篮钳沿基底部进行切割，但是注意避免完全离断，保留少量半月板组织相连，从而可避免半月板碎片在关节腔内游离，自由飘动，最后放入抓物钳扭转离断后完整取出。蒂部位于后角的瓣状撕裂，基底较为宽大，可移位于后方间室内，需要仔细探查，并用探针将其复位。但是从前方放入器械可将撕裂瓣再次推入后方间室内，因此困难在于如何沿基底部切割可施加内外翻应力，用探针将撕裂瓣复位，然后松弛内外翻应力，将撕裂瓣挤夹于关节间隙内，选择合适的角度切断撕裂瓣的蒂部，或者经后方入路放入器械切断撕裂瓣蒂部，最后将半月板修整成为圆弧状。

4.夹层（水平）撕裂

夹层撕裂属于退变性撕裂，多发生于内侧半月板的后角。对于小型夹层撕裂，可以直接切除撕裂部分。对于大型夹层撕裂需要用探针反复探查撕裂范围、夹层深度、上下撕裂瓣的厚度、质地和稳定程度，确定保留上层还是保留下层，然后用篮钳进行切除。必须仔细探查残留的半月板组织，避免残留，同时注意使用刨刀和射频刀将移行部修整平滑。部分夹层撕裂的上瓣或者下瓣可发展成为瓣状撕裂，尤其是位于前角的下瓣，容易遗漏，必须确保不遗留异常组织，避免术后继续存在症状。

5.复合性撕裂

复合性撕裂通常包含有多种撕裂类型，多见于退变性撕裂，或者创伤较重、病史较长者，可联合运用前述各种手术技术进行切除。但是分次逐步切除不稳定的半月板组织更加有利，通过使用手动和电动器械，采用蚕食的方法非常实用，因为这些器械可以区分健康组织还是退变组织，篮钳具有细微的反馈，可以区分辨别退化组织与健康稳定的半月板，而半月板刨刀较容易去除退变组织，将健康半月板组织保留于原位。注意在处理外侧半月板后角时，在腘肌腱的前方应保留窄条半月板组织连接桥，避免前方部位变为不稳定。

（五）术后处理原则

关节镜下半月板切除术后的康复训练非常重要，康复过程主要取决于半月板的切除范围，以及软骨的状况。术日即开始股四头肌等长收缩锻炼，由于多数患者术前存在股四头肌萎缩，因此术后需要强调股四头肌锻炼。在获得股四头肌控制后可以开始负重，最初使用辅助装置，过渡到完全负重，一般需要 4 周时间。术后第 2d 开始活动度训练，根据患者的耐受程度，数天内进展到 90°伸屈活动范围。术后使用非甾体类抗炎药物有助于减轻疼痛与肿胀，切口处的疼痛不适可长达 6 个月。

**四、关节镜下半月板修复缝合术**

随着关节镜技术的发展，半月板手术治疗原则为尽可能保留半月板组织，其中最理想方法是尽量争取缝合破裂部位，并促使其愈合。

（一）概述

目前，关节镜下治疗半月板损伤的原则是尽可能地保留半月板组织，为了达到这个目标，对于在关节镜术中所面临的所有半月板损伤，在任何情况下，只要有可能，手术医师应首先考虑能否进行缝合修复，即使需要联合运用部分切除的情况下，当然还需要考虑手术医师的经验和器械。由于半月板切除技术简便易行，不需要特殊器械，而且近期疗效通常较佳，通常容易过多地加以选用，而轻易地放弃耗时费力的半月板修复缝合术，上述情况应加以避免。由于半月板对于膝关节的长期功能不可或缺，因此手术医师必须像重建交叉韧带一样，乐于花费时间缝合半月板。

当判断半月板撕裂是否适合缝合时，最主要的因素是撕裂的部位和形态，还需要考虑其他影响半月板愈合能力的预测因素。

1.撕裂部位与血液供应的关系

研究证明半月板的血液供应范围为周缘部分的 3～4mm，因此位于半月板周缘部位 3mm 之内的撕裂，也就是位于红区内的撕裂，是修复缝合术的理想部位。位于红—白区域内的撕裂更加常见，在修复缝合术后也具有较高的成功率，因此应该争取缝合。文献报道红—白区的复合性撕裂，采用严密细致的缝合技术，成功率可高达 75%～80%。而于白区的撕裂，通常不主张缝合。但是 Noyes 对年轻运动员的白区撕裂也取得了较好的疗效。

2.撕裂的长度

撕裂的长度与撕裂瓣的稳定性有关，小于 10mm 的半月板撕裂通常稳定，撕裂范围过大时，撕裂瓣往往不稳定，缝合后具有较高的失败率。2cm 以下的撕裂具有较高的成功率，而撕裂长度大于 4cm 则治愈合的可能性明显增大。

3.类型

垂直纵向撕裂是最适合修复缝合的形态，目前认为缝合技术已成为治疗半月板周缘部位桶柄状撕裂的标准方法。放射状撕裂和水平撕裂，对于某些年轻患者可以尝试，而退变性撕裂和瓣状撕裂应该排除在考虑之外。

4.撕裂的可复位性

能够缝合的条件是半月板复位后能够无张力地保持在原位。

5.患者的因素

（1）患者的顺从性不佳不适于修复缝合手术。

（2）年轻患者具有较高的成功率。

（3）老年患者通常伴有半月板退变，通常不适于修复缝合，尽管有文献报道对 55 岁患者施行修复缝合，但是大多数作者一般建议年龄限制在 45 岁以下。

（4）几乎所有的儿童半月板撕裂均应尝试进行缝合。

6.其他重要因素

（1）膝关节的稳定性：合并有 ACL 损伤的患者应同时施行 ACL 重建术，重新恢复膝关节稳定性，能够促进半月板缝合后愈合。对于伴有前交叉韧带的患者，在恢复膝关节的稳定性之前，应避免单独施行半月板修补缝合术，否则术后半月板撕裂治愈合的发生率极高。

（2）撕裂的病史长短：急性创伤性半月板撕裂缝合后愈合能力较好，半月板撕裂超过 8 周被认为属于慢性损伤，愈合能力不佳。

（3）内侧或者外侧半月板：根据临床观察外侧半月板缝合后具有较佳的结果，因此修复缝合的适应证相对较宽。

（4）半月板组织的质量：病史较长，多少发生卡压症状，半月板撕裂瓣反复受到损伤，或者损伤前半月板组织已经存在严重的退变，都不适于修复缝合。

半月板缝合固定术的禁忌证有：下肢力线不良；严重的关节炎（软骨损伤的程度 3° 以上）；半月板存在外凸和周缘性移位现象；患者的年龄过大。

（二）缝合技术

自从 1885 年 Annandale 首次报道半月板缝合术以来，涌现出多种半月板缝合技术和方法，可直视下或者关节镜下进行。开放修复仅限于半月板与关节囊交界处的损伤，而且损伤较大，目前已趋于淘汰。关节镜下修复技术大体可分为由内向外、由外向内和全内法 3 种。除传统手法缝合技术之外，近年来出现和发展多种全关节内缝合装置，使得缝合更加方便和快捷，但是费用较高，同时需要关注各种缝合技术的强度和牢固程度。

1.由内向外技术

由内向外技术是标准的半月板缝合方法，被 Henning 认为是关节镜下半月板缝合技术的金标准。Rosenberg 首先引入并普及双套管缝合法，使用带有两端长针的不可吸收性 2 号缝合线进行水平缝合，取得 82% 的成功率。但是，由于器械较宽使用不便，只能进行水平缝合等原因，双套管技术已趋于减少使用。目前多采用单套管技术，优点有：使用简便，可施行多种缝合方式，既可进行垂直缝合又可进行水平缝合操作；既可放置于半月板的上表面，又可放置于半月板的下表面。单套管系统包括 6 个直径 2.7mm 的套管，分为带有右侧和带有左侧弧度 2 组，每组套管具有不同的角度，分别适用于缝合半月板的前角、体部和后角。经过同一个套管分别穿入 2 根 0.24 英寸直径的 10 英寸长针，将 2-0 不可吸收缝线穿过半月板撕裂部位，穿出皮肤后切口，在关节囊外收紧缝线打结，根据撕裂部位和长度，反复上述缝合操作，完成缝合。由内向外技术的优点包括疗效的有效性已获得证实；性价比较高。缺点包括：①需要附加切口，也就是需要花费较多时间，需要助手帮助；②缝合后角时有引起神经血管并发症的可能性，因此由内向外技术比较适合于前 2/3 部分的半月板损伤；③需要较长学习曲线，练习如何放置缝线，如何收紧打结；④需要开放关节间隙，才能避免损伤软骨。

具体方法：首先施行常规关节镜检查，观察半月板损伤类型，确定需要缝合之后，将移位的半月板撕裂瓣复位，用半月板锉或者刨刀刨削和修整半月板撕裂缘和损伤区周围的滑膜组织，使创面新鲜化，有利于术后愈合。然后在损伤侧放入关节镜，尽量开放关节间隙，选择合适的套管，从对侧入口呈对角线放入套管，紧邻撕裂部位，经套管穿过带有 2-0 不可吸收缝线的第 1 根长针，然后改变套管的位置，将缝线穿入第 2 根长针，经套管再穿入第 2 针。一般使用垂直褥式缝合（缝线垂直于损伤区），去除缝针。在 2 根缝线之间行小切口，浅切开，分离至关节囊。最后，将缝线在关节囊外收紧，打结固定。需要多针缝合时，每针间隔 4~5mm 继续缝合，先缝合前方，后缝合后方，将所有的缝线同时于关节囊外打结。缝合完毕后，再次用探针探查半月板的稳定性。

注意事项：在膝关节内外侧施加内外翻应力，可以增宽内侧或者外侧关节间隙，帮助缝合操作。在进行外侧半月板缝合时，需要将膝关节处于 4 字位。在缝合半月板后角时，需要建立后内侧或者后外侧附加切口。后内侧附加切口位于内侧副韧带后方，隐神经的前方，2/3 位于关节间隙下方，钝性分离筋膜组织和内侧后方关节囊，可保护隐神经。后外侧附加切口紧邻外侧副韧带后方，2/3 位于关节间隙下方，钝性分离筋膜组织和髂胫束，钝性分离外侧后方关节囊，可保护腓总隐神经。附加切口长度约 3cm，进入关节囊后方，向后方放入拉钩，可将缝针导向前方，帮助针头从后方入口中穿出，并可保护神经血管结构。在术中可以不断调节缝合套管的位置，虽然水平褥式缝合和垂直褥式缝合方法均可采用，建议采用垂直褥式缝合法，理由是根据半月板的超微结构中以环形胶原纤维为主，垂直缝合的强度较高，并且可以在半月板的股骨面和胫骨面交替进行缝合。假如同时施行前交叉韧带重建术，先缝合半月板，然后拉紧缝线证实半月板复位良好，在重建交叉韧带之后，再将缝线系紧。

2.由外向内技术

由外向内半月板缝合技术由 Warren 首先介绍，与由内向外技术相比，其优点是：只需要简单器械，甚至只需要使用单根腰穿针或者套管针，不需要使用坚硬的套管；缝合操作相对较简便，不需要附加后方较大的切口；在缝合外侧半月板时可减少损伤腓神经的可能性，费用低廉。但是缺点也同样很明显，主要有缝合后角区域困难、具有损伤关节软骨的可能性和需要额外的皮肤切口。

具体方法：器械一般只需要腰穿针头、缝线和小型抓线钳，部分学者使用过线装置等工具。手术开始前标记关节间隙，可以帮助穿刺。在开始阶段的操作步骤与由内向外技术相同，包括常规前外侧和前内侧入口，探查整个膝关节，评估半月板，对撕裂缘进行局部处理和复位。一般需要 2 根腰穿针头，大号套管针芯是良好的替代品。在腰穿针 1 内穿入缝线，使缝线的一端从针头中少量露出，在腰穿针 2 内也穿入缝线，缝线端需要露出 10cm，然后反折，形成缝线环。从关节囊外根据关节镜光源的亮斑判断半月板撕裂的部位，并可帮助避开皮下血管，触诊确定胫骨的关节线。从关节囊外用带有缝线的腰穿针 1 向关节内穿刺，穿过半月板撕裂部和内侧撕裂瓣，针头从半月板的上表面（股骨面）或者下表面（胫骨面）穿出，用抓线钳抓住腰穿针 1 内的缝线头；在腰穿针 1 的穿刺点相隔约 5mm 处，以同样的方式穿入腰穿针 2，将其上的缝线环送入关节内。利用抓线钳将腰穿针 1 的缝线端穿过腰穿针 2 的缝线反折圈中，回抽腰穿针 2 及缝线环，将腰穿针 1 的缝线带出关节外，去除腰穿针 1，在两线端之间切开皮肤，将其在关节囊外打结。一般从最深部的撕裂部位开始穿刺缝合，逐渐向前方完成缝合。

部分学者对部分操作技术进行修改，将2枚腰穿针中的缝线端均从前方入口中引出，在入口外将2根缝线打外科方结系紧，注意避免在两线端之间夹杂有软组织。然后拉紧关节外的缝线端，可以将缝线和线结拉回进入关节内，将半月板复位后，在关节囊外系紧。某些作者质疑将线结留置于半月板表面，认为可能会引起软骨磨损，因此建议拉动线结，使其穿过半月板，拉出关节囊外，但是在技术上具有一定的难度。

注意事项：在腰穿针穿刺过程中，可使用探针帮助半月板复位，并维持其稳定，以利于顺利穿过半月板实质。可根据所用的缝合器械选择缝线，假如单纯使用腰穿针，一般使用PDS缝线或者尼龙缝线，因为缝线的质地较硬，易于穿过腰穿针，假如使用过线装置，可使用不可吸收编织缝线。在缝合半月板后角时，可以将腰穿针弯曲成带有一定的弧度，可以帮助缝合，同时可以减少损伤血管神经的可能性，但是由于缝合角度不佳，可能影响修复和愈合。根据撕裂的长度，在半月板的上下表面行垂直褥式缝合有助于改善缝合强度。

3.全关节内技术

近年来，半月板全内缝合技术迅速发展，并逐渐流行，其突出优点是完全在关节镜下完成操作，不需要附加皮肤切口，可以避免损伤皮神经；也不需要附加后方切口，可降低损伤腘窝部结构风险。但是，需要关节镜下缝合和打结技术，具有一定的难度和较长的学习曲线。

半月板全内缝合技术以缝合钩技术为代表，认为可以减少损伤神经血管结构和后关节囊被缝合的可能性。该缝合技术类似于肩关节内缝合方法，难度较大，局限于缝合半月板后角的撕裂，要求其撕裂边缘宽度不超过2.5mm。术中需要将关节镜从髁间窝伸入后方关节囊，有人建议使用70°关节镜，有利于观察后方撕裂部位。建立后内侧或者后外侧入路，并放入7mm工作套管。可选择肩关节器械中的缝合钩，一般选择带45°角的缝合钩，将0号或者1号PDS缝线穿入缝合钩内，并外露一定的数量。将缝合钩经工作套管放入后方间室内，穿入半月板与滑膜交界处，通过撕裂部，然后在半月板撕裂内侧缘的上面穿出，保留缝线，回撤缝合钩，然后从套管中拉出缝线。将缝线经套管拉出关节外，在关节镜下打结系紧。偶尔需要从前方入路中放入探针或者神经拉钩，按压住后方撕裂部，防止移动，帮助缝合钩穿入。

**五、半月板同种异体移植术（MAT）**

（一）半月板移植的适应证

对于接受过半月板全切术2年以上的患者，其主诉术膝关节疼痛和不适，临床查体半月板切除侧胫股关节关节线压痛，提示早期单间室退变的可能，可考虑选择半月板移植。术前评估因素应考虑到：年龄、活动水平、下肢力线、膝关节稳定性、关节软骨病损程度。对于年龄大于45岁、力线不良、关节软骨Ⅱ度以上改变、高活动水平及关节不稳的任何一种情况都应慎重手术。如同时存在关节不稳则应同时行韧带重建手术以恢复关节稳定性。

（二）移植物选择

深低温冻存半月板移植物是目前较理想的选择。移植物与受体半月板的匹配需通过测量患膝或健膝站立位正侧位X线片上胫骨平台的宽度来决定。最好供体与受体的侧别及所在腔室也保持一致。

（三）关节镜辅助下半月板移植的手术技术

异体半月板的固定有骨栓、骨桥及非骨块固定技术。外侧半月板的移植推荐使用骨桥技术，由于外侧半月板前后角的间距不超过 1cm，因此使用骨栓的固定方法会在胫骨隧道的制作上出现较高的失误率。内侧半月板则推荐使用骨栓技术。

1.患者的位置和初期准备

采用全麻和静脉给予预防用抗生素。麻醉后要检查有无韧带缺失后造成的不稳。患者仰卧位，下肢悬垂于手术台，大腿中部外侧放置支撑架。止血带要充盈良好。标准的关节镜入口，常规行关节镜下检查。不管采用哪种固定技术，对于内侧或外侧半月板移植初始的步骤是相似的，只是所在腔室不同而已。受体半月板缘清理至出血并保留 1～2mm 的边缘。遗留的前后角作为标志来定位隧道或骨槽的开口位置。分别在后内侧角和后外侧角做标准的由内向外缝合半月板的切口暴露。

2.钥匙孔技术（外侧 MAT）

（1）尽量保留半月板残留缘 1～2mm，在腘肌腱处除外。

（2）靠近髌腱边缘做 3～4cm 的外侧关节切口。

（3）同侧的胫骨棘部分切除以增加后角的可视范围。

（4）将钥匙孔工具的胫骨瞄准器导针平行于半月板角的附着处放置，瞄准器顶端一定要放置在胫骨后缘下 7mm。胫骨前缘插入点也应该在 7mm 水平，并且平行于胫骨表面倾角。

（5）在 C 形臂下从外侧胫骨棘处插入导针。

（6）导针指引下用 10mm 钻头钻入，长度恰好为测量好的长度。

（7）用小骨凿在紧挨着 10mm 隧道的上面胫骨棘沟处开槽，宽度 5mm。

（8）开出的槽必须至后角附着处完全开放以确保准备好的移植物顺利放置。

（9）用胫骨槽的大小不同筛选器来测试槽的通道是否标准，筛选器应该很顺畅地通过通道不需要打凿，同时退出来时也同样顺滑。

（10）移植物用两个固定杆固定于工作台上，在移植物两端分别标记进、出中心针孔并用导针穿透，移植物的圆柱状切割由先进的取芯钻完成，先钻出一半圆柱，再从另一边钻通。

（11）用测尺寸模具验证移植物能顺滑的嵌入胫骨。

（12）做后外侧 3cm 纵切口用于缝合半月板。

（13）后外侧入路的技术要点：在髂胫束后缘与股二头肌短头之间做切口，注意辨别缝匠肌腱外侧头，入口正好位于外侧半月板附着缘的前面、后面，在此部位用保护拉钩防止损伤血管神经结构。

（14）将两根牵引导线穿过移植物的后角，并将两根线在适合的位置穿过关节。

（15）轻轻地拉紧牵引线帮助移植物复位。

（16）尽管不同的半月板修复技术可用于缝合移植物，但使用最多的还是垂直缝合，缝合材料依医生的习惯选择。常规 8～10 针可完成整个移植物的缝合。二次关节镜观察结果证实有很好的愈合能力。

## 第二节　关节镜下前交叉韧带重建术

前交叉韧带（ACL）位于膝关节的中心部位，起自股骨外侧髁的内侧面后部、股骨干纵轴正后方的髁间窝内，从后上方向前下方走行，呈扇形止于胫骨髁间棘前内侧及外侧半月板前角形成所谓的"足迹"。

显微镜下观察可发现 ACL 由起止点和走行都明显不同的纤维组成，这些纤维再组成纤维束。根据纤维束在胫骨附着的相对位置及其功能，可分为前内侧束和后外侧束：前内侧束止于胫骨髁间棘的前内侧，在屈曲时紧张；后外侧束止于胫骨髁间棘的后外侧，在伸直位时紧张。这两束在膝关节伸屈活动中表现的不同紧张度，保证了膝关节在不同角度活动过程中的稳定性。

### 一、损伤机制

ACL 损伤的主要病因是运动伤和车祸伤。各种运动过程或车祸引起膝关节过伸、过度外翻外旋、内翻内旋或是胫骨相对股骨前移，均可引起 ACL 断裂。足球、篮球、滑雪、橄榄球和搏斗类运动员是 ACL 损伤的好发人群。防守移位及奔跑中踢球是足球运动员 ACL 损伤的主要原因。而篮球运动员在伸膝位着地、双足固定突然改变方向和一步急停等运动过程中，常发生内翻内旋位 ACL 损伤。球类运动员在膝关节处于伸直或过伸位时控球急转身，足固定但身体转动，胫骨对股骨的强力内旋，可以导致 ACL 后外侧束于股骨外髁附着部撕裂。在滑雪过程中，当滑雪板前端受阻，此时膝关节外翻同时胫骨外旋会发生 ACL 损伤。

### 二、ACL 损伤的诊断

ACL 损伤常有明确的外伤史，多见于非接触性减速运动、跳跃或剪切动作。损伤后早期表现为关节肿痛、活动受限，随后主要表现为关节不稳定、体育或工作中活动障碍。

临床诊断 ACL 损伤常用的体检方法有前抽屉试验、Lachman 试验和轴移试验。前抽屉试验主要明确韧带前内侧束损伤情况，Lachman 和轴移试验主要检查后外侧束损伤情况，ACL 完全断裂时这些试验大多均呈阳性。急性期由于患肢疼痛，肌肉发生保护性痉挛，查体比较困难。

X 线检查可以排除关节内骨折，并明确膝关节退行性变和下肢力线改变情况。MRI 判断 ACL 撕裂的敏感性、特异性和准确率分别为 94%、100% 和 95%，相对临床的抽屉试验阳性率的 75% 和 Lachman 试验阳性率的 89%，MRI 检查有其相当的优势。有学者将 ACL 损伤分为三度：Ⅰ度，ACL 拉长松弛但未断裂；Ⅱ度，ACL 部分断裂；Ⅲ度，ACL 完全断裂，关节不稳定或是出现半脱位。MRI 可明确 ACL 断裂情况，有助于进一步对 ACL 损伤进行分度。MRI 检查的另一目的是发现其他联合病变，如内侧副韧带、外侧副韧带、半月板和后交叉韧带（PCL）撕裂等，这比仅注意单一病变更为重要。

### 三、前交叉韧带重建技术

#### （一）前交叉韧带重建的目的

在前交叉韧带损伤之后，膝关节丧失前方和旋转稳定性，导致无法参加体力劳动和体育运动，部分患者甚至无法正常负重行走。由于关节不稳定，从而继发半月板损伤和软骨损伤，导致早期发生退行性改变。为了避免出现上述结果，必须采取手术方法，重建前交叉韧带，从而达到下列目的：①恢复膝关节的正常生物力学稳定性；②恢复膝关节的正常运动学特性；③恢复患者损伤前的生活能力和运动水平，并且回归运动后再损伤的概率无增高；④保护和防止关节软骨及半月板发生继发性损伤；⑤防止关节发生退行性改变。

（二）手术技术

1.移植物的定位

移植物的准确定位是 ACL 重建术中重要环节之一。多项研究表明，只有确定正确的重建位置，才能减小韧带拉伸，防止发生髁间窝撞击，避免膝关节活动限制，使移植物恢复原始 ACL 的解剖功能。随着对复杂的 ACL 附着部解剖知识不断深入了解，许多人试图确定真正的骨隧道位置，但是何处是理想解剖定位，历史上有多种学说，目前仍然存有众多争议。

在 19 世纪 80 年代，普遍流行等长重建的概念，所谓等长重建就是重建后在伸屈过程中移植物能够保持等长，当时认为能够避免移植物张力发生显著改变，防止移植物受到过度拉伸，从而导致失败，因此要求在术中努力寻找等长点，使移植物在膝关节伸屈过程中长度保持不变。但是，近期研究表明，在膝关节运动过程中，在解剖学上正常前交叉韧带并非是绝对等长的结构。根据 ACL 分束理论，ACL 由前内束和后外束所组成，在膝关节屈曲活动过程中，各束长度和张力会发生改变，如在屈曲时 ACL 前内束承受较高的应力，在伸直时后外束承受较高的应力。因此，目前等长的概念已被解剖位放置移植物所取代。

传统通常采用单束重建技术，已发明多种器械和方法 X 来帮助在胫骨侧和股骨侧放置导针和建立骨隧道，部分研究还采用术中透视或者摄取侧位线片来帮助骨隧道定位。但是，由于当时认识存在局限性，目前认为许多观点有失偏颇。

采用全关节镜下 ACL 重建技术，过去认为股骨隧道定位应位于过顶位，通常使用越顶导向器，经胫骨隧道进行定位。导向器带有偏置的挂钩，偏置距为 5～8mm，根据移植物和空心钻的直径加以选用，一般要求在股骨背侧应保留 1～2mm 厚度的皮质骨壁，防止移植物向背侧脱位，或者使用挤压螺钉时发生股骨隧道向后方崩塌。使用中，通常经胫骨隧道将定位器放入关节内，然后将挂钩放置外侧股骨髁的后方，最后穿入导针。过顶位通常位于原始 ACL 股骨止点的后上方，而且经胫骨隧道进行股骨隧道的定位，由于胫骨隧道的限制，假如胫骨隧道直径较小（如 8mm）或者过于陡直，经胫骨隧道将股骨定位器放置于过顶位可能会发生困难，这样将会导致移植物定位过于垂直，位于髁间窝顶部。

另一个需要关注的股骨隧道定位问题是冠状面定位，以往通常采用表盘定位法。将髁间窝认定为时钟表盘，使用表盘作为参照物，利用时针的刻度来帮助定位。最初认为股骨侧骨隧道的定位，右膝应选择时钟 11：00 位，左膝应选择时钟 1：00 位。但是，2002 年 Loh 等通过生物力学研究显示，在模拟 Lachman 试验中，股骨隧道定位于右膝时钟 11：00 点位（左膝时钟 1：00 点位）与定位于右膝时钟 10：00 点位（左膝时钟 2：00 点位）相比，两者均能提供相同的前后稳定性，但是在控制旋转稳定性方面后者更有优势。而且，生物力学研究发现，将右膝股骨定位于时钟 10：00 点位（左膝时钟 2：00 位）的单束重建与双束解剖重建进行比较，在膝关节处于 0°位、15°位和 30°位时，胫骨的前方移位无差别，在 60°位和 90°位时分别相差 1.3mm 和 1.5mm，在合并有旋转载荷时 ACL 稳定性分析无差别，因此最终的结论是单束重建定位于右膝时钟 10：00 点位（左膝时钟 2：00 点位），在膝关节处于接近伸直位时，均能够对抗前向和旋转载荷，保持膝关节的稳定性。因此，建议在冠状面上股骨隧道定位应选择较为水平的方向。但是，目前认为膝关节髁间窝内是三维结构，尽管表盘的概念简便易学，但是在描述股骨隧道的定位位置时不够精确，而且由于术中常规使用30°的关节镜，由于视向角的关系，也会影响隧道定位，导致定位于非解剖位置，因此目前提倡根据解剖标志结构和残端进行解剖定位。

为了防止移植物在髁间窝顶部发生撞击，过去往往将胫骨定位过于偏后。最初认为PCL是关节镜下胫骨隧道定位的理想参照物，胫骨隧道的中心应位于PCL前缘前方6～7mm处，部分学者还设计了定位器，在术中抵住PCL，其定位点位于PCL前方7mm，目前认为该点的位置明显过于偏后，几乎在原始ACL胫骨止点足印区的后方，因此应该避免以PCL为参照物进行胫骨隧道定位。部分学者推荐胫骨隧道定位于前交叉韧带原始止点足印区的后2/3处，也就是接近后外束的附着部位，认为有利于恢复ACL的功能。由于传统单束重建的目标是重建AM束，因此采用该定位方法可导致隧道匹配错误，由于移植物需要承受非生理状态的生理力学应力，这种非解剖ACL重建可导致生物愈合不良和生物力学性质不佳。

2.术中解剖定位

目前认为关节镜下ACL重建手术取得成功的关键是术中取得解剖定位，为了达到该目的，需要了解ACL足印区的解剖，尤其是明确ACL止点解剖结构的关节镜下表现。

传统关节镜下ACL重建术常规只使用前外侧入路，通常无法清楚地观察ACL的股骨足印区，与之相比，前内侧入口可提供髁间窝外侧壁和ACL的股骨附着部清楚视野。Zantop等报告从前内侧入路，而非前外侧入路，可观察到ACL股骨足印区位于髁间窝的较低位置上，非常接近于后方关节软骨的边缘。在髁间窝的外侧壁上存在有较大的区域可能形成非解剖隧道定位，研究提示范围可能超过65%。

临床上，定位和创建股骨隧道具有两种方法，分别是经胫骨隧道技术和经前内侧入路技术。经研究认为经胫骨隧道创建股骨隧道无法始终取得股骨隧道的解剖定位，可能导致非解剖定位，经前内侧入路定位技术的优点是能够改善定位的解剖精确性。Noyes统计122例ACL重建失败的病例，其中83%采用经胫骨隧道技术，因此作者建议采用2个独立的入路钻取股骨和胫骨隧道。Steiner报道采用经前内侧入路技术独立钻孔，重建后的移植物走行方向较为水平，而经胫骨隧道技术重建后的移植物走行方向较为垂直，在恢复膝关节正常的前方和旋转稳定性方面，前者明显较佳。但是，需要注意的是，经前内侧入路可以将股骨隧道定位于髁间窝外侧壁任何部位的自由，无法杜绝将隧道定位于高位，形成垂直走行的移植物可能性，因此仍然需要遵循解剖重建的原则。

经前外侧入口可充分观察ACL的胫骨足印区。ACL的胫骨足印区位于内侧和外侧胫骨棘之间，大部分ACL纤维位于侧位X线片可观察到的胫骨突前方。除原始ACL止点之外，另一个参考方法是外侧半月板前角后缘的延长线与胫骨髁间棘相交点，此点位于原始ACL胫骨止点的中央或者后方部分。

3.关节镜下"骨一髌腱中1/3一骨"移植物重建技术

采用腰麻、硬膜外或者全身麻醉，麻醉成功后再次检查并记录膝关节的松弛情况，并与健侧相对比。患肢膝关节屈曲90°，自然下垂，常规消毒，铺防水敷料。对于有疑问的病例，可先行常规关节镜检查，进一步证实诊断。

　　获取骨—髌腱中 1/3—骨移植物的手术技术此处不详述，然后开始准备移植物。清理骨块表面附着的软组织，用咬骨钳修整骨块边缘的毛刺，使之圆滑光顺。测量移植物的长度和直径。用特制测孔器测量移植物的直径，从而决定空心钻、骨隧道，以及所使用挤压螺钉的直径，确保牢固固定。然后用直尺测量移植物的长度，记录 2 端骨块长度和肌腱实质部的长度，并进行长度计算。用细克氏针在两端骨块上钻 2～3 个孔，每个孔避免在同一方向上，防止骨块碎裂。在各个孔中分别引入牵引线，在工作台进行预张。在松质骨面用亚甲蓝做标记，然后将获取的移植物用生理盐水湿纱布保护备用。

　　建立常规 AL 和 AM 入路，分别放入关节镜和器械，实施全面的诊断性关节镜检查，探查关节内结构，当然重点是 ACL。对于急性患者需要先清理关节内积血、血凝块和碎屑，反复冲洗以获得清晰的视野，探查和处理伴随的半月板损伤和软骨损伤。探查整个 ACL 走行，部分诊断困难者需要用刨刀清理滑膜组织，然后用探针探查，甚至在关节镜下行前抽屉试验，才能确诊 ACL 损伤。用刨刀和切钳清理髁间窝内的瘢痕组织和增生滑膜，暴露髁间窝外侧壁及其后方，并暴露 PCL，以利于定位。目前可使用电刀或者射频设备，有助于加快手术，并具有切割和止血功能。对于 ACL 残端，以往要求完全清理平整，利于分辨定位。近年来建议保留交叉韧带的残端，一方面可作为定位的参照物，另一方面认为残留的血管和神经末梢有利于术后移植物的血运再生和恢复本体感觉，但是尚缺乏实验研究证实上述优点。对于少部分病例，需要施行髁间窝成形术，用大号刮匙或者磨钻磨削和扩大髁间窝，主要是顶部和外侧壁，尤其是股骨骨隧道入口处，防止重建后移植物发生撞击断裂。

　　胫骨隧道定位器的关节内定位部分具有分叉状、腋部定位和尖部定位三种类型，后者以实际出针点为定位，而前两者以 ACL 胫骨止点后缘为定位点。通常将胫骨隧道定位器的矢状面角度设置为 40°～60°，并根据移植物的长度进行适当的调整。文献中报道胫骨隧道定位器的关节内定位点有数种参照物，包括 ACL 残端、原止点足印区、外侧半月板前角后缘延长线与内侧胫骨棘相交处。而胫骨隧道的关节外口定位于胫骨平台下方 4cm，胫骨结节内侧1.5～2cm 处，与矢状面成约 20°夹角。将关节镜放置于前外侧入口内，从前内侧入口放入胫骨隧道定位器的定位钩，根据上述定位参考，关节镜下确定胫骨隧道内口，将导向套管向前推移，使之紧贴于胫骨骨皮质，此时可显示胫骨隧道的长度。确认符合要求后，用顺胫骨定位器导向套管钻入导针，在关节镜下可见导针尖部从 ACL 定位器钩部穿出，确定定位正确。顺导针使用相应型号的空心钻建立胫骨隧道，在钻透关节时注意回缩保护关节镜头。可从关节外经胫骨隧道放入刨刀清理关节内口周围的软组织和骨碎屑，有利于移植物顺利通过。

　　股骨隧道定位器的前部呈枪刺状，具有 5～8mm 的偏置距，对于使用挤压螺钉固定的骨—髌腱中 1/3—骨移植物，需要确保具有 2mm 厚度的后方骨皮质壁。因此，假如移植物直径为 10cm，则应选择偏置距为 7mm 的股骨隧道定位器。仍然将关节镜保持于前外入口内，屈膝 90°或 90°以上，从 AM 入口或者从胫骨隧道内置入股骨定位器。关节镜下观察将股骨定位器钩端紧抵股骨髁间窝顶部后方骨皮质，并确定股骨隧道的定位点，右膝处于时钟 10：00～11：00 点位（左膝处于时钟 1：00～2：00 点位），近年来定位趋于偏低。沿股骨隧道定位器钻入带尾孔的导针，该针具有双重作用，既用于空心钻的导针，又用于引入移植物，从股骨外髁外上方经皮穿出。沿导针用相应型号的空心钻建立股骨隧道，达到所需的深度，一般为 2.5～3cm。用刨刀或骨锉打磨隧道的关节内口，清理骨渣。在整个过程中必须维持膝关节呈屈曲位，否则可能导致导针弯曲甚至断裂。

通常建议将移植物的胫骨端骨块放入股骨隧道内，将该骨块的牵引线穿入导针尾孔内，用拔针器将导针从股骨髁外侧拉出皮肤外，同时引出牵引线。在关节镜监视下引导移植物进入关节内，并将骨块引入股骨隧道内。可从内侧入口放入探针或者髓核钳帮助放入移植物，避免植入物扭曲，并使骨块的松质骨面朝向前方。从股骨侧将牵引线拉紧，屈膝120°，此时股骨隧道与内侧入口成直线，在股骨隧道的前外方扩大隧道，并放入导针，顺导针拧入股骨侧挤压螺钉。拉紧胫骨端骨块的牵引线，反复屈伸膝关节20次，使韧带与骨隧道更加贴合。保持膝关节处于屈曲30°位，拉紧胫骨端骨块的牵引线，在保持移植物的张力情况下，拧入胫骨端的挤压螺钉，需要防止移植物发生旋转及向近端移位。对于在固定时移植物是否需要旋转及其方向存有争议，部分学者认为将移植物外旋能够产生最佳的效果。

最后重新放入关节镜复查，检查重建后韧带的位置，用探针测试韧带的张力，关节镜下观察前抽屉试验，活动膝关节确定是否存在撞击，重点是伸直位与髁间窝顶部的撞击，如需要可继续扩大髁间窝。然后大量生理盐水冲洗关节腔，冲出碎屑，关节内放置引流管，逐层缝合。

使用骨-髌腱中1/3-骨作为移植物，有可能在术中面临移植物与骨隧道不匹配问题，而使用软组织移植物通常较少见。在理想状态下，移植物长度=股骨隧道长度+ACL最短长度（通常为23~24mm）+胫骨隧道长度。假如缺乏正确的术前计划，在固定股骨端骨块之后，有可能使胫骨端骨块部分或者完全外露于胫骨隧道之外，无法使用挤压螺钉获得骨隧道内牢固固定。针对该现象，文献中提出数个解决方案。其一是通过调节胫骨定位器角度，也就是调节胫骨隧道的角度和长度使之与移植物长度相匹配，Miller提出"N+7"规则，N就是两个骨块之间的髌腱长度（毫米数）加上7，以此设定胫骨导向器的角度，也可简化为当髌腱长度小于50mm时取50°角，当髌腱长度大于50mm时取60°角。但是胫骨隧道角度过大可造成隧道过于垂直，假如通过胫骨隧道定位股骨隧道，可影响后者的正确定位。其他的应对方法有：适当加深股骨隧道，将移植物在股骨隧道内放置较深；旋转移植物使之缩短；避免胫骨隧道外口定位过高；在胫骨隧道口外使用皮质外固定方式（如骑缝钉等）。

术中需要考虑的另一个问题是选择挤压螺钉的直径。在以BTB作为移植物的情况下，假如骨隧道直径与骨块的直径相同，股骨端通常选用小于股骨隧道直径2mm的挤压螺钉，而在胫骨端，由于骨质较为疏松，一般较股骨端螺钉大1mm。考虑到骨隧道与骨块直径存在差异的情况，更为明确的选择方法是，股骨端隧道直径与骨块直径相同时，选用直径7~8mm的挤压螺钉，当股骨端隧道大于骨块直径2mm以上时，选用直径9mm的挤压螺钉，胫骨端的挤压螺钉直径通常大于股骨端螺钉直径约1mm。

4.关节镜下自体腘绳肌腱移植物重建ACL技术

近年来，腘绳肌腱移植物越来越流行，通常使用微型钢板和内纽扣作为固定方式。术前准备和常规关节镜检查相同。根据肌腱长度和所采用的固定方式，可将肌腱对折成4股，或者折成更多股数，切记4股以上肌腱才具有足够的强度。在肌腱游离端用2#爱惜帮缝线行麦穗状缝合，用于牵引和固定。测量肌腱的直径和长度，确定骨钻和骨隧道的直径，并预定肌腱进入股骨隧道的长度，通常为2.5~3cm，要求不少于2cm，才能保证术后移植物与骨隧道愈合后具有足够的强度。将腘绳肌腱置于工作台上预张，力量15~20磅，持续10min，用生理盐水湿纱布包裹移植物保护备用。部分学者认为相对于 BTB 移植物，腘绳肌腱移植物预张的意义更大。

胫骨和股骨隧道的定位和建立与 BTB 技术基本相同。所建立的股骨隧道长度需要参考肌腱预定进入骨隧道的长度，通常要长于预定长度 6mm，为翻倒微型钢板提供空间。在钻入股骨导针之后，使用直径 4.5mm 空心钻沿导针钻孔，直至穿透股骨外侧髁的骨皮质，然后放入测深尺测量整个股骨隧道的长度，在关节镜下读取数值。根据肌腱移植物的直径选取空心钻，沿导针钻取移植物股骨隧道，确定微型钢板上所带聚酯纤维环的长度。例如，股骨隧道总长度为 6cm，预定肌腱移植物进入隧道内为 3cm，则微型钢板聚酯纤维环的长度至少应为 3.5cm。然后将肌腱对折放入聚酯纤维环内，在预定放入骨隧道内的长度，以及远端 6mm处，用标记笔做标志。在微型钢板的两侧小孔内分别穿入 2 根颜色各异的牵引线，在股骨隧道中放入带尾孔导针，将牵引线穿入尾孔内，将牵引线引出股骨外侧皮肤外，然后牵拉一根牵引线，使微型钢板成为纵向，将微型钢板+聚酯纤维环+4 股移植物复合体引入关节内，直至最远端的标记线进入股骨隧道内，提示微型钢板已完全在股骨外侧骨皮质之外，然后牵拉另一根牵引线，使钢板横置，然后向远端牵拉肌腱，肌腱上近端的标志线应该与股骨隧道口平齐，说明在股骨隧道内的肌腱与预定长度相同，并且股骨端固定牢固。

紧拉移植物的胫骨牵引缝线，反复屈伸膝关节约 20 次，使韧带与骨隧道更加贴合。胫骨端固定可采用多种方式，如使用 4 股半腱肌腱时，可采用内纽扣或者螺栓固定，将牵引缝线直接捆绑于内纽扣和螺栓上，并且扭动内纽扣，旋转韧带，并取得良好的张力。假如采用双股半腱肌腱和股薄肌腱作为移植物时，由于肌腱较长，外露于胫骨隧道外，可采用挤压螺钉加骑缝钉等固定方式。

### 5.4 股腘绳肌腱 Rigidfix 和 Bio-Intrafix 固定方式

近年来出现横置钉固定技术，由于通过隧道内对肌腱实行直接固定，固定牢固可靠，具有流行趋势。Rigidfix 固定系统是其中的代表类型，由 2 枚可吸收固定钉组成，直接穿入肌腱达到固定的目的。使用 Rigidfix 固定方式需要完整获取半腱肌腱和股薄肌腱，将 2 根肌腱对折后，对折端穿过 2 号爱惜帮缝线做牵引用，然后辫状编织，并在 3cm 处标记。有报道将肌腱交叉编织，并在 3cm 处缝合环扎，固定更加牢固，而且避免缝线，有利于移植物与骨隧道的愈合。然后将腘绳肌腱置于工作台上预张，力量 15～20 磅，持续 10min，用生理盐水湿纱布包裹保护备用。

采用常规方式建立胫骨隧道和股骨隧道，注意需要通过胫骨隧道定位股骨隧道，股骨隧道的深度为 3cm。然后沿股骨隧道的导针，放入 Rigidfix 固定系统的框形定位器，并进入股骨隧道内 3cm，然后拔除股骨隧道导针。将框形定位器的导向部分置于关节外侧，导向器沿导向孔放入 2 枚套管，用于放入可吸收横置钉。再次放入带尾孔的导针，引导腘绳肌腱移植物进入股骨隧道内，直至 3cm 标记处。沿套管放入 2 枚可吸收横置钉，并使其穿过肌腱移植物。最后拔除套管。

紧拉移植物的胫骨牵引缝线，反复屈伸膝关节约 20 次，使移植物与骨隧道更加贴合。将 4 股肌腱的尾端分开，将来自同一肌腱的牵引线打结套在牵拉器上，施加 15～20 磅拉力。用 4 棱扩孔器进行扩孔，然后放入 4 棱鞘管，在鞘管内拧入相应直径的挤压螺钉，直至与皮质骨平齐。假如鞘管部分外露于骨隧道外口，可用咬骨钳或者手术刀切除外露部分，并去除多余的移植物，逐层缝合切口。

术中的关键是必须保证横置钉以正确的方式穿过移植物，获得牢固固定，有数种测试方式可以确定获得牢固的固定。当放入侧方套管之后，发现关节镜灌注液从套管中溢出，说明套管与股骨隧道相通。从胫骨隧道内放入关节镜观察股骨隧道，然后从套管内穿入克氏针，可以清楚地观察到套管方向是否位于股骨隧道的中央。引入移植物到位后，令助手放松牵引线，在放入横置钉之前，分别经侧方套管插入导向钉，然后用力牵拉胫骨端牵引线，可以明确测试对移植物的固定强度。

6.单束解剖 ACL 重建

尽管已经提出 ACL 双束重建的概念，但是单束重建仍然是最常用的技术。支持单束重建的学者的理由包括双束重建在技术上较单束解剖重建更加困难，所谓"双重隧道，双重麻烦"，要求术者具备丰富的手术能力和经验；双束重建需要加倍的固定器材和费用，远较单束重建昂贵；双束重建手术的翻修更加复杂；最为关键的原因是缺乏确凿的临床证据证明双束重建的临床结果显著优于单束 ACL 重建。双束重建技术并非适用于所有病例，根据解剖的特异性，在某些情况下强力推荐使用单束解剖重建技术，目前认为，对于下列情况采用解剖单束重建技术更加合适：腘绳肌腱移植物的直径较小；ACL 的原始止点尺寸较小（<14mm）；骨骺未闭合的幼年患者；膝关节存在严重骨性关节炎改变；膝关节多发韧带损伤；存在严重的骨挫伤；较重程度的髁间窝狭窄。

生物力学研究表明定位正确的单束重建与双束重建无显著差别。Markolf 和 McAllister 通过尸体研究发现单束 ACL 重建术可产生接近于原始 ACL 的移植物力量、前后移位和耦合的胫骨旋转，增加 PL 束移植物只能轻度改善膝关节的稳定性和胫骨旋转。Ferretti 采用导航技术在 20 具尸体标本上行 ACL 重建手术，10 例单束重建和 10 例双束重建。与术前 ACL 缺失的情况相比，两种技术均可显著减少前后移位和胫骨外旋（$P<0.05$），两组胫骨前后移位和胫骨内外旋未发现存在差异。大量临床研究表明双束重建技术临床结果并不占优势。

因此，关键的重点在于解剖重建，目前认为解剖重建的概念应该运用于所有的 ACL 手术，无论是单束重建，还是双束重建，以及翻修手术和单束加强重建等。单束解剖重建术的目标是将单束移植物放置于原始 ACL 的股骨和胫骨解剖足印区，要求解剖定位股骨隧道和胫骨隧道。当 ACL 双束纤维中只有 1 束断裂时，无论是 AM 束或者 PL 束撕裂，需要保留未累及的纤维束，原则是撕裂哪束，重建哪束，用单束重建加强部分损伤的 ACL，此时要求前内束对前内束、后外束对后外束。

对于完全断裂的患者，单束解剖重建将隧道定位于原始 ACL 胫骨和股骨足印区的中心，要求中心对中心，部分学者建议单纯重建前内束。此时的移植物较为水平，当膝关节处于伸直位时，移植物不会与髁间窝顶部、PCL 和髁间窝外侧壁发生撞击，更加接近于 ACL 的动力学。在传统的观念中，由于担心移植物发生撞击，过去通常将胫骨隧道定位于偏后的位置（接近于 PL 束的止点），将股骨隧道定位于 AM 束的高位，这样就会造成隧道匹配错误。在这种状态下，处于非解剖位的移植物将会承受非生理状态下的生物力学应力，可导致移植物愈合不良和失效，术后生物力学性能和临床疗效不佳。

单束解剖重建股骨隧道的目标是在 ACL 足印区的中心或者 ACL 的原始止点上，钻取适当直径的隧道。在手术过程中，需要仔细观察软组织和骨性标志物，细致探查 ACL 的撕裂类型，并确认原始 ACL 的止点。术中将膝关节屈曲 90°位，经前外侧入路使用 30°关节镜向下观察，可取得 ACL 胫骨足印区的最佳视野。利用定位器可将胫骨隧道定位于 ACL 足印区的中央，并建立适当方向的胫骨隧道。目前认为保留 ACL 的残端，有助于术后移植物的愈合和恢复本体感觉。为了更好地观察股骨附着部，当膝关节处于屈曲 90°位，可将关节镜放入前内侧入路内观察，用电凝装置或者射频设备清理髁间窝外侧壁，避免使用磨钻行髁间窝成形，否则将会破坏髁间窝的正常解剖，影响股骨隧道的定位。原始 ACL 的股骨足印区位于髁间窝外侧壁上的外侧髁间嵴和下方关节软骨边缘之间。可用弯头骨锥在该足印区的中央做一个标志，使骨隧道尽可能多地占据足印区。令膝关节处于高度屈曲位（120°），经 AM 入路或者采用双切口技术由外向内钻取股骨隧道。

7.ACL 解剖双束重建技术

尽管传统的 ACL 单束重建可以使患者成功地恢复体育运动，但是对传统单束 ACL 重建的中期随访研究发现高达 90%的患者出现关节退行性改变的放射学证据。生物力学研究显示，采用单束重建技术，即使将移植物放置于解剖部位，仍然无法全面恢复膝关节的正常旋转动力学。

通过尸体研究发现 ACL 由两个功能束所组成：前内束（AM）和后外束（PL），AM 束的长度约为 PL 束的 2 倍，两束的横截面直径基本相同。因此，部分学者提出双束重建的概念，要求在术中分辨及标识 AM 束和 PL 束的解剖位置，用于隧道位置的解剖定位。在膝关节伸屈运动过程中，ACL 两束股骨止点的方向会发生改变，这个重要概念以往被忽视。在膝关节处于屈曲接近 90°位时，AM 束和 PL 束的股骨止点处于水平方向；当膝关节处于伸直位时，两者变为垂直方向。在关节镜术中通常将膝关节置于屈膝 90°位，因此此时 AM 和 PL 束处于水平方向。

ACL 双束重建之前，应根据患者特异的解剖特点，做出单束还是双束 ACL 重建的决定。需要指出的是双束 ACL 重建并不一定意味着解剖重建，目前要求在双隧道定位时，遵循原始解剖止点作为指导解剖定位原则，实施解剖双束 ACL 重建。需要使用 3 个入路：前外侧入路（LP）、前内下入路（MP）和附加内侧入路（AMP）。将关节镜置于 MP 入路内，可以清楚地观察 ACL 的股骨止点，经 AMP 入路工作，并建立股骨隧道。解剖双束 ACL 重建术本质上是"止点手术"，辨别正确的隧道定位解剖结构，是手术的关键步骤，需要在切除 ACL 残端组织前施行。用射频设备标记原始 ACL 每束的股骨和胫骨解剖止点，注意保留各束的边界，可作为定位标志，测量 AM 束和 PL 束的长度和宽度，根据每个患者的解剖制订个体化手术方案。通常不进行髁间窝成形术，避免因髁间窝成形而破坏 ACL 股骨端的解剖定位。

双束重建技术需要完整获取半腱肌腱和股薄肌腱，部分学者建议获取双侧半腱肌腱，以保证具有足够的直径和长度。根据所取肌腱的长度，对折或者 3 折，部分学者甚至形成 4 折，分别测量直径和长度，选择作为前内束和后外束的移植物，注意移植物长度不宜短于 7cm，然后工作台上预张备用。双束重建技术的理想骨隧道定位仍具有较大的争论，文献报道中有多种定位技术和器械，尚不统一。如前所述，将关节镜放入前内入路内观察，建立附加内下入路，经该入路先定位后外束的股骨隧道中心点，通常可根据残端的位置，假如患者为陈旧性损伤，残端已消失，定位点是膝关节屈曲 90°位，股骨外髁软骨缘最低点上方约 8mm 处。

经前内束胫骨隧道定位前内束的股骨隧道位置，其优点是可以形成较长的骨隧道，并与PL束的股骨隧道相偏离。但是，某些时候经胫骨隧道无法到达解剖止点，需要通过前下内侧入路钻取AM股骨隧道，此时膝关节必须保持高度屈曲位。放入导针后，使用相应的空心钻建立股骨隧道。关节镜置于前外侧入路可清楚地观察ACL胫骨止点，经前内侧入路放入常规胫骨定位器，依据ACL胫骨残端分别定位前内束和后外束，放入导针后，按相应的直径分别建立骨隧道，注意其胫骨隧道外口必须有间隔1cm骨桥，以避免挤压螺钉固定时发生隧道壁骨折融合。微型带袢钢板是唯一适用于双束重建技术的固定方式，测量骨隧道深度，选取适当长度的纤维环。首先引入后外束移植物，翻转微型钢板完成固定，然后引入前内束移植物，也采用微型钢板固定。研究发现，当膝关节完全伸直时，PL束的张力最高，当膝关节屈曲时该束转为松弛；而AM束的张力在当膝关节处于45°～60°时达到其最高点，并在整个活动范围内均处于紧张状态。因此，术中必须在上述屈膝角度分别固定AM束和PL束移植物，以便最大限度地恢复原始ACL各束的张力类型。因此，选择在屈膝10°位拉紧后外束移植物，用挤压钉固定其胫骨端；在屈膝60°位拉紧前内束移植物，用挤压钉固定其胫骨端。

## 第三节 关节镜下后交叉韧带重建术

膝关节后交叉韧带（PCL）是保持膝关节稳定的重要结构之一，断裂后将会引起膝关节后向不稳及旋转不稳，从而影响膝关节的整体功能，并会导致一系列继发病变，损害关节内其他结构、加重损害，严重者可引起膝关节病。近年来，随着对PCL解剖、生物力学特征、生理功能作用、伤后自然转归、对膝关节功能的影响、重建替代物的选择、重建生物力学、重建韧带生物学转归等方面研究的深入，对PCL损伤的认识有了新的发展，临床诊治水平有了进一步提高。目前，随着现代膝关节镜微创外科技术的发展完善，关节镜下进行PCL重建技术不断成熟并在逐渐深入开展。

### 一、PCL的基本解剖与功能

（一）解剖特点

PCL与ACL协同作用，共同保证膝关节的稳定性与运动功能。PCL在膝关节内走行与ACL相交叉，下止点（起点）起于胫骨髁间后窝后部，约在关节面下0.5cm处，然后斜向内上方向走行，上止点（止点）止于股骨内髁髁间侧面前内侧部，附着部呈圆弧形，长约2.0cm。PCL分为前外、后内两束。前外束位于外侧，在屈膝位时紧张；后内束位于内侧，在伸膝位时紧张。PCL较粗大，粗细程度约是ACL的2倍，平均长为3.8cm，宽1.3cm。

（二）主要功能

PCL作为膝关节主要的稳定结构，在整个膝关节活动中起着运动轴心的作用。其主要作用为限制胫骨后移，保证膝关节的后向稳定作用。同时可以限制胫骨过伸，并有一定程度的限制小腿内旋、内收、外展的作用。正常情况下，PCL完整，膝关节不会出现不稳。如果PCL断裂，膝关节失去以PCL为轴的旋转作用，除出现膝关节后向不稳外，也可出现后侧旋转不稳。

## 二、损伤机制

任何造成 PCL 受力的暴力与创伤均可引起 PCL 损伤。

### （一）过伸伤

膝关节在过伸受伤中，PCL 首先受累，常易造成 PCL 损伤，而 ACL 正常，但如果暴力过大，也可引起 ACL 断裂，同时引起后关节囊严重损伤。过伸伤同时并有内收内旋损伤时可并发外侧副韧带损伤，过伸伤时的应力点位于胫骨上端前方，同时产生胫骨后移位应力，致使 PCL 损伤。

### （二）前后移位损伤

屈膝位时小腿（胫骨）受到由前向后的暴力作用，致使 PCL 承受向后的损伤力，以致损伤。PCL 损伤与 ACL 不尽相同。ACL 损伤常易合并内结构损伤（屈膝外翻伤所致）。PCL 伤常单独发生，合并伤多以外侧结构为多。根据临床经验，合并侧方结构损伤时，暴力多较大，同时有旋转损伤。如果出现膝关节脱位，常引起 PCL 与 ACL 同时断裂，同时并发侧方韧带结构损伤。

### （三）旋转翻损伤

当此暴力过大时会导致 PCL 断裂与其他韧带的合并损伤。

### （四）内外翻损伤

导致内外侧结构损伤，暴力过大时会导致 PCL、ACL 合并损伤。

## 三、临床表现及诊断

PCL 损伤主要表现为膝关节功能性后向不稳及向侧方旋转不稳，以及由于膝关节不稳所继发膝关节内结构损害而引起的症状。膝关节早期不稳可以在伤后不久很快就出现，是由于膝关节失去韧带后向稳定作用所致。膝关节后期不稳可以在伤后较长时间内出现，由膝关节失去后向稳定结构，膝关节周围肌肉韧带的稳定作用失代偿所致。

### （一）病史

均有膝关节损伤史，伤后出现膝关节后向不稳定而影响运动功能。

### （二）查体

主要有：①出现由于膝关节不稳继发膝关节内结构损害的体征，如肌肉萎缩、软骨损伤、半月板损伤的体征；②后抽屉试验阳性；③后向旋转不稳检查阳性；④重力试验阳性（胫骨因重力作用而下沉，致使胫骨上端明显凹陷，胫骨结节较健侧明显低下）；⑤反向轴移试验阳性；⑥股四头肌收缩试验阳性等。

### （三）X 线检查

对于带有部分骨质的起止点撕脱损伤有诊断价值，对韧带实质部断裂诊断意义不大；可以发现或除外其他骨性结构损伤；膝关节后向应力（后抽屉试验）侧位 X 线片可见胫骨明显后移。

### （四）KT-1000（KT-2000）

检查后向松弛明显。

### （五）MRI

PCL 正常信号改变，增粗、断裂、迂曲或消失等改变。

（六）膝关节镜检查

可以明确诊断 PCL 损伤情况，镜下可表现为损伤的 PCL 张力明显减弱或吸收消失，急性损伤时可发现断端。

## 四、PCL 重建的手术技术

### （一）PCL 重建的胫骨后方嵌入固定技术（Inlay 技术）

PCL 重建手术的胫骨后方嵌入固定技术由欧洲人 Thomann 和 Gaechter 首先报道，而美国人 Berg 报道相似的技术。Inlay 技术需要在膝关节的后方附加切口，将移植物的骨块固定于 PCL 的胫骨止点处。最初 Inlay 法应用于单束重建技术，后来经过改良，将移植物从中间劈开，可以完成双束重建。Inlay 技术的优点是可将移植物固定于解剖位置，更加符合解剖重建；能够消除经胫骨隧道技术中移植物在胫骨后方骨隧道出口处的锐角返折，即 killer 角；直视下手术，减小血管损伤概率；位于胫骨端的移植物是骨与骨固定，愈合较快；生物力学实验数据支持具有较佳的结果。其缺点包括必须在后方增加切口，因此不属于全关节镜下手术方法，需要术中改变体位，术中手术人员操作不便。胫骨侧骨块固定使用螺钉或者骑缝钉，股骨侧的固定方法可采用挤压螺钉、Endobutton、骨桥技术等。

Inlay 技术和经胫骨隧道技术相比较，究竟哪种手术更加牢固和有效，目前尚不清楚。生物力学研究发现在术后即刻两种技术的膝关节松弛度的差别不大，但是在承受循环载荷之后，经胫骨隧道组的松弛度加大，膝关节的前后位移会增大，认为经胫骨隧道技术的 killer 角对于移植物的影响较大。Bergfeld 等体外生物力学研究报道结果，共 31 对移植物分别经胫骨隧道技术和 Inlay 技术施行 PCL 重建，移植物直径无显著差别。在承受循环载荷之后，10 个经胫骨隧道技术的移植物在 killer 角处变细、延伸和失效，因此认为 Inlay 技术的后方稳定性更强，可减少移植物破坏或断裂，减少移植物总体延长。但是回顾性临床研究认为经胫骨骨道技术和 Inlay 技术对于恢复膝关节的稳定性方面无差异。Seon 等通过临床研究发现两种技术的临床疗效基本相同，应力下 X 线检查结果无显著差异，因此认为两种技术均能取得满意的稳定性。MacGillivray 等报道两种技术的 2 年随访报道，在后抽屉试验、KT-1000、功能测试、多种膝关节评分均无显著差异，因此认为两种技术都能有效恢复膝关节的稳定性。

1.移植物的选择

准备双束重建移植物，劈开的异体跟腱移植物是首选；劈开的自体或者异体股四头肌腱移植物是次选；劈开的异体髌腱移植物，尽管其移植物体积较大，但是其长度与原始 PCL 之间的匹配存在困难，以及将股骨端的两个骨块放入髁间窝和股骨隧道内会发生困难，不建议使用。在解剖研究中发现前外束较为粗大，因此通常为前外侧束 11mm，后内侧束 9mm。

2.手术技术

患者需要取侧卧位（患侧朝上），或者术中变换体位，由仰卧位变为俯卧位进行操作，便于膝关节前部和后部的手术操作。在选择侧卧位手术时，髋关节外展外旋 45°，膝关节屈曲 90°，进行膝关节的前方操作，包括肌腱和关节镜下股骨隧道的建立。当完成膝关节的前方部分的操作之后，膝关节完全伸直并轻度外旋，以利于充分暴露膝关节后方。如果在仰卧位进行前方关节镜操作，在进行膝关节操作时，必须将体位改变为俯卧位以暴露膝关节后方。

建立标准的前下外侧入路放入关节镜，尽可能地将前下内侧入口靠近髌骨，有助于关节镜进入后方关节间室内。首先探查和处理半月板和软骨病变。当膝关节处于屈曲位时，建立后内侧入口，用于放入 30°关节镜，结合前方入路，全面探查 PCL，确定完全撕裂。用刨刀切除 PCL 残端，保留其足印区的前缘，作为 Inlay 的参照点。将关节镜置于前下外侧入路内，使用 PCL 导向器建立股骨隧道，其定位中心为股骨内侧髁的股内侧肌后缘，在 PCL 的解剖止点处，以由外向内的方式建立前外侧束和后内侧束隧道。

根据 Burks 和 Schaffer 报道，后方切口从腓肠肌内侧头向外侧的斜行切开，注意避免损伤走行于腓肠肌内侧头和半膜肌之间的腓肠神经。切开腓肠肌内侧头，将腘窝内神经血管结构向外侧牵拉。纵向切开后关节囊，暴露 PCL 胫骨止点，并凿出一个骨槽。延长前内侧入口，使得移植物可以穿过。将移植物的骨块放入骨槽内，用 6.5mm 的 Washer 螺钉固定。分别将前外侧束和后内侧束引入股骨隧道内，在屈膝 90°位，施加前抽屉力量，重新恢复正常的胫骨前方台阶，选择适当的方法完成股骨端固定。

（二）经胫骨隧道的 PCL 单束重建技术

经胫骨骨道技术由 Clancy 等推广介绍。需要特殊的瞄准导向装置，由胫骨近端的前内侧向胫骨后方的 PCL 胫骨止点处钻取骨隧道。单束重建的主要优点有技术相对较容易，手术时间较短；对韧带长度的依赖性相对较小。其主要缺点是位于后方返折处可损伤移植物。当患者仰卧时，胫骨上端后沉可对移植物施加压力，最后可能导致松弛。

1.获取和准备移植物

可使用自体 BTB、股四头肌腱和腘绳肌腱，或者同种异体移植物。移植物准备完毕后，测量其直径和长度，以确定相应空心钻型号。置于工作台上，留置牵引线并预张。移植物总长度至少应达 9cm，最好能够达到 10cm 以上，因为 PCL 关节内长度需要 30～35mm，两端在骨隧道内长度至少应保留 20mm，防止移植物过短，无法牢固固定。

2.常规关节镜检查

患者取仰卧位，可采用全麻或者区域麻醉，麻醉后再次检查患肢和健侧的稳定性。大腿根部使用电动止血带，患肢屈膝 90°下垂，消毒和无菌防水手术单包裹铺单。建立常规 AL 和 AM 入路，施行系统正规的关节镜探查，处理合并损伤。部分学者认为应该在接近髌腱旁建立高位前外侧入路和低位内侧入路，可防止股骨髁和胫骨髁间棘阻挡，方便进入后关节囊内，有利于观察。重点是探查 PCL，但是由于 PCL 股骨附着部分的表面有大量滑膜和脂肪组织覆盖，尤其是陈旧损伤的患者，断端有大量瘢痕增生和粘连，再加上前方有 ACL 阻挡，因此关节镜下观察和诊断 PCL 损伤存在困难。部分患者可存在 ACL 假性松弛，内侧半月板后方移位，内侧间室和髌股关节骨性关节炎改变等间接征象。

在术中附加后方入路，便于更加清楚地观察到完整的 PCL，并具有保护后方神经血管结构的功用。后外侧入路与后内侧入路相比，由于存在后方中间纵隔的阻挡，建立相对困难，因此通常采用后内侧入路，必要时才经外侧入路清理后纵隔，可以更大范围地观察后方间室，以方便操作。在关节镜监视下建立后内侧入口，通过使用转换棒技术，将关节镜置于后内侧入口内，可观察到 PCL 全貌及其胫骨止点部。

3.清理

清理关节腔，前方主要清理髁间窝，去除黏膜韧带，注意保护 ACL，用刨刀去除覆盖 PCL 表面的滑膜和脂肪组织，去除炎性和增生组织，松解粘连，去除 PCL 残端及其股骨起始部，暴露足印区，以便定位，可以使用射频设备在确定定位处做出标志。将刨刀经 PM 入口进入后方关节腔，清理 PCL 胫骨残端及瘢痕粘连组织，切除 PCL 后方部分直至完全暴露 PCL 胫骨止点部，并为置入定位器开创空间。目前主张保留 PCL 部分止点，有助于术后生长和神经分布的恢复。对于部分 PCL 损伤的病例，也主张保留未损伤部分，只对损伤部分进行重建。

4.建立胫骨隧道

将关节镜置于后内侧入路内，可清楚地观察到 PCL 胫骨止点处。经内侧入路放入 PCL 胫骨定位器，将定位臂的尖端置于胫骨后方凹陷略微偏外侧的 PCL 足印区，部分学者建议放置位置略偏远端。定位臂上的数值表示定位点位于胫骨平台下方的距离，一般为 15～20mm。使用关节镜下导向器，将导向器锁定于 45°～60°，部分学者习惯采用较大的角度，原因是可以加大后方拐角，有利于移植物顺利通过后方返折处和降低杀手拐弯的危害。

将胫骨定位器的导向套管放置于胫骨近端的前内侧面，约位于胫骨结节内侧 1cm 处，以及胫骨嵴和胫骨后内侧缘的中点。此处皮肤应事先切开予以暴露。从导向器上可读出胫骨隧道的长度，导向器套管的长度加上骨隧道的长度，就可以确定导针到达胫骨后方骨皮质所需要的长度，将导针固定于电钻上，其外露的长度为上述总长度加上 5mm，确保导针不会穿透后方关节囊，误伤血管神经。沿导向器套管钻入导针，关节镜可观察到导针从 PCL 胫骨后缘止点处穿出。去除导向器，保留导针。经前内入口放入保护装置，阻止导针继续前进。用与移植物直径相同的中空钻，沿导针建立胫骨隧道。用刮匙和骨锉将骨隧道的后方入口修整平滑，以免对移植物造成不良影响。

5.建立股骨隧道

与胫骨隧道定位相比，股骨隧道的定位更加能够影响术后膝关节的运动功能。股骨起始部具有较大的范围，对理想的股骨隧道定位仍存有争议，重建后的移植物无法完全复制 PCL 复杂的解剖。对于单隧道 PCL 重建的股骨隧道定位主要有 2 种意见：①移植物定位于等长点；②重建 PCL 的主要解剖束，也就是前外侧束，但是这样会导致隧道定位于非等长点。目前强调重视重建前外束，理由主要有 3 点：首先，在 PCL 的两束中前外束强壮，其强度和刚度为最佳；其次，在屈膝过程中前外束是主要的后向稳定结构，研究表明在屈膝 90°位，前外束的功能作用大于后内束；而且在 PCL 损伤时，后内束后方的半月板股骨韧带常常保留完整。

根据 Morgan 等学者的研究报告，前外束位于股骨内侧髁外侧壁软骨缘的后方 10mm，髁间窝顶部软骨缘下方 13mm 处。因此，股骨隧道内口的中心点应位于表盘 11：30（右膝）位或者表盘 12：30（左膝）位，与软骨缘相距 10mm 处，假定移植物直径为 9mm，则股骨隧道的前缘与软骨缘相距 6mm，该处为 PCL 前外束的原始足印区。也有学者主张定位于髁间窝的表盘 14：00（右膝）位或者表盘 10：00（左膝）位，距离股骨内侧髁软骨缘后方 8～9mm 处，该部位代表两束的中间位置。

股骨隧道的建立又可由内向外和由外向内两种技术。采用由内向外技术时，从前外入路定位前外束的中心点，钻入导针，然后顺导针向外钻入相应的中空钻。采用由外向内技术时，需要在内侧股骨髁的内侧附加约 1.5cm 的小切口。从前内入口置入股骨定位器的定位臂，确定前外束的中点位置，将导向套管固定。沿导向套管钻入导针至髁间窝的内侧壁。关节镜下观察位置正确后，顺导针用相应的空心钻建立股骨隧道。部分学者认为由外向内技术可以确保股骨隧道的适当定位和方向，并能减小移植物的切应力。

假如选择使用微型翻转钢板作为股骨端的固定方式，必须采用由内向外技术。将膝关节屈曲，关节镜置于前内侧入口内，经前外侧入口置入定位器，向前述定位点置入导针，穿过内侧髁。沿导针用 4.5mm 的中空钻头扩孔，测量股骨隧道的总长度，一般只有 35～45mm。然后沿导针以相应直径的骨钻建立股骨隧道，注意中空钻头应该沿导针轻柔旋转前进，直至骨隧道内口处，然后才开动电钻，可以避免损伤外侧股骨髁软骨和髌下脂肪垫。内侧股骨髁的骨皮质较薄，防止过度用力，钻透内侧股骨髁，将无法使用微型钢板固定。深度应少于总长度 0.5cm，一般为 2.5～3.0cm。假设移植物在股骨隧道内的长度为 20mm，韧带环为 5mm，余留 7mm 长度作为微型钢板的翻转长度，股骨隧道的总长度必须为 32mm，并在 20mm 和 27mm 处标记韧带。用磨钻或者刮匙修整股骨隧道内口，使之平滑，使移植物易于通过并防止磨损。

6.通过和固定移植物

清理胫骨和股骨隧道的关节内口之后，从后内侧入口置入关节镜。在关节镜监视下，将钢丝穿过胫骨隧道，引过牵引线，通过胫骨隧道将移植物送入关节内。从股骨隧道内引出移植物的牵引线，然后将移植物送入股骨隧道内。在股骨内侧髁外翻转微型钢板，或者用挤压螺丝固定股骨端。拉紧胫骨端移植物的牵引线，伸屈活动膝关节 20 次后。在屈膝 90°位，施加前抽屉力量状态下，使用 10～20 磅的力量拉紧移植物，固定其胫骨端，必要时可采用双重固定。观察和探查重建后的 PCL 韧带，检查其位置和张力，观察 ACL 恢复张力可证实后方移位得以纠正。大量生理盐水冲洗关节腔，放入引流管，闭合各个切口。

（三）关节镜下 PCL 双束重建技术

经过长期临床观察，经胫骨隧道单束 PCL 重建手术的主观临床疗效总体上不错，但是部分病例膝关节后方稳定性的客观改善不满意。经过研究认为早期认识和正确诊断 PCL 及其伴随损伤、更加精确地复制移植物的位置，以及重建 PCL 各个成分的所有功能，可能会改善临床效果，是改进 PCL 疗效的未来发展方向。因此，PCL 双束重建技术越来越流行，目前认为通过增加重建后内束，可获得解剖重建 PCL，从而达到更好的后方稳定性。PCL 双束重建技术的优点包括：①分别重建 PCL 的前外束和后内束，充分恢复 PCL 的功能解剖和生物力学机制；增加后内束可更好地模拟 PCL 的解剖，从而有利于产生更加正常的后方稳定性；②在膝关节伸屈活动中，各束具有不同的张力，对抗在不同的时刻出现张力高峰；③增大肌腱与骨隧道的接触面积，有利于愈合。尽管 PCL 双束重建技术在理论上具有上述优点，但是临床疗效仍有争议。PCL 单束和双束重建技术的对比研究显示，双束 PCL 重建技术在松弛度方面可获得部分改善，在屈膝 0°～30°时，改善 1～2mm，但是代价是增加移植物的力量，其长期结果仍尚待观察。PCL 双束重建技术的缺点包括：①由于需建立 2 组骨隧道，因此延长手术时间；②手术技术难度较高，双束可导致双重麻烦；③固定费用增高。

从文献报道中，具有多种双束重建技术，主要有：胫骨双隧道和股骨单隧道，胫骨单隧道和股骨双隧道，胫骨和股骨均为双隧道（四隧道重建技术）。

1.获取和准备移植物

通常需要使用自体半腱肌腱和股薄肌腱、自体股四头肌腱，或者异体移植物，由于需要较长较粗的移植物，使用异体移植物可提供更多的选择。加入使用自体移植物，由于前外束较粗，可利用双股或者 3 股半腱肌腱，一般直径 7～8mm；而股薄肌腱较细而短，对折后可用于重建后内束，一般其直径为 5～6mm。分别在肌腱工作台上准备上述 2 根肌腱，缝合牵引线，测量肌腱直径，并根据隧道长度做出标记，工作台上预张备用。

2.胫骨端定位和建立胫骨隧道

采用标准的膝关节镜入路。进行彻底的关节镜检查和评估，重点是彻底评估探查 PCL。发现 PCL 的撕裂部位，并用滑膜刨刀清理覆盖组织和残端。建立后内侧入路并放入关节镜，帮助清理整个 PCL 胫骨止点处，在关节镜监视下精确定位胫骨隧道。

PCL 胫骨止点位于胫骨后方，胫骨平台面下方 1.5～2.0cm 处，其足印区呈椭圆形，在该区域需要使用胫骨定位器帮助建立 2 个胫骨隧道。总体上，后内束应位于偏内侧，而前外束应位于偏外侧，但是关于胫骨隧道的内口定位方式具有不同的报道。Masino 等报道前外束定位于胫骨后髁间窝内缘于胫骨髁间嵴之间的中点处，后内束与之相平行，定位于内侧，使两个骨道之间具有 3～4mm 的骨桥。国内赵金钟等报道前外束定位于胫骨平台下方 10mm，PCL 胫骨止点足印区的外缘，后内束位于胫骨平台下方 10mm，胫骨足印区的内侧缘。通过解剖研究发现 PCL 胫骨止点的前外束与后内束基本上呈上下排列关系，前外束位于后内侧髁间窝的前上外位置，而后内束位于后侧髁间窝的后下内位置。因此应该将前外束的骨隧道定位于 PCL 足印区的外侧近端部分，而后内束的骨隧道定位于 PCL 足印区的内侧远端部分。

将 PCL 导向器的定位臂经髌下前内侧入口放入膝关节后方，分别置于关节镜确定的后内束和前外束的骨隧道位置中心点处，从前方向后方经套筒钻入导针，使用关节镜监视证实导针的定位，必要时可在术中使用 X 线透视监视。注意两个骨隧道之间至少具有 2mm 的骨桥，防止骨隧道坍塌。用弧形 PCL 保护器套住导针的尖端，有助于保护血管神经结构。沿导针分别用相应直径的空心钻建立骨隧道，部分学者建议采用手工完成胫骨隧道最后部分的钻孔，然后用专用骨锉修整骨隧道的边缘。

3.股骨端定位和建立股骨隧道

Mannor 等对 12 具膝关节标本行双束重建，研究移植物的位置与张力之间的关系，发现改变股骨隧道位置可明显影响膝关节的生物力学性能，因此股骨端隧道定位更为重要。清理 PCL 的股骨起始部，以便准确地确定股骨隧道的入点，可用射频刀电凝标记 2 个骨隧道的中心点。伸屈活动膝关节观察其相对关系，在伸直位后内束骨隧道内口应位于前外束骨隧道内口的后方，在屈曲位，正相反，应位于其前方。膝关节屈曲 90°位，前外束位于表盘 11：00～11：30（左膝）位或者表盘 12：30～13：00（右膝）位，内侧股骨髁软骨缘后方 8～10mm 处。后内束位于前外束的下方和稍偏后方处，位于表盘 9：00 位（左膝）和表盘 3：00 位（右膝）。上述 2 个定位均应位于 PCL 股骨止点的足印区内。部分学者认为前外束定位于股骨髁间沟中线内侧 1.5cm，关节面后方 1cm 处，后内侧束位于前外侧束后内 1cm 处。

采用由内向外法建立股骨隧道。在膝关节屈曲 90°位，关节镜放入前内侧入口内监视，经低位前外侧入口放入双束导向器，置于前外束骨隧道定位中央处，经导向器的套管钻入导针，经过股骨内侧髁，从膝部内侧的皮肤中穿出。移除导向器，用 4.5mm 的中空钻钻孔，使用测深器测量骨隧道长度，以相应直径的蘑菇头空心钻扩大骨隧道，直至适当的深度。用相同的技术建立后内束骨隧道，注意在钻孔后，两个隧道之间必须保留适当的骨桥（大约

2mm）。注意确保避免损伤关节面，用刨刀清除和排出碎屑，减小脂肪垫的炎性反应和关节粘连的可能性，隧道口使用骨挫平整。

4.引入移植物并固定

经胫骨隧道分别将过线装置穿过胫骨隧道，进入膝关节内，然后用关节镜抓钳从股骨隧道内拉出。先引入后内束，然后是前外束。将移植物的牵引线穿入过线装置的线环内，拉动牵引线，牵拉移植物直至正确的位置，直至其上的微型翻倒钢板固定于股骨内侧髁骨皮质外。伸屈膝关节，观察后内束和前外束的相对运动，在屈曲90°～100°时，后内束应位于前外束的下方，当膝关节伸直时，后内束移动到较为偏后的位置上。

将膝关节完全伸屈约25次，使各束肌腱得到预张，并且与骨隧道更加贴合，然后固定胫骨端移植物。在膝关节屈曲70°～90°位时，胫骨保持前抽屉位时，10～20磅的牵拉力量下，固定前外侧束。在膝关节屈曲15°～30°，胫骨保持前抽屉位时，10～20磅的牵拉力量下，固定后内侧束。用可吸收螺钉完成隧道口内的主要固定，必要时可采用双重加强固定。

大量生理盐水冲洗关节腔，清理碎屑。分别从前方入口和后内侧入口观察重建后的PCL韧带。放入引流管，闭合切口。

## 第四节　人工肩关节置换术

肩关节（盂肱关节）的严重病损，包括复杂性骨折、肿瘤、类风湿关节炎等，严重损害肩关节功能，影响患者生活质量，复杂的肱骨近端移位骨折，无论伴或不伴脱位，都很难治疗。因为保守治疗无法早期进行功能锻炼，常导致肩关节僵硬、骨不连和畸形愈合；而切开复位内固定需要广泛剥离软组织以暴露骨折端，其会加重对肱骨头血供的破坏，增加肱骨头缺血坏死及骨不连的危险，治疗效果也不尽如人意。肢骨近端是骨肿瘤好发部位之一，许多骨肿瘤或骨瘤样病变经局部刮除或切除后可获治愈，但部分肱骨近端骨肿瘤经大块肿瘤骨切除行关节融合或行截肢术后会致关节功能大部分或全部丧失，特别是对于肱骨上段肿瘤行肩关节离断或关节缩短融合术，因丧失肩部的完整性及功能，患者难以接受，目前人工肩关节置换术已成为肱骨近端骨肿瘤切除后重建肩关节功能的重要方法之一。类风湿关节炎侵及肩关节，可导致进行性疼痛加重，活动范围减小，运动功能丧失，而关节置换术可用以缓解疼痛，改善关节功能。Ⅳ～Ⅴ期类风湿肩关节炎应行关节重建术，其目的为缓解疼痛、增加活动范围和保存关节功能。

### 一、全肩关节置换术

人工全肩关节置换术，即同时进行肱骨头和肩胛盂的关节面假体置换，目前已发展为成熟的手术。

有3种类型的全肩关节假体可供选择。①非限制性假体：适用于肩关节盂受累，关节面不光滑者；②半限制性假体：适用于肩袖损伤者；③限制性假体：适用于肩袖损伤难以修补者，三角肌功能良好者。每种类型有多种全肩关节置换系统可供选择。每一全肩关节置换系统均有各自的手术器械和使用原则，如果手术操作和康复治疗适当，其手术疗效，使用寿命等同甚至优于其他关节置换术。多项长期随访结果表明，各种原因所致的翻修率平均低于

10%，而肩胛盂假体松动平均只有 4.3%。

（一）适应证及禁忌证

1.适应证

（1）肩关节骨折、脱位、关节结构严重破坏者。

（2）严重的骨性关节炎、类风湿关节炎、创伤性关节炎、关节强直者。

（3）肩关节低度恶性肿瘤及破坏广泛的良性肿瘤，肩关节结核稳定两年以上者。

2.禁忌证

（1）活动性的或近期的感染。

（2）神经病性关节病。

（3）三角肌和肩袖均瘫痪且功能完全丧失。

（4）身体衰弱和无法治疗的肩关节不稳。

（5）不可修复性肩袖撕裂是肩胛盂置换的相对禁忌证。

（二）术前准备

（1）了解肩部肌肉情况，排除神经性肩关节疼痛。

（2）摄正侧位 X 线片包括前后位、腋窝侧位和肩胛 Y 位片，CT、MRI 了解病变情况，选择相应的假体型号。

（3）术前 30min 静脉应用抗生素。

（三）体位

患者取沙滩椅位（约 45°半坐位），手术台一端安装头架。患肩应突伸出手术台的一侧。患侧上肢不固定，以便于肩胛盂显露过程中自由活动。在同侧肩胛骨下放置一个折叠的毛巾或一个小沙袋，用以保持肩胛骨向前倾斜，使患肩后垂，关节间隙张开，有助于显露。

（四）手术步骤

1.切口与分离

取三角肌－胸肌入路，从锁骨水平开始，越过喙突，止于三角肌止点前缘，全长约 15cm。切开皮肤、皮下组织和深筋膜，游离皮瓣。自三角肌与胸大肌之间隙将两肌分开，通常结扎头静脉近端的深穿支，游离头静脉，将其与三角肌一起牵向外侧。向内侧牵开胸大肌。用手指钝性分离，把三角肌底面的粘连或滑囊与肱骨近端和肩峰下间隙游离开来，将肱骨后方完全分开。找出并确认靠近肩胛下肌下缘的腋神经，整个手术过程中要时时辨别并保护腋神经。腋神经找到后，紧贴二头肌间沟内侧切断肩胛下肌腱。

外旋臂部，将肩胛下肌腱后方关节囊与其分离开，标记缝线以助于移动肌腱和肌肉。若术前活动度被动外旋≤-20°，需行肩胛下肌腱 Z 形延长图，但术后易粘连、断裂。关节囊下方常常在肱骨近端的大骨赘下与之粘连。可边松解关节囊边外旋上臂使关节囊从肱骨撕下。此方法可以减少腋神经损伤的危险。特别重要的是在约 8 点位置松解下方关节囊，以便能够向后移动肱骨头，充分显露肩胛盂。

2.肱骨准备

关节囊松解后，脱位肱骨头，外旋并伸直臂部使之前移。为能够对肱骨头进行精确截骨，用咬骨钳去除周围骨赘，显露解剖颈边缘和肱骨头。标准肱骨头截骨应后倾35°，但可在20°～45°之间，正确的截骨高度和截骨倾斜度对于获得适宜的软组织平衡是重要的。截骨线高度由肩袖止点所决定：紧贴肩袖止点的近端进行截骨。小心不要过度后倾截骨，也不要损伤或撕脱肩袖止点。

可通过髓内导针或摆放臂部位置来判断截骨倾斜度。可将臂部外旋 90°，将肱骨头脱位以显露整个肱骨头，可以观察到肩袖的整个止点。使锯片相对于前臂后倾 35°（或与患者躯干成 55°）进行截骨。尽量符合正常颈干角。与解剖颈干角有偏差可以导致肱骨假体位置不正。较解剖颈内翻截骨将不能截除肩袖止点外侧的关节软骨或切除了内侧的肱骨距，将使肱骨颈上的假体位置过低。

相反，截骨的颈干角较大（外翻）将使内侧骨质保留过多，如果肱骨颈上截骨位置过低，可能损伤肩袖止点。然后，根据所用的假体系统进行扩髓和锉髓。扩髓钻入点应在肱骨头截面的偏外侧，约在肱二头肌沟后 1cm。这样可把假体柄置于中央，并能提供足够的肱骨偏距，植入一临时假体（试模），确保试件的切割翼倾斜度正确，以使假体柄安放平齐。把试模柄的外侧切割翼放于二头肌沟或二头肌沟稍偏后，以便后倾 20°～40°。越靠二头肌沟后，所得的后倾角度越小。稍稍往前放置切割翼将增大后倾。试模和假体植入时小心避免外侧皮质穿孔，尤其对于疏松的骨质。准备肩胛盂时要保留试模柄以防止牵开肱骨干时骨折近端变形。复位试模，判断倾斜度、截骨高度和软组织挛缩程度。挑选与截除肱骨头高度匹配的肱骨头假体型号。在试验复位时，肱骨头应稍高于大结节，并且不过度充填肩袖。肱骨头假体的选择必须使高度和偏距达到适当的平衡。肩胛盂准备和软组织松解后再做最后选择。

3.肩胛盂假体植入

用肱骨头牵开器后牵肱骨。如果显露困难，可更广泛地骨膜下松解关节囊。在前方，把关节囊从肩胛下肌底面的内侧部和肩胛颈上切开。然后，把 Bankart 牵开器安全地放在肩胛颈后部。检查肩胛盂有无磨损和骨缺损。去除残留的软骨。通常肩胛盂后方破坏，需要把肩胛盂前缘磨深以重建正确的倾斜度。可通过偏心锉磨或高速磨钻来完成。不管用何种方法，确保锉磨软骨时不超过软骨下骨。肩胛盂假体应放于喙突基底下的中央，以减少肩胛颈出现穿孔的危险。如果后缘磨损明显，而前缘并没有降低，则假体将过度后倾，可能出现肩胛颈前缘穿孔。为牢固固定和减少松动的危险，肩胛盂假体必须牢固安放于肩胛盂的软骨下骨上，不能有任何摇摆。关节盂假体安放位置差时，不能用骨水泥调整。

4.肱骨假体植入

假体植入的方向和高度必须正确。这在关节盂假体植入后是由肱骨试件复位来决定。肱骨假体柄植入前，在小结节内侧，沿切除肱骨头的边缘钻 4 或 5 个骨孔，每个骨孔内穿入 2 根 2 号编织不吸收缝线，以便在关闭时重新附于肩胛下肌腱。如果使用骨水泥固定，按标准方式准备肱骨髓腔，用脉冲冲洗并擦干髓腔，用骨水泥递送系统和骨水泥塞加压骨水泥。假体柄打入后，骨水泥凝固前维持假体位置以防旋转和移位。清除周围组织中渗出的多余骨水泥。为重建三角肌筋膜袖的张力，避免肩部不稳和肌力弱，选择合适的肱骨头高度是必要的。肱骨头复位后，肱骨头应在关节盂边缘上能前后移动约肱骨头直径的 50%。肩胛下肌必须足够长，以便重新附于肱骨，选用的肱骨头型号应使外旋达到可接受的程度。在上方，肱骨头型号应能使大结节到肱骨头尖形成一个光滑的移行区，以防止肩袖张力过大。

5.关闭切口

如果后方关节囊常常冗余，可致盂肱关节后方不稳定，可用不可吸收缝线重叠紧缩关节囊。用先前留置的 2 号不吸收缝线牢固地重新固定肩胛下肌腱。只在外侧 1cm 部分关闭旋转肌间隙，以免限制外旋。在活动范围内活动臂部以确定术后康复锻炼时是否存在活动受限。臂部用肩固定架固定，肘部用枕支撑，避免臂部伸直，并保护修复的肩胛下肌腱。

（五）术后处理

肩关节置换术后，功能康复计划应根据患者三角肌，肩袖功能结构是否完好来制订。若患者肩关节周围肌肉结构完好或具有恢复功能的能力，则其康复的目的是最大限度地恢复肩关节的功能和活动度；反之，因其康复锻炼的效果较为有限，其康复目的在于获得有限的肩关节活动度。

肩关节置换术后的康复锻炼总体分三期。

第一期：以被动-辅助性的活动练习为主，辅以局部理疗。此期为术后 1～3 周。术后应立即使用悬吊绷带或其他制动器材。术后第 1d 可做腕指关节的主动活动，如握、松拳训练。肘关节应避免主动伸屈，可做肌肉等长收缩练习。术后第 3d 可以指导患者进行辅助性的被动伸屈肘关节及患肩外旋活动，方法如下：双手握短棒，用健侧带动患侧屈肘靠近身体，然后进行患肩的被动外旋活动。术后 4～5d 起可于仰卧位进行辅助性的肩关节被动上举运动，方法如下：仰卧位，健手握于患侧手腕，屈肘靠近身体，用健侧带动患侧进行患肩被动上举活动，这一练习可使肩关节获得早期活动范围，但不影响修复的三角肌和肩胛下肌。术后一周起可进行辅助性的肩关节被动悬摆运动，方法如下：患者弯腰，双手握短棒，由健侧带动患侧肩关节来回悬摆，在掌握了辅助性过伸练习和悬摆练习后，在健侧上肢带动下开始肩关节辅助性被动内旋这一重要的功能锻炼。在开始力量恢复练习之前，肩关节被动上举，内旋和外旋练习应逐渐达到最大限度。

第二期：以主动－辅助性的活动练习为主。一旦肩周组织的连续性修复后，就应逐渐增加这类练习，变被动－辅助性活动为主动－辅助性活动。此期为术后 4～6 周，但应注意，为了保护肩胛下肌，术后 6 周内应避免肩关节的主动内旋活动，如应避免双手撑起身体这类引起肩胛下肌强力性收缩的活动。

第三期：进一步的肌肉拉伸和抗阻力力量练习。此期约为术后 6 周以后。此期可去除悬吊绷带或其他制动器械。术后 8～10 周开始无限制的肩关节活动练习，但患者应小心，不得参加身体接触的运动或力量性训练。

上述康复锻炼方法以使患者感到舒适，不引起疼痛为标准。所有锻炼方式每天重复 5 次，每次 10min。所有的康复计划完成后，肩关节的活动通常可恢复到正常肩关节活动的 2/3。

**二、人工肱骨头置换术**

人工肱骨头置换术的目的是把肱骨关节面恢复到正常位置和形状。

因为并不置换肩胛盂，肱骨假体关节面的大小、半径和方向必须与患者的生物肱骨头相同。人工肱骨头置换术手术操作相对容易，手术时间短。与全肩关节置换相比，出现肩关节不稳的危险较小，必要时可改为全肩关节置换术。缺点包括：并不总能解除疼痛；随时间延长，存在肩胛盂被进一步破坏而使疗效变坏的可能。1998 年，Neer 指出"当肩胛盂关节面良好时，人工肱骨头置换术的效果与全肩关节置换相似"。

（一）适应证及禁忌证

1.适应证

（1）肱骨关节面粗糙不平，但肩胛盂软骨面完整，并有足够的肩胛盂弧度稳定肱骨头。

（2）缺乏足够的骨质支撑肩胛盂假体。

（3）相对于肩胛盂肱骨头存在固定上移（如肩袖关节病或严重类风湿关节炎）。

（4）很早以前曾有关节感染史。

（5）关节需要负重（职业、运动或下肢瘫痪需要大量负重）。

2.禁忌证

（1）近期感染。

（2）神经病性关节。

（3）关节瘫痪性疾病。

（4）肩袖和三角肌功能不全，患者不配合。

（5）很早以前的化脓性关节病为相对禁忌证。

（二）术前准备

与全肩关节置换相同，但需拍对侧肩的 X 线片，以提供患者正常肱骨头解剖的信息。

（三）体位

与全肩关节置换相同。

（四）手术步骤

以慢性疼痛性盂肱关节匹配不良的人工肱骨头置换术为例。

1.切口及显露

从肩锁关节上方开始，向远端跨越喙突，然后沿着胸大肌-三角肌间沟延伸，至三角肌止点处，切口位于肱二头肌肌腹的外侧。将上臂外展30°。三角肌牵向外侧，胸大肌牵向内侧。松解胸大肌的上 1/4，如果需要，也可松解三角肌远侧，以便获得更佳的显露。对于大多数患者不必切断三角肌前侧部分，不需要游离三角肌的任何部分。沿喙肱肌外侧纵向切开锁胸筋膜，在肩袖上方用手指或骨膜剥离器分离肩峰下间隙。尽可能保留肩峰前部和喙肩韧带，尤其对于肩袖关节病患者。然后，判断肩胛下肌腱的位置，将肩关节置于极度外旋位辨别其上、下方的边界。找到肩胛下肌深面与关节囊浅面间的间隙，在肩胛下肌肱骨止点内侧2～3cm 处分离这一间隙通常较为容易。肩胛下肌腱止点附近肌腱与关节囊交织在一起，此处很难分离该间隙。一旦该间隙被分开，在肩胛下肌上、下缘分别用缝线缝扎标记，并在肱骨小结节内侧 2cm 处切断之。这样就可以更容易地分离肩胛下肌与其下的关节囊，并且当假体插入后，也可容易地进行修复和延长。接着从关节囊外表面游离肩胛下肌，以便肌腱能较大范围地移动，有助于保护腋神经。

2.肱骨处理

显露后垂直切开关节囊前部，将肩关节进一步外旋、外展，使肱骨头脱位。彻底探查关节，去除所有的游离体和肩胛盂边缘的骨赘。然后辨明肱骨头关节面边缘，可能需切除骨赘。但必须辨清肱骨头的边界，以便正确切除肱骨头。肱骨颈距部分必须保留，以便能正确地植入假体。如果跨越关节的肱二头肌长头腱情况良好，可将其完整地保留在肱二头肌肌腱沟内；如果肌腱存在慢性炎症和磨损，则将其从肩胛盂上结节处剥下，然后转移至肩袖的前上方，或将其固定于肩关节下方的二头肌腱沟内。不能将其转移固定至喙突。使用摆锯或骨凿，按下述方法沿着先前确定的关节边缘切除肱骨头。贴着肱骨干近端放置一个试模，用以标志适当的截骨角度。标出截骨平面，使假体顶端不低于大结节，稍高于此更佳。若肱骨头假体低于大结节，可导致大结节撞击，并且运动的恢复很困难。截骨要保证肱骨假体头维持于 30°～40° 后倾位。截骨完成后，用一个大的刮匙打开肱骨的松质骨末端并显露髓腔。应从外侧开始打开髓腔，以避免假体柄植入后处于内翻位。接着选择一个髓腔所能容纳下的最大假体柄。如果需要，可用扩孔钻将髓腔扩大至合适的大小，过度扩髓是不必要的。试模的凸缘必须在二头肌沟后方 1cm 处。

3.假体植入

可使用骨水泥固定假体。插入一个紧压配合的假体，使得假体牢固地坐于肱骨距上时能保持假体头后倾 30°～40°。但治疗陈旧性、漏诊的肩关节后脱位时，此时不要求达到上述后倾角，应显著减小后倾角，经常将肱骨假体置于中立位，以防止假体向后半脱位或脱位。根据肘关节的轴线可容易地确定后倾角。假体植入后，切除肱骨颈周围所有的骨赘。彻底冲洗关节腔，将假体复位人肩胛盂。

4.重建动力

肩关节维持于旋转中立位，用不吸收缝线间断缝合肩胛下肌腱，用 2-0 的缝线通常能取得满意的效果，不必关闭关节囊。如果肩胛下肌挛缩，在旋转中立位时不能缝合或缝合后出现肩胛下肌过度紧张，可Z形延长肌腱。假如需要修复肩袖，在插入假体前，必须在大小结节上钻孔并穿上缝线。间断松弛地缝合三角肌与胸大肌间隙，间隙内留置引流条。除已进行肩袖广泛修复者外，可将上肢用悬吊-捆绑绷带制动。若肩袖广泛修复，需使用肱骨外展支架固定。

# 第五节　人工肘关节置换术

## 一、概述

自 20 世纪 40 年代人工肘关节置换术首次应用于临床以来，先后研制出多种不同类型的肘关节假体用于临床。早期设计的铰链式肘关节假体，短期内随访效果尚满意，可达到缓解疼痛，改善功能。但远期随诊结果令人不甚满意，假体松动率很高。1973 年发明了限制型肘关节假体，使用到临床后，近期效果尚可，但最终结果却不满意。根据临床的结果分析，现代肘关节的假体设计向着非限制型和半限制型发展。不同程度的减少限制性，可以减少骨与骨水泥界面的应力传导，达到提高成功率，减少松动率。

近 20 年来，由于对肘关节的解剖和生物力学的认识不断深入，肘关节成形术已有了很大的进展，从简单的单轴铰链型到复杂的非限制型解剖型假体。假体制约越小，越接近关节的生理运动，则假体的长期稳定性越持久。对于半限制型假体和非限制型假体，被认为是当今肘关节假体的发展方向，作何选择，需根据病情而定。若年轻患者骨质量状况良好，关节稳定，肘关节活动明显受限，此时选用非限制型假体比较理想。若患者年龄较大，明显的骨质破坏或严重的骨质缺损，关节明显不稳定时可选用半限制型肘关节假体。

与人工髋关节和膝关节相比，人工肘关节相对滞后，仍有待继续发展提高，最终向得到一个无痛、稳定、活动范围满意和耐久的人工肘关节而努力。这是我们矫形骨科医师和生物医学工程师的责任。

**二、肘关节的应用解剖和生物力学**

1.应用解剖

（1）肘关节组成：肘关节由肱骨下端与尺、桡骨上端组成。包括肱尺关节及桡尺近侧关节被包在1个关节囊内，周围有韧带、滑膜囊和肌肉等，对关节有支持保护和运动作用。

（2）神经支配：前侧为屈肌（肱二头肌、肱肌）—肌皮神经支配；后侧为伸肌（肱三头肌）—桡神经支配；内侧为旋前屈肌群，（桡侧屈腕肌、掌长肌、尺侧屈腕肌、指浅屈肌、旋前原肌）正中神经、尺神经支配；外侧为旋后伸肌群（肱桡肌、桡侧伸腕长短肌、指伸肌、小指伸肌、尺侧伸腕肌、肘肌、旋后肌）—桡神经、骨间后神经支配。

2.生物力学特点

（1）正常肘关节的活动包括：以尺肱滑车关节为主的屈伸活动和尺桡关节的旋前和旋后运动。最大屈伸范围150°～160°，伸直0°～5°，过伸15°，旋后80°，旋前85°。完成日常生活中大部分活动，仅需要屈肘30°～130°和105°旋转活动，（旋后55%旋前50°）。肘关节屈伸旋转轴线从矢状位看，旋转轴心大致位于肱骨小头的中心，坐在肱骨前方皮质连线上。从横断面上看，此旋转轴线通过肱骨滑车中心，与肱骨内上髁的连线相比，有5°～8°内旋，即旋转轴线向外上髁尖前移了约1cm，从冠状位看，旋转轴线与脑骨髓腔中心线成5°外翻夹角，桡骨小头关节面与桡骨长轴夹角为15°外翻。

按照Kudo的研究，肘关节有60°的屈伸活动度，屈曲挛缩<45°时，对日常生活的影响不大，基本上能够完成日常生活需要。

（2）手提、拉、推重物时，由于前臂的杠杆作用，肘关节所受的力远远大于物体的重力，这主要是由于肱桡肌的参与，使受力增加。一般情况下，57%由肱桡关节传递，43%由肱尺关节传递。肘关节这一生物力学特点对假体的固定是不利的。

（3）此外，肘关节的受力还与其屈伸活动有关，不同的屈曲角度、力臂不同，使肘关节的受力发生相应的改变。而且力的传递方向也发生变化。当提重物时，肱尺关节的受力可达体重的1～3倍。当肘关节伸直时，力的方向由后向前，屈曲时由前向后传递。肱桡关节也有相同的变化。当屈曲0°～30°时，肱桡关节能传递最多的力，当进一步屈曲时，力传递能力下降。但受力情况与前臂位置有关，当中立位或旋前位时，桡骨头受力大于旋后位。

（4）如何评判肘关节成形术，Coonrad提出以下标准评制，即术后肘关节必须无痛、关节稳定，可活动，耐用，若失败可补救，并具有可重复性。

3.肘关节的稳定性

（1）骨性稳定：肘关节的稳定主要依靠骨性结构，可抵抗不良应力，防止脱位起决定性作用。因此只要关节面对应良好，骨结构完整，临床上很少有不稳定的发生。但内侧及后外侧旋转不稳定除外，因涉及外侧副韧带。对于肘关节内骨折，解剖复位不仅对关节活动而且对关节稳定起着重要的作用。

其中，肱尺关节是肘关节中最大、最稳定的关节，是一个简单的铰链式关节，肱骨下端在前后位上近似三角形（底边是肱骨滑车、鹰嘴窝和喙突窝的两侧骨质构成三角的两条斜边），三条边中的任何一条边遭到破坏，均会影响整个肱骨远端结构的稳定性。若内侧或外侧柱断裂，肱骨远端对抗内外翻的能力将遭到破坏。肘关节本身的结构，有力地防止肘关节的内外翻和侧向运动。

桡骨头防止肘外翻的作用仅次于尺侧副韧带，若桡骨头切除后，将引起肘外翻不稳，并破坏了正常力的传递。因此有些学者认为桡骨头切除后应行假体置换术。

（2）软组织对关节稳定的作用：软组织结构对肘关节的稳定作用是不可忽视的。这些软组织结构包括内、外侧副韧带、关节囊和肌腱等组织。①肘关节内侧稳定主要靠内侧副韧带，其前束控制内外翻应力的作用大于另外两束。屈曲时几乎全由前束来维持，而关节伸直时，前束作用逐步减弱，而前关节囊和肌腱组织的作用逐渐增大。伸直位抗内外翻作用，前方关节囊和肌腱占全部软组织作用的40%。②外侧副韧带。在关节活动时，始终保持紧张，保证关节的稳定，同时，伸肌和旋后肌共同防止肱桡关节脱位。③环状韧带。主要是稳定近侧尺桡关节，而外侧副韧带止于环状韧带的部分对稳定桡骨头起着一定作用。④肌肉。通过肌肉的收缩，加强关节面的咬合，对抗快速活动时的应力。此外，肱三头肌和肱肌的止点加深了尺骨滑车切迹，有利于关节的稳定。

### 三、人工肘关节假体类型

目前人工肘关节假体约有20余种，根据肱骨假体和尺骨假体之间固定程度的不同可分为三类，即完全限制型、半限制型与非限制型假体。

#### （一）完全限制型人工肘关节

这种类型的假体多为金属对金属铰链式假体，采用骨水泥固定。这种关节假体欧洲国家采用较多，主要包括Dee假体、Swanson假体和Stmanore假体等。此类假体使肘关节的应力直接传递到骨-水泥界面，因此松动和断裂的发生率较高。现在多用于骨质广泛缺损时的补救性手术。

#### （二）半限制型人工肘关节

半限制型假体是目前应用较为广泛的一种假体类型，指应用金属-高分子聚乙烯材料构成的轴承，连接肱骨和尺骨部件，这种轴承有内在的外翻和内翻松弛度，可使应力转移到关节周围的软组织，并可完成一定程度的内外翻和旋转运动。包括Coonrad-Morrey假体、三轴假体和Mayo假体等。

#### （三）非限制型人工肘关节

非限制型全肘关节假体多由金属-高分子聚乙烯材料构成，特点为肱骨和尺骨假体间不存在链接结构，依靠假体间咬合匹配关系及周围韧带结构维持稳定性，力图模仿肘关节的正常解剖关系，故其要求关节韧带和前部关节囊的完整性，并且要求有正确的对位对线关系。这种类型的关节主要包括London假体、Lowe-Miller假体和头-髁型假体等。

### 四、手术适应证和禁忌证

#### （一）手术适应证

肘关节置换的首要目的是解除疼痛，其次为恢复关节活动和稳定性，达到接近正常的肘关节功能。因此，全肘关节置换术的主要适应证为，因类风湿关节炎、骨关节炎、创伤性关节炎，骨折不愈合或畸形愈合等疾病晚期，引起肘关节疼痛、不稳或僵直。此外老年肱骨远端粉碎骨折也可考虑行肘关节置换。肿瘤、创伤或感染导致骨质缺失也是全肘关节置换手术的适应证。但创伤性关节炎的手术效果不及类风湿关节炎，其原因主要由于绝大多数创伤性关节炎患者曾有过手术史，潜在感染的可能性较大，肱骨远端或肱骨髁可能合并骨缺损，假体缺乏足够骨性支持。特别是对年轻活跃的创伤性关节炎患者实行肘关节置换手术应慎重。

如果肘关节畸形，功能受限而无疼痛，不应考虑手术。如果肘关节不稳定引起无力和不适，应视为相对适应证。具体如下所述。

（1）肘关节病变晚期致肘关节严重疼痛者。

（2）双侧肘关节非功能位强直，严重影响日常生活能力，患者有要求者。

（3）因肿瘤、创伤、感染而引起的肘关节部分骨缺损。感染患者至少完全稳定一年以上方能考虑手术。

（4）关节成形术失败的患者。

（5）强直于非功能位晚期类风湿关节炎（Ⅲa，Ⅱb，Ⅳ），影像学表现为关节间隙消失，患者表现为疼痛和活动受限者。

此外需注意以下两点：①患者既往受过桡骨小头切除或肘关节滑膜切除术可选择应用非限制型假体；②严重的肘关节韧带松弛；肱骨远端缺失超过2cm，需要特制假体。

（二）手术禁忌证

（1）肘部有活动性化脓性炎症者。

（2）肘部主要运动肌瘫痪或肌肉肌腱等组织瘫痪造成主动屈伸功能丧失者。

（3）各种原因引起的肘部严重骨缺损，如类风湿关节炎、肘关节关节软骨下巨大囊性改变、尺骨半月切迹缺损或损伤、关节退变造成骨质严重缺损者。

（4）早期进行全肘置换术或筋膜成形术术后发生感染也不能立即进行肘关节置换术，应进行分期翻修术，包括取出已经发生感染的假体以及所有的骨水泥等，局部使用抗生素链珠和至少全身用抗生素6周。

相对禁忌证包括：①因糖尿病、脊髓空洞症等引起的周围神经病变或有较高功能要求及体力劳动者；②营养不良的患者；③对已有异位骨化者进行全肘置换术可因手术刺激而加重异位骨化，最终妨碍关节运动，影响关节功能。

### 五、人工肘关节置换术

（一）WeLink假体人工肘关节置换术

臂丛麻醉或全麻。上臂扎气囊止血带下施术。手术开始时静脉滴入有效抗生素一剂。患者仰卧，置患肢于胸前，肘部背侧向上，取肘后正中切口，于鹰嘴尖起略偏内侧以显露并保护尺神经。牵开屈肌总腱、伸肌总腱起腱部行骨膜下剥离，于肱三头肌腱外侧显露肱骨远端骨折畸形愈合的肱骨内外髁和滑车，保护肱骨小头，剔除滑车隆起畸形愈合骨块。依假体铰链轴大小切除肱骨滑车至恰能嵌入假体铰链轴并贴合内外髁内侧切骨面，保护肱骨的尺骨鹰嘴窝和冠突窝。插入试模待合适并保护切骨部。经肱骨切骨面扩大肱骨髓腔后再试模。从肱三头肌腱内侧缘显露尺骨近端1/3，切除鹰嘴1/2，于尺骨切骨面切开尺骨髓腔，把握尺骨髓腔锉与尺骨纵轴一致情况下插入髓腔锉扩髓，时时矫正进锉方向，防止穿凿尺骨。至髓腔锉刻度以下完全能进入尺骨髓腔，放入假体柄试模于尺骨髓腔内。遂将肱、尺骨髓腔插入假体柄试件，并装配铰链栓，试行屈肘复位，检查屈伸肘活动度和前臂旋前旋后活动度。向洗净拭干的肱、尺骨髓腔内注入骨水泥。尺骨假体柄插入的深度以其关节轴心位于鹰嘴和冠突的中点；肱骨假体柄插入深度以其铰链轴恰平齐保留的肱骨内髁和滑车外侧面，轻轻锤击并纠正异常旋转，迅速联结关节轴衬垫和铰链轴，并立即使肘关节复位于正常伸直位（0°位），并能屈肘至140°～150°位，稳定至骨水泥硬固。行尺神经前置，用软组织瓣将尺神经前置固定，并无明显牵紧、成角。缝合伸肌总腱至肱三头肌腱外侧缘，屈肌总腱缝至肱三头肌腱内侧缘，缝合切创。不置引流，加压包扎，肘关节维持伸直位。

（二）Coonrad-Morrey 人工全肘关节置换术

Coonrad-Morrey 人工全肘关节为半制约铰链型假体，由高分子聚乙烯假体衬垫和钛合金假体两类部件组成，兼具旋转和侧向松弛作用，肱骨假体柄和尺骨假体柄的形状更贴近各自的髓腔的形状，插入后更具有稳定性。此外，这种假体的长柄，增强了对抗较大力矩能力。

Morrey 等（1991）报道 53 例创伤性关节炎置换人工全肘关节，平均随访 6.3 年，22 肘有并发症，其中 18 肘屈肘小于 50°，6 例失败，共 14 例作了翻修。

为了适配 Coonrad-Morrey 假体，需切除两髁即内外侧髁之间的滑车骨和部分髁间骨，因此，可以保留借以稳定肘关节的内、外侧副韧带。另外，这套假体的活动轴心紧贴肱骨小头和两髁的解剖轴心，使假体更趋稳定。

1.麻醉和体位

臂丛神经阻滞或全麻。

患者仰卧，患臂置胸前，肩背部稍抬高。

2.手术步骤

上臂扎气囊止血带。手部、前臂用消毒薄膜包盖，为需要时可以作为检查核对的标志。

（1）切口肘后纵切口长 12～14cm。皮下分离后，在肘内侧找到并游离尺神经，用橡皮片提悬保护。

（2）牵开肱三头肌不切开肱三头肌腱，向内或向外牵开肱三头肌，必要时该肌腱的尺骨鹰嘴可用电刀稍做游离。良好保护内外侧副韧带，不予分离切断。

（3）截除肱骨髁间骨脱出肱尺关节，用微型电锯、骨锉截除内、外髁间骨质，以肱骨侧假体试件为模本，依亚甲蓝画线为界，反复装配假体试件，磨锉至适合。扩大肱骨远段髓腔成三角形。

（4）截除尺骨鹰嘴根据假体旋转轴的特点，将尺骨鹰嘴依冠突平面截除，抑单纯截除关节面。髓腔扩大器扩大尺骨近段髓腔成方形，前后位有棱角相对。

（5）假体试件插入肱、尺骨体分别插入，略显有 2～3mm 宽松为度，扣合假体轴，伸屈肘检查假体位置，大小适当与否，并作调整。

（6）检查桡骨头是否切除当假体试件插入作被动伸屈肘运动时，检查桡骨小头是否与假体相撞、顶压，以保持轻接触为适宜。如压顶过紧应切除桡骨小头 0.6～1.0cm。

（7）植入肘假体髓腔内各塞入骨栓一枚，推至用扩大髓腔柄还深 2cm 部位。屈曲肘关节肱尺骨。冲洗髓腔，吸净、拭干，使之干燥，骨水泥从骨栓起同时向肱尺骨注入骨水泥至满出，夹持全肘假体，向肱骨、尺骨髓腔内同时插入假体柄。刮除多余骨水泥。置冷水浴中降低骨水泥固化热 5～7min 至完全硬固。少数情况下需肱、尺骨侧假体分别插入后，再行装配起来。

（8）前置尺神经。

（9）缝合切创清洗残血，松止血带再止血。置引流管。分 3 层缝合切创。

3.术后处理

弹力绷带厚棉垫加压包扎患肘于屈肘 90°位，石膏后托固定，颈腕悬吊，夜间置于床边抬高。

引流管 24～48h 拔除。术后 12～14d 拆线弃去石膏，单纯颈腕悬吊。

第 3d 起用肘关节 CPM 作被动伸屈肘运动，初起 0°～45°，第 2 周 0°～90°，第 3 周 0°～130°，每天 2 次，每次 30min。

4.讨论

Coonrad-Morrey 全肘假体由 Coonrad（1979）设计和应用，后于 1982、1985 和 1988 年著文改进设计和应用技术。Morrey 于 1988 年对设计提出改进，与 Coonrad 联合发表专文，遂使该手术更趋成熟，临床疗效也有明显提高。

Mayo 医院设计全肘关节并报道临床应用结果，称取得良好的效果。Mayo 全肘假体包括肱骨、尺骨和桡骨小头三部分假体组成。尺骨假体由高分子聚乙烯制成。肱骨侧假体远端向前突，恰与肱骨的肘关节解剖活动轴一致。有 7°携带角，骨水泥固定。

此外，尚有 Moirey-Bryan 全肘假体、Mayo 全肘假体、Ewald 和 Stree-Stevens 假体全肘假体等方法，兹不一一介绍。

最值得注意的是 Ramsey 和 Adams（1999）报道采用 anmnul-Morrey 半限制人工全肘关节治疗肘关节不稳定的 19 例结果，经平均 6 年随访，16 例满意，3 例不满意 19 例肘关节稳定性良好，屈肘平均 25°～128°（范围 30°～142°），16 例关节无痛或微痛，并发有肱骨假体松动、尺骨假体部骨折（2 例）等并发症共 3 例。

类风湿肘关节僵直置换人工全肘关节效果比较稳定，而创伤性肘关节炎的术后疗效就不同。Kozak 和 AdamS（1998）报道 5 例，平均年龄 68 岁，经 37～125 个月（3～10.4 年），有经清创术后行置换的，5 例有并发症包括半脱位、肱骨假体折断和滑膜炎、异位骨化、骨赘生成和一过性尺神经麻痹。虽 5 例中 2 例需返修，但患者仍认为满意，不肯返修。Connor 和 Morrey（1998）报道 19 例 24 肘青少年类风湿关节炎僵直的人工全肘关节置换的随访，平均 7.4 年（2～14 年）的结果，按 Mayo 疗效标准，从术前 31 分（5～55 分）升高到 90 分（55～100 分）。22 肘（96%）又经最近随访情况，疗效评分能得到最高分的原因是关节部微痛或根本不痛，但伸屈活动范围显著改善，平均屈肘从术前 63°，进步到术后的 90°。Yamagudii 和 Adams（1998）报道人工全肘关节置换术后感染 25 例经验，将这些病例分为三组，一组是清创后重新植入假体 14 例；第二组取出假体灭菌，清创后即刻或二期植入全肘假体 6 例；第三组行假体取出成形共 5 例。结果 8 例被完全控制，有链球菌感染共 10 例，有 3 例取出假体时被另一种致病菌感染。姜保国等（2010）报道对肱骨远端复杂骨折一期施行 Coonrad-Morrey 人工肘关节置换的近期随访，称效果优良。

全肘假体活动轴，一般是紧密牢固地锁固，Schuind 和 O'Driscoll 等（1995）采用松弛铰链全肘关节置换（TEA）实验观察 6 具尸体肘部半限制型假体的三维运动，在肘内翻、肘外翻肘关节运动，表现结构性内-外翻松弛，比较 4 例不同的 Coonrad-Morrey 和 TEA 的植入位置，TEA 植入物在伸屈的肘内尚无明显改变，但尺骨假体外旋时，出现伸展性损失，内—外翻超过肘屈曲韧带设计限定或铰链肘设计的狭隘范围。得出结论，这种状态下的骨—骨水泥—假体界面的广泛应力下，会导致早期假体松动和后期伸肘范围缩小。

（三）Inglis 三轴人工肘关节置换术

Inglis 三轴人工肘关节依其定型的假体为半限制型非负重轴型三轴人工全肘关节，在肘关节运动时，应力经假体中央传导至两臂（柄）有内、外翻应力时，经内、外髁传导，而使术后松动率降低。术前备妥假体和工具。

1.麻醉和体位

臂丛神经阻滞或全麻。患肢外展手术台侧小。

2.手术步骤

（1）切口采用 Bryan-Morreyd 内侧入路，于肘关节后方距鹰嘴尖约 10cm 开始沿尺骨向上，经鹰嘴内侧缘与肱骨内上髁的中点（正位于尺神经和尺神经管上方），沿肱三头肌内侧缘继续向上约 10cm，达尺侧腕屈肌和肱三头肌肌外膜水平。

（2）显露于尺神经沟中暴露尺神经，并加以保护。将肱三头肌自肱骨后方分离，向外侧牵开，暴露出关节囊。切除肢桡关节囊依其增生滑膜，暴露出桡骨小头。在环状韧带近端切除桡骨小头。注意残端不要遗留骨赘，以免前臂旋转时影响尺骨活动。

（3）关节显露在肱骨滑车和尺骨之间切开内侧关节囊。游离部分尺侧腕屈肌止点，暴露指浅屈肌止点及内侧副韧带并松解。此时，可以将尺骨自肱骨滑车上抬起，暴露出滑车切迹和冠状突。如术前有屈曲畸形，可在尺骨近端松解一部分肱肌。

（4）切骨三轴假体有配套的器械，故可按切模进行大部分操作。将切模放在尺骨滑车切迹上，用亚甲蓝标记出切骨线，用摆锯切除。用骨凿和髓腔锉切开尺骨近端髓腔，使其适合尺骨假体的形状。自肱骨鹰嘴窝处切除残余的关节囊和滑膜。按照定位器和切模切除多余的骨质并扩开髓腔，注意防止内外髁发生骨折。

（5）安装人工肘关节切骨完成后，安装假体试模检查关节活动度和稳定性。用骨水泥固定肱骨和尺骨假体后，应仔细清除肱骨和肱骨假体前方的骨水泥，以保证超高分子聚乙烯部件能够紧密的安装。为安装假体轴心，还需在外上髁钻孔。通过该孔将假体轴心插入复位后的肱骨假体，并用四棱改锥将轴心旋紧，听到"咔嗒"的响声，表明安装牢固，否则有脱出的危险。

（6）止血、缝合松止血带仔细止血，清洗创腔，置引流管。分层缝合显露切创。

3.术后处理

弹力绷带厚棉垫加压包扎在屈肘 60°～90°位，不做任何外固定，仅行颈腕带悬吊。

术后第 4d 起，进行肘关节伸屈的主被动训练，CPM 练习，每天 2 次，每次 30min。4 周后弃颈腕吊带，第 6 周练习日常操作，但避免抬持重物，防止脱位折断等并发症。

正确的假体位置对发挥人工肘的功能和长期效果是至关重要的。据最近研究，当假体的旋转中心和正常肘的旋转中心相一致时，手臂力量可增加四分之三。此外，"松动"型铰链假体中心位置的变动范围是很窄的，以三轴假体为例向前移位不超过 4°，向后不超过 8°，至于肱尺旋转中心向近端移位，并不影响人工肘功能或造成并发症。尺骨部件应尽可能向后或向远端移，如过度向前向近端移位，将使三头肌、肘伸侧皮肤和尺神经受到过度的张力。

干骺端骨萎缩和假体设计有关，如插入假体柄不与髓腔皮质骨相平行，可能发生干骺端骨萎缩和干尖皮质骨肥厚，因此假体髓内柄应尽可能和肢体力线一致，可改善人工肘远期效果，如假体柄是刚性大的，不能承载干骺端骨，可能发生旁路荷载（load-bypass）和应力屏障并引起萎缩的干骺端的骨小梁断裂，但并不影响假体的耐久性。

（四）肘部骨肿瘤的人工肘关节置换术

肘部骨肿瘤在肱、尺、桡三块骨端中，以肱骨远端肿瘤发病率最高，其次为尺骨，桡骨近端骨肿瘤罕有报道。

肘部骨肿瘤切除后置换的人工肘关节，目前国内市售的特点有：①限制型或半限制型；②金属—金属结构，或装配有高分子聚乙烯垫片，以减少金属磨屑及应力传导；③依肿瘤骨切除的长度，适配加长臂和人工骨段；④骨水泥固定型多。

1.适应证

（1）难以用骨肿瘤的刮除植骨术完成手术并避免肿瘤复发，或已有病理骨折难以修复，而采用骨肿瘤段完全截除术者。

（2）低度恶性肿瘤，瘤段切除者。

（3）恶性骨肿瘤，或骨外恶性肿瘤有骨浸润，可以行瘤段和需组织广泛切除者。

（4）肱骨远端或（和）尺骨近端转移性骨肿瘤，适于切除，而原发瘤也可以切除者；或原发恶性肿瘤时尚未诊查到者。

（5）转移肿瘤有两处，同时发现，可以同期切除者。

2.术前准备

术前根据 X 线和 CT 加密扫描，根据 CAD/CAM 技术，定制铰链式人工肘关节。假体有骨肿瘤截除段人工骨和超过切骨线 10～15cm 假体柄。

3.麻醉和体位

臂丛神经阻滞，部分患者需全麻。转移瘤或两处转移瘤（例如肱骨和肺），同期手术宜全麻。患肢置手术台侧的小桌上。术中应用有效抗生素一剂，以静脉滴注为宜。

4.手术步骤

上臂置气囊止血带，肿瘤患肢不驱血，抬高患肢 5min，充气，维持囊内压 40～53.3kPa（300～400mmHg）。

（1）切口肘后纵切口（或后内侧切口）长 11～12cm，若骨肿瘤在肱骨远端，拟切除 8cm 长肱骨。

（2）分离肌腱肱三头肌腱纵切分离达肱骨，作骨膜下分离，近肿瘤 8cm 时，作骨膜环切，为切骨部位。

（3）分离侧副韧带自肱肌两髁部分离内、外侧副韧带。若髁部肿瘤已近破溃，宜用电刀切开。肱骨远端及髁部已游离。

（4）截除肿瘤骨依肿瘤以上 2cm 处横断肱骨，保护骨膜及周围软组织，不使软组织与骨膜分离太多太长，以免影响骨端血供。截除骨的长度适与事先设计的假体骨长度相同。若术中发现瘤段骨长度比术前预备假体替代段长，则应更换相宜长度者，或补加垫片。

用髓腔扩大器按肱骨假体柄植入方向与角度扩大髓腔，使之两者口径适配密接。

（5）切除尺骨鹰嘴依假体轴部大小与半径，设计切除尺骨鹰嘴长度，一般需切除 3.5～4.0cm，距冠突 1.0cm 左右截断。骨刀和用小一号髓腔扩大器尺骨髓腔，至适配尺骨假体尺寸。

（6）试装肱骨、尺骨假体分别插入肱、尺骨假体，因轴部扣合，检查肘假体松紧、伸屈位张力及旋前后有无过于松弛等。待完全合适，无须再事修琢，即行正式安装。

（7）安装假体：调骨水泥，吸尽、拭干肱、尺骨髓腔内积血，分别填入（一般先肱骨）骨水泥，插入肱骨假体柄至假体骨端与切骨端紧密相接，刮除多余骨水泥，置冷水浴内 5～7min。再将远侧假体柄插入尺骨骨水泥髓腔中，乘骨水泥尚未硬固，立即曳近远侧假体轴部扣合，调整内外旋位置于满意，装上高分子聚乙烯垫片，旋入锁固螺栓和螺丝，试行伸屈肘 3～5 次。置冷水浴 5～7min 冷却等待骨水泥硬固。

（8）清洗、松止血带止血，置引流管。缝合肱三头肌腱。分 3 层缝合切创。

5.术后处理

弹力绷带厚棉垫加压包扎；24～48h 拔除引流。抗生素应用 10～14d。

人工全肘关节的正确植入，由于假体两臂插入的最重要关键是尺骨假体柄植入后，未及骨水泥硬固时，与近侧假体迅速装配起来，插上关节轴销钉后被动伸屈肘几次，使肱-尺骨间的轻度旋转不适和松紧，在瞬间获得再矫正，令上、下臂之间的活动旋转轴与正常肘关节轴相合为一个轴。

所经治的国产限制铰链型人工全肘关节 13 例术后和随访情况，初步认为骨肿瘤截除后全肘假体置换是一种良好的选择，组内发现假体松动 2 例，但无一例要求进行返修，在一定范围内达到了重建肘关节功能的目标。但对恶性骨肿瘤截除肿瘤段保肢人工肘关节置换的疗效就不太肯定，有 25%左右良好，大多在 2 年左右复发或远隔转移。

（五）肱骨小头髁部表面置换术

肱骨小头—假体表面置换型假体，为非限制性假体，其稳定性主要依靠正常的关节囊、韧带和肌腱。作用于肘关节的旋转力、牵引力、内外翻力及压力主要通过骨和周围的软组织吸收。借以保护脆弱的骨-骨水泥界面。表面置换型假体的优点，是可以尽可能多地保护骨质，以便将来发生感染、松动或磨损时可以行切除成形术。故骨质缺损较多，韧带缺失致关节不稳，做过铰链式或半限制型关节置换的病例不适于此种假体。假体分左右，均有普通和大号两种基本型号；每种型号有普通柄和细柄两种；假体又有从 5°～20°不同的外翻角，其中 5°的最常用普通型尺骨假体的聚乙烯垫厚度有 3mm、6mm、9mm 三种，大号的尺骨假体的聚乙烯垫厚度为 4mm、7mm、10mm。于女性患者用普通型。男性患者用大号。每次手术都备齐各种规格，以备术中选择最适当的规格。

根据术前应行患肘正位及侧位 X 线片，利用相应的模板进行术前测量，预测选择假体的规格与器械规格，避免术中重大意外障碍。

1.麻醉和体位

臂丛神经阻滞必要时加局部麻醉。神经类型过于紧张、焦虑者改用全麻。侧卧位，患侧在上方。

2.手术步骤

上臂扎止血带，压力维持在 250～300mmHg（33.3～40kPa）。

（1）切口改进的 Kocher 切口，起自肱骨后方，纵向向下，经尺骨鹰嘴尖外侧，沿尺骨边缘向下。向内侧分离浅筋膜，可以在肱三头肌和内侧髁上嵴的间隙内分离尺神经近端。

（2）使尺神经离开其原来位置，保护尺神经的血供。在内上髁水平小心地松解纤维环达尺侧腕屈肌起点。类风湿关节炎患者的尺神经经常受压，功能可能受损伤，用橡皮片牵引保护神经。目的是防止肘关节向外侧脱位时损伤神经，防备骨水泥的热效应造成神经损伤。

（3）显露沿切口方向切开浅筋膜，向远端暴露肘肌，向近端暴露肱三头肌。自外上髁后方切断肘肌腱起点，将其自外侧关节囊剥离，以暴露关节囊。沿肱骨小头外侧经桡骨头至桡骨颈和冠状韧带作一纵形关节囊切口，即可暴露外侧关节和桡骨小头，用咬骨钳切除桡骨小头，经外侧关节间隙切除滑膜，松解关节内粘连，以利于关节向外侧脱位。

（4）关节游离沿肱骨后外侧向近端分离肱三头肌，暴露肱桡肌起点。将外侧结构自肱骨外上髁分离以暴露关节前外侧。可用电刀自外向内有选择性地部分松解肱三头肌腱的鹰嘴止点，以允许关节向外侧脱位。不需要完全将肱三头肌肌腱止点切下，一般只需要切开 25%～50%。此时，屈曲旋后前臂即可完全暴露关节。

（5）清除骨赘经关节看到尺侧副韧带，清除韧带上的瘢痕和滑膜组织才能清楚地看到韧带的扇状止点，尺神经就在尺侧副韧带的内侧。最大限度地屈肘，同时前臂旋后，可将滑车关节脱位，消除关节骨赘，为植入假体做好准备。注意手术过程中应经常使关节复位，以减少对尺神经的牵拉。

（6）肱骨切骨和试模将肱骨假体试模于肱骨后侧置于内外上髁中间，用亚甲蓝在假体柄两侧画两条线，其间距约为 1cm。用摆锯或咬骨钳去除此 1cm 宽骨块，此骨块到内外上髁距离相等，底部到达鹰嘴窝顶部。用骨凿及髓腔锉打开肱骨远端髓腔，以咬骨钳清理肱骨小头和滑车，使其形状适应假体的肱骨头和滑车部分。将假体试模完全安放在肱骨远端，检查是否符合要求的位置标准。

（7）扩大尺骨髓腔取出肱骨假体试模，用骨凿打开尺骨近端髓腔，注意骨凿的方向应与尺骨长轴向外呈 18°角（图 7-1），以防穿透尺骨内侧皮质。用髓腔锉进一步扩大髓腔。尺骨滑车切迹也应清理，注意其内外侧面锉磨的深度应该相等，以防止尺骨假体发生旋转。放入尺骨假体试模，其外侧边缘应与滑车切迹的外侧边缘平齐，假体部应与鹰嘴尖对齐。这有助于恢复肘关节旋转中心的远近位置。

（8）切除桡骨小头约 1.5cm，以切骨端与肱骨小头假体间保持 1～2mm 间隙为适宜。

（9）试复位放入高分子聚乙烯试垫及肱骨试模，复位后检查关节活动度。屈肘应大于135°。假体关节面在屈伸过程中应有良好而稳定的接触。被动完全伸直时，肘外翻角应为 15°。屈肘 90°，前臂完全旋前时，肘关节稳定性应好。如至中等力量牵拉后，关节间隙大于 1～2mm，就应选用厚一些的聚乙烯垫。如果旋转时有脱位倾向，应检查是否内侧或外侧太紧，可以相应多切一些骨质，使软组织长度相对增长，关节内外侧软组织张力平衡，有助于防止脱位。合适后，取出假体试模。

（10）髓腔内各植入骨栓用取自远端肱骨和桡骨头的骨质做成骨栓，推到肱骨和尺骨髓腔假体柄尖以远 1～2cm。

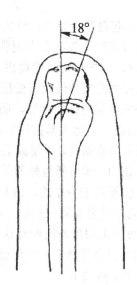

图 7-1　骨刀应与尺骨纵轴成 18°角进入

（11）植入假体用脉冲冲洗清理髓腔后，将假体表面和髓腔内放入骨水泥，清理残余泥位，伸屈 3～5 次，松紧合适后于伸肘等待骨水泥凝固。应特别注意清除尺侧副韧带和尺骨假体之间的骨水泥，防止骨水泥的热效应损伤尺神经。骨水泥凝固后，再次检查关节活动度和稳定性。注意伸肘时鹰嘴窝处有无撞击，如果有，可去除多余骨质，改善伸肘功能。还应注意前臂旋转时，桡骨头残端在近端桡尺关节处不应与假体或骨质发生碰撞。

（12）修复外侧关节囊和桡侧副韧带。

（13）松止血带后，仔细止血并冲洗关节腔。放置引流管，主要引流桡骨头切除区域的出血。缝闭伤口时恢复肘关节外侧的稳定性十分重要。

改良 Kocher 入路的优点是尺侧副韧带和三头肌腱予以保留，破坏肘关节血供少，缝闭伤口时遗留的无效腔小，但外侧结构如外侧关节囊和桡侧副韧带被切开，故应予妥善修复。

3.表面假体置换注意事项

肱骨表面假体安装的注意事项是：恢复肘关节的旋转中心。从侧位上看，旋转中心大致位于肱骨小头的中心，与肱骨前方皮质在同一水平。从横断面上看，此旋转中心通过肱骨滑车的中心。与肱骨内外上髁的连线相比，有 5°～8°的内旋，即旋转中心向外上髁尖前移约1cm 或 3/8 英寸。所以安装假体时，肱骨假体应向肱骨长轴内旋。从正位看，旋转中心与肱骨髓腔中心线呈 90°夹角。所以，最常用的肱骨假体柄外翻角度为 5°。以上只是粗略的标准，但对防止术后脱位和松动十分重要。

假体安放的稳定性也十分重要。在术中安放试模后应屈肘 90°，前臂完全旋前，施以纵向牵引力，正常关节间隙不应超过 2mm。整体稳定性可通过术中屈伸肘关节检查有无脱位或翘起的倾向来判定。

### 六、术后并发症的防治

（一）尺神经损伤

肘关节置换最常见的并发症是尺神经损伤，Kasten 等人报道其发生率高达到 40%。尺神经损伤的发生原因与下列因素有关：①术中过分牵拉尺神经，周围神经发生血肿；②神经受到直接压迫，绷带过紧或肿胀刺激神经；③术中骨水泥聚合产生的热效应等。因此在手术中，要良好的显露尺神经并将其前置，尤其是对曾行手术者，更应小心解剖，术中不可过度牵拉或长段剥离尺神经，以免破坏尺神经血供。在向髓腔内注入骨水泥时，勿使溢出的骨水泥损伤尺神经。关闭伤口前放松止血带彻底止血，放置引流管，必要时可将尺神经松解移位。

术前存在尺神经受压症状在进行手术时应同时进行尺神经的探查和松解。

术后立即出现尺神经运动功能减退且不能确定尺神经功能状态，应立即进行神经探查；如神经支配区的感觉减退，特别是感觉的不完全减退，可进行观察，多自行恢复，不需进行手术探查。

（二）关节脱位

poll 总结了 33 例 Souter 型假体置换的病例，平均随访 4 年，5 例翻修，其中 3 例因为脱位。平均屈曲度是 31°～138°。应用非铰链型假体获得稳定的先决条件是：充足的骨量、完整的前关节囊和侧副韧带以及术中准确地安放假体。若以前做过手术，尤其是滑膜切除和桡骨头切除，则软组织的张力受到影响，使假体置换后发生不稳定的可能性增加。半限制型假体具有一定的内在稳定性，允许在有骨缺损的患者或严重的类风湿畸形和翻修术中使用，若术中发现假体置换后不稳定比较明显，行尺侧副韧带紧缩或重建肱三头肌的张力有益于提高稳定性；另外，术后将肘关节制动 3～4 周。

（三）肱骨髁上骨折

对于肱骨干较细的患者，如类风湿关节炎，内上髁柱骨折很常见，其发生率达 5%。如果内上髁柱很细，就将其切除或用 5 号 Memlene 线固定到假体上。到目前还没有因此问题而出现不良的后果。

（四）感染

感染是比较严重的并发症，也是术后早期失败的重要原因之一，Ramsey 及 Adams 等人报道其发生率为 0～9%。可见肘关节置换比其他大关节置换的感染率高，这与下列原因有关：①肘部的骨性结构复杂，通过的血管神经较多，软组织覆盖少；②关节脱位；③血肿；④引流时间过长；⑤肘关节曾行手术治疗等。因此必须重视感染的预防，包括切口的选择；术前改善患者营养状况，提高其自身抵抗力；预防性应用抗生素；使用含有抗生素的骨水泥以及避免为显露切口而过多游离皮下，术中彻底止血，防止血肿形成；引流时间控制在 2d 左右，橡皮条引流术后第 1d 即可拔除，负压球引流引流量 24h 少于 100mL 或引流液体颜色淡红便可拔除引流管。术后将肘关节置放在相对伸直的位置固定 2 周可提高伤口的愈合率。

（五）肘关节不稳

肘关节不稳与假体设计、手术方式、手术者、患者本人及术后管理均有关系。若术中发现假体置换后不稳明显，行尺侧副韧带紧缩或重建肱三头肌的张力可提高稳定性；否则应在术后将肘部制动 3～4 周。应用非铰链型假体获得稳定的先决条件是充足的骨量，完整的前关节囊和侧副韧带，以及术中准确的放置假体。若术中应用非铰链型假体不能获得充足的稳定性，应考虑使用半限制型假体，半限制型假体具有一定的内在稳定性，允许在有骨缺损的患者或严重的类风湿畸形和翻修术中使用。近年来，应用计算机辅助技术更精确确定肘关节屈伸轴线的位置和方向，误差仅为 $0.8\pm0.3mm$，使假体生物力学性能更加接近人体，有效防止了术后肘关节不稳。

（六）假体无菌性松动、磨损或断裂

术后长期的肘部活动可导致假体的磨损，磨损颗粒可致骨溶解，是假体松动的主要原因。假体磨损发生于肱尺假体的接触面，半限制性假体则发生于高分子聚乙烯衬垫。假体松动或磨损所致功能下降常需进行翻修，衬垫的磨损则只需更换衬垫。为防止术后假体出现松动、磨损等情况，术后患者应控制使用患肢，避免使用球拍运动、投掷，划水，以及举重等剧烈运动。

假体的断裂偶有发生，尺骨侧假体多见，属疲劳断裂。断裂多发生在假体的处理面和光滑面接合部，是由于应力集中导致。

（七）脂肪栓塞

脂肪栓塞是较少见的一种并发症，主要是操作过程中脂肪微粒进入血管后形成栓子引起的。一旦发生，需要及时处理。扩容，抗凝，疏通微循环，糖皮质激素的应用等。术前维持血液的酸碱平衡与电解质正常也很重要。

此外人工全肘关节置换术术中也可能并发肱动脉、静脉损伤。术中需要解剖清楚，细致操作，不要牵拉过度。如果出现损伤，及时吻合修复。

七、注意事项

（1）人工肘关节置换的最终目的是能让患者最大限度地发挥手的功能，因此手术前应全面了解患者腕、掌指以及指间关节的功能。如手部功能严重障碍，则应先处理手部问题。

（2）如手部功能良好而肩、肘关节均有伤病，一般应先处理肘关节。但当肩关节严重或完全丧失旋转功能时，则应先处理肩部问题，因为僵硬的肩关节将增加肘部假体的内、外翻应力，可导致假体过早松动或损坏。

（3）术中应仔细处理肱三头肌肌腱。肱三头肌腱止点与浅筋膜、尺骨骨膜形成的内侧结合部是肱三头肌肌腱的最薄弱处，应注意保持该部以及整个肱三头肌伸肘装置的完整。

八、术后处理

（1）术后肘关节用肘后石膏托固定于 45° 半屈位，持续固定肘关节于屈曲位可能引起尺骨鹰嘴对局部皮肤的压迫。

（2）患肢抬高 4～5d，保持肱关节高于肩关节。

（3）术后 1～2d 拔除引流管。

（4）在术后第 3～5d 可解除加压包扎，更换敷料，并在疼痛可忍受的范围内开始屈伸肘关节。

（5）术后 3～7d 去除石膏，三角巾悬吊约 4 周，可间歇取下作柔和被动活动。

（6）术后 3 周开始主动活动锻炼，3 个月内避免用患肢提超过 2kg（5 磅）以上的重物。

（7）术后应避免肘关节接受过度负荷，尤其是伴有扭力的重度负荷，对某些突然的冲击力量，如投掷、使用锤子，打网球或高尔夫球，也应尽量避免。肱三头肌完全断开的患者在 4～6 周之内避免有拮抗的功能锻炼。

# 第六节　人工踝关节置换术

## 一、概述

踝关节融合的近期疗效和中期疗效很好，但是对于远期来说，常常导致难治性距下关节和跗骨间关节的骨性关节炎由于这个原因，采用人工踝关节置换术来替代融合术。

自 1974 年始，已有学者开始收集踝关节置换所需的几何学、力学设计资料。设计出了三种非协调型设计假体，分别是滑车型、凸-凹型和凸-凸型：其设计类型与表面置换型人工膝关节相似，但是假体上的聚乙烯垫片不能满足踝关节置换，相反，协调型假体表现出令人满意的力学性能与更高的置换成功率。它们包括球面形、圆柱形和反圆柱形。

## 二、人工踝关节的发展史及类型

（1）Ramses 踝关节假体设计原理

设计主要依据以下 4 点要求：①运动的支撑面；②保留胫骨前方的骨皮质；③胫骨假体的侧面；④距骨假体在冠状面上曲率。

（2）LCS 全踝关节最初设计始于 1978 年，最早的假体为骨水泥型 LCS 全踝关节通过三个独立的组件，基本校正了扭转力矩问题这三个组件包括一个允许踝关节旋转的水平上板，一个允许踝关节跖屈背伸的带槽关节。若将上板取下，外观上就非常像某一类型的膝关节假体在距骨端的两个组件之间有很好的协调性。胫骨端假体可以完全自由地作内外前后移动和旋转，并且没有剪切应力。

（3）德国的 S.T.A.R.（斯堪的纳维亚全踝关节置换）踝关节假体由两部分组成：①胫骨部分，又称"胫骨滑动板"，有三种型号，由一个高度磨光的平坦关节面和背部带有的两根固定栓组成依靠固定栓将移植的关节固定于胫骨软骨下的骨质内有四种尺寸可供选择；②距骨部分，又称"距骨帽"，有三种型号且分为左、右侧超高分子聚乙烯滑动核，有五种厚度选择。

## 三、踝关节功能解剖与生物力学

踝关节又称胫距关节，位于下肢的远端，是足后半部关节中最重要的关节，它使足在空间内可处于任何位置，可以适应任何不规则的地面情况。人体在站立、行走、下蹲等动作中，踝关节的稳定性和灵活性有着非常重要的作用。而踝关节的稳定性和灵活性的特点是由它的骨性结构、关节囊与韧带以及踝关节周围的肌肉的动力作用而共同完成的。

（1）骨性结构：踝穴由胫腓骨下端组成，外踝较内踝低 1cm 左右，并偏后方 1cm，在矢状面胫骨下端后缘较前缘更向下延伸，下胫腓横韧带加深了这个延伸，从而可以防止距骨在踝穴内的后移，加强了踝关节的稳定性。距骨体前宽后窄，平均相差 2.4mm，形成向前开放的 25°。距骨体滑车内侧与外侧的曲率半径不同，此解剖上的特点决定了踝关节在屈伸活动中同时还有水平位的旋转活动。胫骨下端关节面承重面积为 $11～13cm^2$，而髋、膝关节关节面的承重面积比踝关节小，故单位面积上的负荷踝关节比髋、膝关节小。若用单足负重时，踝关节关节面受到的应力相当于体重的 2.1 倍，在负重期的推进期时，关节面受到的应力相当于体重的 5 倍左右。若距骨在踝穴内有轻度倾斜，关节面所受到的应力由于承重面积的变小而明显增加。

外踝不仅构成了踝穴的外侧壁，而且当踝关节背伸活动时，外踝向外后方旋转并轻微上移。此时下胫腓联合增宽，以适应相对较宽距骨体前部进入踝穴。腓骨可以传导体重的 1/6。

（2）韧带与关节囊。①内踝（三角）韧带。自前向后分为胫距前韧带、胫跟韧带和胫距后韧带，其中胫距前韧带向远侧延为胫舟韧带。三角韧带呈扇形与关节囊紧密相连，非常坚固，故当外伤时常发生内踝骨折而不发生三角韧带断裂。②外踝韧带。自前向后分为腓距前韧带、腓跟韧带和腓距后韧带。腓距前韧带较薄弱，在踝跖屈位有限制足内翻活动的作用，腓跟韧带较坚强，在踝关节 90°位时限制内翻活动，腓距后韧带最强。腓距前、后韧带加强关节囊，而腓跟韧带位于关节囊外。③下胫腓韧带。胫骨下端的腓骨切迹与腓骨下端构成下胫腓联合，胫腓骨之间，由下胫腓韧带与骨间膜相连，骨间膜由胫骨斜向外下方止于腓骨，踝关节背伸活动时，腓骨轻微上移并向外后方旋转，骨间膜由斜形变为水平，踝穴增宽，正常下胫腓联合增宽为 0.13～1.8mm。下胫腓韧带又分为下腔腓前韧带、骨间韧带、下胫腓后韧带和下胫腓横韧带，骨间韧带是骨间膜的延续，最坚固。④关节囊。前侧关节囊由胫骨下端前缘至距骨颈、后侧关节囊由胫骨下端后缘至距骨后结节，前后关节囊松弛、薄弱，两侧关节囊由侧副韧带加强。

（3）肌肉：踝关节的运动主要是屈伸运动，使踝关节跖屈的肌肉主要是小腿三头肌（腓肠肌和比目鱼肌），其次为胫后肌，屈趾长肌、屈拇长肌和腓骨长肌。在跖屈踝关节的运动中小腿三头肌所做的功约为其他肌肉总和的 13 倍。踝关节背伸肌为胫前肌、伸趾长肌、伸拇长肌和第三腓骨肌，它们所做的功只相当于跖屈肌的 1/5～1/4。

当以全足放平站立时，在矢状面身体的重力线经过踝关节前方，足有外翻趋势，所以踝关节跖屈肌的肌力与足内翻肌的肌力强于踝背伸肌与足外翻肌，即对抗踝背伸肌与足外翻活动以达到踝关节与足的稳定和平衡。

（4）踝关节的运动：距骨体滑车关节面的角度值为 90°～105°，胫骨下端关节面的角度为 50°～55°，因此踝关节在矢状面的屈伸运动范围为 45°～55°其中背伸活动约为 1/3（10°～20°），而跖屈活动约为 2/3（25°～30°）。踝关节在矢状面的屈伸运动轴，自内踝顶端至外踝顶端，即由内上向外下倾斜，其与胫骨纵轴之夹角为 68°～85°（平均 79°），由于踝关节屈伸运动轴是倾斜的，当踝背伸时足尖朝向外，当踝跖屈时，足尖朝向内，即在水平方向上发生足外旋及内旋的旋转活动，为 13°～25°（平均 19°）。踝关节运动的方式是由距骨体滑车关节面的形状来决定的。距骨体滑车是圆锥体，其基底在腓侧，腓侧的曲率半径大于胫侧，故屈伸活动时腓侧运动范围比胫侧长，而发生水平方向上的旋转活动。

此外踝关节的运动与距下关节及足的运动是联合的。当踝关节跖屈时，足内翻、内旋，足内侧缘抬高、外侧缘降低、足尖朝内，称为旋后；当踝关节背伸时，足外翻、外旋，足外侧缘抬高、内侧缘降低、足尖朝外，称为旋前。

在下台阶时，踝关节屈伸活动最大，走上坡路（约 10°）时展收活动最大，其次是走 15°下坡路时。而旋转活动不因地面情况不同而有差异。

（5）步态周期中踝关节的运动：负重期（从足跟触地到足尖离地）占步态周期的60%，其中第1期为抑制期（足跟触地），踝关节轻度跖屈；第2期为中期（全足放平），踝关节在此期开始时为跖屈，当重心超过负重足后立即转为背伸；第3期为推进期（从足跟离地到球部着地，进而到足趾离地），踝关节跖屈。

摆动期占步态周期的40%，第1期即加速期（足趾离地），踝关节跖屈；第2期为中期，踝关节背伸；第3期为减速期（足跟触地之前），踝关节轻微跖屈。

### 四、假体设计原理及假体类型

严重的踝关节疾患，使患者难以支持体重和步行，采用踝关节融合术似乎是天经地义的治疗金标准，几十年来无人提出异议。但在20世纪70年代初，髋、膝关节的疾患而引起关节畸形、疼痛、功能障碍的患者，得到了人工全髋关节和人工全膝关节置换术的治疗，取得成功，效果满意，从而解决了患者关节畸形、疼痛及功能障碍。在这项成功经验的鼓舞下，为了解决踝关节疾患而进行了踝关节人工假体的设计和研究。踝关节假体与人工髋、膝关节假体的设计有很多共同之处，因此高分子聚乙烯-金属的组合同样是人工踝关节假体的重要首选材料，人们期待着人工全踝关节置换术既可以缓解踝关节疼痛、矫正畸形，同时又可以保留踝关节的活动功能。

第一个采用现代材料制成的踝关节假体，是由Lord和Marotte在1970年开始使用的，其设计逐渐与踝关节生物力学相结合，以得到临床更好的效果。

Richard Smith提出以人工踝关节置换来重建踝关节功能，是最早介绍踝关节置换的人。他试图通过球—窝假体保留踝关节的位置和后足的活动，替代踝关节融合术。然而临床发现这种假体本身很不稳定，影响行走时的稳定性。Kirkup继续这项研究，采用Bath和Wessex假体，通过高分子聚乙烯和金属关节组合，依靠距骨体圆顶的平均厚度（2～6mm），使踝部韧带紧张，为假体的稳定性提供保证。

目前采用的踝关节假体多种多样，既有两个部分组成的限制性关节、半限制性关节，以及非限制性踝关节假体，又有由3个部分假体，带有一个可自由滑动的垫组成的踝关节。前者限制性关节，如Mayo踝（1976），半限制性踝，如Mayo踝（1989）和伦敦皇家医学院医院踝及非限制性踝，如Bath和Wessex踝。后者是北欧型全踝关节假体（STAR），由3部分组成，解决了踝关节滚动的问题并已取得优良结果，它克服了假体对踝关节旋转运动的限制，防止骨与假体界面或骨与骨水泥界面的应力增加和集中。看来踝关节置换只适合采用带有滑动衬垫的全踝关节假体，目前两部分设计的假体已不再应用。

踝关节假体的设计要求如下所述。

（1）活动度屈伸活动范围至少达到70°，轴向旋转活动超过12°，否则踝关节假体会由于本身限制程度较高而出现术后假体松动。

（2）稳定性要求踝关节假体必须有良好的内在侧方稳定性。

（3）关节面的顺应性正常踝关节除屈伸活动外还可轴向旋转，因此要求关节面顺应性不宜太高，即少限制性，这样减少关节扭力传到假体固定界面，减少假体松动需关节周围有较完整的韧带和骨组织结构保护以防止关节半脱位，关节面顺应性小的假体，载荷易集中，假体磨损增加。反之，关节面磨损明显减少，但是假体固定界面承受应力增大，使术后假体容易松动。因此设计出带活动负重面高分子聚乙烯衬垫的三部件组成假体以减少术后松动。

在过去的 10 年里,非骨水泥型踝关节置换已被采用,在此之前,骨水泥型假体已自 1986－1989 年开始使用,从 1990 年起人们已开始使用非骨水泥型假体。通过骨水泥型假体(TPR)和非骨水泥假体(NJDePuy 公司;STAR 假体 Link 公司)的随诊比较,骨水泥型的翻修率和关节融合率明显高于非骨水泥型假体,结果表明非骨水泥型踝关节置换优于骨水泥型假体。其原因有三:其一,对踝关节采用骨水泥固定方法比其他负重关节更难,由于解剖特点向胫骨内压入骨水泥几乎是不可能的;其二,骨水泥可能进入关节后侧从而影响关节活动,若游离可引起关节表面的磨损;其三,只有胫骨最远端的 1～1.5cm 能用于施放骨水泥,在其上均为脂肪性骨髓。

由于踝关节置换术不断改进,临床疗效不断提高,缓解了疼痛,矫正了畸形,保留了踝关节的功能活动,因此大部分踝关节疼痛、有退行性变的踝关节不再行踝关节融合术了。

目前 Kofoed 和 StirrUp(1994)的报道证实踝关节置换的疗效已超过了关节融合术。踝关节置换术在缓解疼痛、改善功能、较低的感染率及未继发距下关节骨性关节炎等方面有更出色的临床表现。通过几十年的不断实践不断改进,踝关节置换术已经从实验室和偶然的成功阶段发展到有使用价值并能耐久使用的阶段。但我们也必须清醒地看到我们仍然正处在踝关节置换的起步阶段,需要我们再接再厉地继续工作、实践。

**五、术前准备**

术前准备必须重新做最新的踝关节的 X 线片(正、侧位)确认跟距关节的退变范围,X 线片检查应包括距骨下关节以便对距骨下部退行性变的程度范围进行估计。可以应用骨闪烁扫描术对距骨和胫骨下部软骨的继发性改变进行评估观察胫骨和距骨的软骨下骨的血运,观察并记录步态及疼痛情况、功能和活动度。运动步态分析亦对术前准备有帮助。对疼痛、功能和活动度的系统评估也是可取的。

**六、踝部影像学检查**

(一)X 线检查

1.踝关节非负重位片

(1)非负重前后位片拍摄方法:患者坐位或仰卧,下肢外展,踝背屈至中立位,底片置于足跟下方,X 线束垂直于踝关节部位,聚焦于内、外踝的中央,若同时摄双侧前后位片,应将 X 线束聚焦于双侧内踝的中央。显示特点:可显示清晰地胫距关节、胫腓重叠程度和踝关节腔内侧间隙,若在踝关节处于跖屈位时拍摄前后位片,则会导致踝关节腔明显增宽和不协调。

(2)非负重踝穴位(20°内旋)片拍摄方法:患者仰卧或坐于检查台上,踝关节背屈至中立位,小腿和足内旋 20°,将 X 线束垂直于踝关节部位并聚焦于内外踝的中央。显示特点:最适合于评价踝关节的不协调。由于此时是非功能状态下,踝关节囊和局部韧带处于非负重的状态,所以不能确定轻微的下胫腓韧带联合不稳定。

(3)非负重内旋位(内旋 45°)片拍摄方法:患者仰卧,踝关节跖屈,小腿和足内旋 45°,内踝置于 45°的斜面上。X 线束垂直于踝关节部位并聚焦于内、外踝的中央。显示特点:可显示外踝和距下关节后表面的细微病变。

（4）非负重外旋位片拍摄方法：患者仰卧，下肢外展，踝关节背屈至中立位，小腿和足外旋 45°，外踝没于 45°斜面上，X 线束垂直于踝关节部位并聚焦于内、外踝的中央。显示特点：特别适用于观察内踝骨折或内踝截骨后的固定情况，因此，若需要了解内踝的详情，常需要拍摄此片。

（5）非负重侧位片拍摄方法：患者仰卧，踝部外侧面置于底片上，踝关节背屈至中立位，X 线束垂直于踝关节部位并聚焦于内踝。显示特点：可评价胫距关节不协调，但由于其为非功能状态下拍摄，故不能准确评价关节腔的消失等情况。若将内踝与底片接触，使踝关节与底片更加接近，则侧位片可更加准确，但这种方法并不常用，因为与自然休息位时小腿外旋相比，使小腿内旋相对很不方便。

（6）非负重跖屈侧位片拍摄方法：患者仰卧，下肢外旋，踝部外侧向置于底片上，踝关节极度跖屈，X 线束垂直于踝关节部位并聚焦于内踝。显示特点：该方法最适于显示由距骨后突或三角骨造成的后踝撞击。

2.踝关节的应力位片

踝关节的应力位极片用来评价怀疑有人带损伤的患者的关节稳定性，可以手动或使用辅助器具施加外力。局麻下检查可以增加准确性。应力位包括内翻、外翻、前抽屉、背屈、跖屈和距下关节反转等前三者更加常用。

内翻应力位用来评估踝关节的横向稳定性。其绝对测量并不可靠，一般须与健侧对比。最常测量的两个指标为踝关节的侧方张开距离和距骨倾斜。踝关节的侧方张开距离为距骨顶边缘到相邻的胫骨关节面的距离。双侧相差 3mm 以上为阳性结果。距骨倾斜角为距骨顶和胫骨穹窿之间的夹角。两侧相差 10° 以上是有意义的。

前抽屉实验也需要双侧对比。该实验通常包括一张非应力片和一张应力片。在应力实验中距骨相对于胫骨前移 4mm 以上或双侧位移相差 2mm 以上是有意义的。

3.负重位

（1）负重前后位片拍摄方法：患者站在 5cm 高的木块上，底片固定于足跟后方，X 线束为水平位，从前向后聚焦于踝关节。若需同时拍摄双侧的踝关节，应让患者双足并拢，将 X 线束聚焦于双侧内踝之间。显示特点：可清晰地显示胫距关节、胫腓重叠程度和踝关节腔的内侧间隙，可用来评价踝关节内外侧切带失能、关节动态畸形及关节腔变窄或消失等异常。

（2）负重踝穴位（20°内旋位）片拍摄方法：患者的体位类似于负重前后位片，X 线束呈水平位顺着足的长轴聚焦于踝关节，但向内呈 20°角。也可使患侧小腿内旋 20°，X 线束呈水平位投射于底片。显示特点：可清楚显示踝关节的关节腔，更好地评价外侧关节腔以及下胫腓联合的分离程度等。

（3）负重侧位片拍摄方法：患者站立，双足并拢，底片固定于双侧内踝之间，X 线束从侧方垂自：投射于外踝尖端上方 13mm 处。显示特点：可确定关节外侧部的不协调、前踝和后踝撞击等。

（4）负重背屈位片拍摄方法：体位与负重侧位片相似，但要求患者膝、踝关节极度背屈，足跟踩在地板上显示特点：可较好地显示前踝的状态、前部关节腔的消失，能清晰地反映前踝在足踝关节处于功能位时的撞击情况，且比负重和非负重 X 线侧位片显示更加清楚。

（二）CT 检查

CT 在踝部主要用于比较复杂的骨折和 X 线片难以清楚显示的骨折，如 Pilon 骨折、Triplane 骨折、Tillaux 骨折，特别是螺旋 CT 及三维重建技术，它们能够立体、直观地显示骨折的特征。

胫骨前结节的撕脱性骨折即 Tillaux 骨折，在踝关节的正侧位线片上很难被发现，而 CT 平扫的图像又缺乏对骨折块大小及移位程度的全面显示，螺旋 CT 及三位重建图像则很清楚地显示骨折块的大小及移位程度。

后踝骨折既可以表现为一完整的骨折块，又可以呈粉碎性，螺旋 CT 及三位重建可清晰显示后踝骨折的情况，对于粉碎性骨折，采用加压螺钉固定显然是不合适的，另外，后踝骨折线并不一定完全与胫骨下端的冠状面平行，故固定后踝骨折时，螺旋 CT 和三位重建的资料为螺钉的进钉方向可与骨折线的方向垂直。对于下胫腓联合分离的治疗，若复位后仍不稳定，需用一枚螺钉固定，但是术后单凭 X 线片很难对螺钉的固定位置做出准确的判断，螺旋 CT 及三位重建的方法准确地显示螺钉的固定位置，获得直观的效果。

因此，CT 检查可使临床医生在三维立体空间对骨折有全面的认识，准确地显示内、外及后踝骨折类型及移位的情况，知道临床医生制定周密详细的手术方案，在踝关节骨折的诊治方面具有很大的优越性。

（三）MRI 检查

1.踝部肌腱疾病的 MRI 检查

踝关节处有 10 根肌腱通过。腓骨长肌腱、腓骨短肌腱位于外侧，跟腱位于后方，内侧有胫后肌腱、屈肌腱、趾长屈肌腱，前方有胫前肌腱，长伸肌腱、趾长伸肌腱、第三腓骨肌腱。肌腱损伤可单独发生，也可在发生骨折同时合并肌腱损伤。局部类固醇激素注射或骨折后骨赘形成反复摩擦肌腱造成肌腱慢性炎症性损伤。

（1）腓骨肌腱。①腓骨肌腱脱位、半脱位 MRI 影像在评价腓骨肌腱脱位/半脱位时，特别要关注腓侧上支持带，在水平位上它位于腓骨肌腱后方，维持腓骨肌腱位置，防止其脱位、半脱位。$T_1$ 和 $T_2$ 加权像上表现为位于腓骨肌腱后方的细长低信号。Oden 等将腓侧上支持带损伤分为四型。Ⅰ 型最常见，表现为腓侧上支持带相对于腓骨凸起。Ⅱ 型腓骨上支持带于腓骨止点处有撕裂，伴腓骨肌腱脱位。Ⅲ 型腓骨上支持带于腓骨止点处形成撕脱性骨折伴腓骨肌腱脱位。Ⅳ 型腓侧上支持带中部完全撕裂，伴腓骨肌腱脱位。②腓骨肌腱损伤排骨肌腱损伤的分为急性与慢性类，MRI 的表现不同腓骨肌腱撕裂可分为肌腱单纯变性、部分撕裂、完全撕裂三种，多数情况下表现为纵行部分撕裂。$T_2$ 加权像水平位及矢状位影像多用于评估腓骨肌腱病变。有些学者甚至建议使用斜位以更好观察肌腱全长，我们建议行 MRI 检查时将足置于跖屈位。腓骨肌腱撕裂在 MRI 上通常表现为沿肌腱长轴平行的高信号。对于部分或完全横行的撕裂，可见到局部高信号，因为局部出血及水肿反应。急性损伤时通常局部软组织水肿、出血，使得 MRI 上模糊一片，很难分辨解剖结构。腓骨短肌腱撕裂时通常为纵行撕裂，可达 2.5～5.0cm，水平位 MRI 图像上观察腓骨短肌腱撕裂最清楚。腓骨长肌腱部分撕裂在 MRI 同样可见到肌腱组织局部增粗，肌腱内病变组织呈高信号影。

（2）跟腱：急性跟腱撕裂可为完全性或部分撕裂，MRI 可见 $T_2$ 加权像及脂肪抑制像上信号增强影。部分撕裂可由长期慢性微小组织内部分撕裂累积形成，完全性撕裂时跟腱两端完全离断，大部分撕裂发生在缺血处即止点上 2～6cm。

MRI 相比较于 CT 和 X 线片，对于跟腱周围组织结构显示更清晰，对于软组织的对比性更强。MRI 检查跟腱时，我们建议将踝关节置于中立位，这样跟腱组织就会有一定张力，成像时跟腱较平滑且直，不会因跟腱内张力低而出现跟腱弯曲变形跟腱组织多选用 $T_1$ 加权像和 $FSET_2$ 加权像的水平位和矢状位。当然不同的医院会选择不同的序列，但对于跟腱组织病变的诊断及鉴别诊断实际上 $T_2$ 加权像就已经是足够了。有时候周围肌肉撕裂、深静脉血栓等疾病临床表现可能与跟腱组织病变类似，这时 MRI 就为疾病间的鉴别提供了很好的依据。有时也可以显示跟骨骨髓水肿影、跟腱后滑囊炎、Haglund 畸形等。

（3）踝部内侧肌腱。①胫后肌腱矢状位和水平位的 $T_1$ 和 $T_2$ 加权像或 STIR 序列能很好地显示胫后肌腱。在做 MRI 检查时，一定要注意将胫后肌腱最远端止点处及胫后肌腱近端一部分小腿组织同时包括在内，以显示胫后肌腱全长，因为这对于胫后肌腱远端止点处病变及近端高位的肌腱完全撕裂诊断有重要价值。如果 MRI 检查主要是为了评估胫后肌腱，则我们建议检查过程中踝关节保持中立位或轻度跖屈位。对于弹簧韧带的评估很重要，传统常规的水平位、矢状位片可能很难观察到这根韧带。Rule 等提出，弹簧韧带的足底侧韧带在斜45°矢状位能很好地显示。而弹簧韧带的内侧部分则在经距舟关节斜水平位片上能很好地显示。近期，Mengiardi 等提出，弹簧韧带上内侧支在斜水平位或冠状位上能很好显示，而足底下纵韧带在冠状位上多见，而弹簧韧带的足底内侧斜头在斜水平位上容易观察。正常肌腱呈低信号，肌腱鞘内有少量液体，腱鞘炎时肌腱周围可见到液体积聚，肌腱可能增粗，但内部信号通常正常。肌腱增粗、内部信号轻度增强、腱周积液可能提示肌腱炎（肌腱退变）、陈旧性撕裂、肌腱部分撕裂。部分撕裂时肌腱增粗、信号增强只累及其中一部分纤维，完全撕裂时两断端可见到高信号水肿影。胫后肌腱功能不全的患者可能合并有其他多种多样的病变，而 MRI 有助于进一步发现这些改变。胫后肌腱失能患者多数可见到胫后肌腱止点处舟骨内骨髓水肿影或伴有副舟骨。据报道胫后肌腱失能患者中约72%有跗骨窦综合征，约32%患者可伴有跖筋膜炎，有时 MRI 也可见到其他一些骨质、肌腱及韧带病变。②姆长屈肌腱与趾长屈肌腱 MRI 表现与胫后肌腱功能不全时胫后肌腱表现类似。姆长屈肌肌腱炎及肌腱撕裂好发于距骨后侧缘及载距突下方，有时也可发生在第一跖骨头下方两籽骨之间。有一点需要指出的是，从解剖学角度，在靠近踝关节处约20%患者姆长屈肌腱腱鞘与踝关节腔相通。因此，当有踝关节内积液时，MRI 上显示姆长屈肌腱鞘内的积液可能是因踝关节内的积液浸润到姆长屈肌腱鞘内，而并非姆长屈肌腱鞘炎。姆长屈肌腱炎通常也与距骨后三角骨有关。MRI 检查时的序列选择策略与胫后肌腱类似，通常选择水平位、矢状位的 $T_1$ 和 $T_2$ 加权像。但在读片时医生一定要注意观察姆长屈肌腱自踝关节以上平面到大姆趾的整个行径，因为姆长屈肌腱的全长都有可能出现病变。

（4）踝关节前方肌腱：水平位与矢状位 MRI 影像可清晰显示胫前肌腱。在行 MRI 检查时建议足部保持中立位或轻度跖屈位（约跖屈20°），主要采用 FSE 脂肪抑制像的 $T_1$ 加权像与 $T_2$ 加权像。

2.足踝部韧带疾病的 MRI 检查

由于足踝部韧带结构复杂，要想获得清晰的 MRI 图像，清楚见到韧带结构，就必须采用特殊的体位，选择恰当的足部位置。使用传统 MRI 图像切面时，Kier 等发现约20%矢状位图像及 75%水平位图像上可显示距腓前韧带。仅 7%的矢状位图像及全部的水平位图像上可见到距腓后韧带，冠状位图像上不可见。

在使用传统 MRI 成像序列时，检查过程中足踝部放置特殊的体位可有助于提高成像质量，更完全地显示相关韧带结构。Schneck 等人认为，对于胫腓下前韧带及胫腓下后韧带，在踝关节背伸 10°～20°时的水平位上成像最清晰，冠状面主要用来观察距跟骨间韧带。踝关节跖屈 40°～50°时的水平位可清晰观察跟腓韧带。但需要指出的是，有时对于一些急性损伤或足踝关节严重疼痛的患者，由于疼痛，患者多数不能很好配合，因此检查时不可能达到很理想的体位。另外选取更薄的层面能更有效反映出韧带损伤。检查过程中选择合理的切面或采用三维梯度回波序列可大大提高韧带结构的成像质量，更清楚精确显示韧带撕裂程度。

有时为了更好地成像，可行 MRI 造影，即关节腔内注射钆元素或经静脉给造影剂，对照组可用生理盐水，但这种方式已经淘汰了，因为注射后的 MRI 影像可误以为是踝关节腔内积液。我们通常使用 4～5mL 罗哌卡因、5mL 碘对比剂、0.1～0.2mL 钆混合剂作为对照。使用了局麻药，因此检查过程中患者比较配合，可放置理想体位，甚至应力位。造影后还可行常规负重位 X 线片，更有助于诊断。造影完成后就开始检查，通常选择 $T_1$ 脂肪抑制像的水平位、冠状位及矢状位，有时也加行 $T_2$ 加权像，以便更好观察关节软骨情况。如有必要，可考虑另加斜位或三维梯度回波序列。MRI 造影的准确性较常规 MRI 检查更高，据报道其敏感性及特异性分别可高达 90%和 100%。选择恰好的斜位片，斜矢状位片能很好地反映距跟骨间韧带，斜冠状位片能很好反映内侧三角韧带。而距腓前、后韧带在横断位上更易观察。

3.其他软组织疾病的 MRI 检查

（1）踝关节周围撞击综合征：踝关节周围撞击综合征的诊断依据主要以临床表现为主，但影像学检查可为踝关节周围撞击综合征的诊断提供重要依据。①前方撞击综合征主要为骨性撞击，X 线片与 CT 更容易诊断。通常踝关节前方骨赘多无症状，没有临床症状不可诊断为撞击综合征。前方撞击综合征的患者多表现为踝关节前方疼痛、肿胀及背伸踝关节时受限。MRI 可见到踝关节前方软组织相应改变。②前外侧撞击综合征对踝关节前外侧撞击综合征的诊断是排除性诊断。有学者报道前外侧撞击综合征目前认为与踝关节内翻受伤有关，踝关节囊和前方韧带的部分或微小撕裂可导致前方韧带增厚、滑膜增生或骨质异常等改变。约 3%踝关节扭伤患者最终发展为前外侧撞击综合征，患者多表现为前外侧区压痛明显，背伸或足部旋前可加重疼痛，有时也会有踝关节内浸润。③前内侧撞击综合征目前主要认为本病与踝关节外伤史有关，伤后韧带反复慢性损伤使三角韧带前部分增厚。有时也可见到前内侧骨赘形成。MRI 可见到前内侧软组织增厚、骨赘形成，甚至内侧距骨骨软骨损伤。④后内侧撞击综合征后内侧撞击是五种撞击中最少见的一种。三角韧带深层包括胫距前韧带和胫距后韧带。后内侧撞击可与踝关节严重受伤，伤及三角韧带深层胫距后韧带有关。这部分韧带纤维组织长期反复慢性炎症及增生可最终导致后内侧撞击综合征。⑤后方撞击综合征后方撞击综合征有人称为后方三角骨综合征、胫距挤压综合征或踝关节后方阻挡综合征等。后方撞击综合征可因急性创伤或慢性反复微损伤造成。胫骨与跟骨间在强有力的跖屈位时可产生骨性或软组织挤压。主要可表现为拇长屈肌腱炎、距骨后突骨折或胫距后方撞击。患者主要表现为踝关节后方疼痛、肿胀。查体可及踝关节后方跟腱前方疼痛明显，疼痛在跖屈位时加重。踝关节撞击综合征实际上是一种临床诊断，但影像学检查对于其诊断及治疗策略选择具有重要意义。骨性改变经 X 线片或 CT 可明确，而 MRI 对于踝关节周围撞击综合征诊断具有更为重要的作用，特别是对于前外侧撞击和前内侧撞击综合征。MRI 影像可见到韧带结构增粗，周围瘢痕形成，MR 关节造影对于评估踝关节周围撞击综合征更为精确，特别是对于韧带撕裂的患者，MRI 检查更准确。

（2）跖筋膜炎：目前对跖筋膜炎的影像学诊断主要依赖于 MRI，MRI 可很清晰显示跖筋膜的厚度及筋膜内实质的结构情况，为了提高 MRI 的诊断率，Theodorou 等建议对高度怀疑跖筋膜炎患者行 MRI 时，将足置于中立位。冠状位主要用来评估跖筋膜的附着、近侧的肌肉以及神经分支等。矢状位能更清楚地反映跖筋膜的附着处及跖筋膜远端部分。水平位主要用于观察跖筋膜远端内、中、外侧分支情况，有时斜矢状位可清楚显示跖筋膜的外侧束。我们习惯性采用自旋回波 $T_1$ 加权序列及快速自旋回波 $T_2$ 加权脂肪抑制序列。增强图像可见到筋膜及周围组织信号增强影。除非怀疑是足底纤维瘤病，才考虑行对比增强。急性或活动期跖筋膜患者 MRI 主要表现为跖筋膜组织结构增粗、信号增强，周围软组织水肿，有时也可见到跟骨内骨髓水肿；慢性跖筋膜炎患者 MRI 主要表现为跖筋膜组织结构中等度增强，但无周围软组织水肿，慢性跖筋膜炎患者通常还可见到跟骨骨刺形成近期发现慢性跖筋膜炎患者可合并有小指展肌萎缩，因筋膜炎局部炎性增生、瘢痕形成，导致足底外侧神经卡压。

（3）滑囊炎：跟骨处有两个滑炎，一个位于跟腱止点与跟骨之间，另一个位于跟腱浅表。这些患者通常都伴有 Haglund 畸形，由于慢性炎症刺激使得跟骨后结节局部增大，而进一步刺激跟腱组织及跟腱后滑囊。保持足部轻度跖屈，在 $T_2$ 加权像、STIR 像上，矢状位以及水平位主要表现为跟腱后滑囊处炎性水肿，局部高信号。

（4）踝管综合征：对于一些因踝管内屈肌腱鞘囊肿、滑膜增生、脂肪瘤等软组织原因引起的胫后神经卡压，MRI 能很好地诊断。但对于一些骨性的卡压，如跗骨联合、内踝骨赘等，MRI 也有相关表现，但 CT 更具有诊断优势。水平位、矢状位或斜矢状位对于清楚显示踝管内容物更有效，$T_1$、$T_2$ 加权像、脂肪抑制像就能很好地发现病变。

（5）跗骨窦综合征：跗骨窦综合征是由于跗骨管及窦内病变引起的病理改变，文献资料显示大于 70% 患者有踝部内翻扭伤史。因此，在跗骨窦内韧带损伤及相关的外侧韧带损伤的发病率高，有作者报道 79% 跗骨窦综合征患者伴有跟腓韧带损伤。跗骨窦内相关韧带损伤也可以发现。其他病变如关节病变、距下关节囊增生、占位性病变都可能引起跗骨窦综合征。

MRI 能清楚、全面显示跗管及跗骨窦内组织结构。通常选择 $T_1$、$T_2$ 加权像或 STIR 序列的水平位、矢状位、冠状位图像。若有必要，可选择斜位片来进一步特地关注跗骨窦周围组织结构。Klein 和 Spre-itzer 报道了 33 例跗骨窦区 MRI 表现，在 $T_1$ 加权、$T_2$ 加权像上，约有 80% 患者有跟腓韧带损伤，同时合并有跗骨窦区域内浸润性异常信号改变。约有 15% 患者跗骨窦区域内有积液。MRI 主要表现为跗骨窦内 $T_1$ 像可见到异常的低信号影像，而快速内旋回波 $T_2$ 加权像可见到异常高信号影像。

（6）Morton 神经瘤：趾间神经瘤实际上并不是真正的神经瘤病变，多数是在跖横韧带周围神经长时间受挤压等刺激后发生神经纤维组织增生瘢痕形成，神经退变。MRI 主要表现为跖骨头、跖骨间横韧带跖侧团块状软组织影，$T_1$ 加权像上，神经瘤信号与肌肉相当或稍高；$T_2$ 加权像上，呈明显高信号影，检查时取仰卧位或俯卧位，Weighaupt 等报道俯卧位采集的 MRI 影像质量更好。Zanettit 等认为 MRI 用于诊断 Morton 神经瘤的三条标准：①神经瘤在距骨间的神经血管束中央，位于距骨间横韧带跖侧；②周围界限清楚；③特征性的信号影，即 $T_1$ 加权像上与肌肉组织信号相同，$T_2$ 加权像上低于脂肪信号。

（7）跖板及草皮趾损伤：草地趾好发于运动员，第一跖趾关节过度背伸加轴向加压造成跖板部分或完全撕裂。MRI 可见正常跖板呈低信号，部分或完全跖板撕裂时，$T_2$ 加权像上可见到跖板内高信号影部分累及或完全穿透跖板。慢性跖板退变可见到跖板及关节囊增厚。MRI 跖趾关节腔内造影可进一步鉴别诊断，当跖板破裂时，因造影液体可漏出到周围姆长屈腱鞘内而成像。而当跖板正常时，造影剂则不能进入姆长屈肌腱鞘内。

（8）籽骨病变：通常情况下，籽骨病变行常规 X 线片即可发现问题，但是对于有些情况下可能要行足趾部 MRI。常规选择水平位、冠状位及矢状位的 $T_1$ 加权像及 $T_2$ 加权像，特别是 $T_2$ 加权像上可见到籽骨内骨髓水肿呈现的高信号影及周围软组织水肿信号影。

4.足踝部骨骼创伤的 MRI 检查

（1）距骨骨软骨损伤：MRI 能发现普通 X 线片不能发现的距骨隐匿性损伤，对诊断急、慢性距骨骨软骨损伤有重要意义。当 $T_2$ 像的高信号影与 $T_1$ 像的低信号影从软骨表面处呈日光样向周围蔓延时，提示有无移位的软骨下骨小梁损伤。因此 MRI 上见到软骨表面向周围蔓延的 $T_1$ 低信号影时，一定要考虑到患者有没有软骨损伤或骨软骨损伤。特别是 $T_2$ 像见到骨质内线性高信号，且延伸到软骨面时，这种表现提示骨软骨处很不稳定，临床上应当予以重视。DeSmet 等总结了 MRI 上距骨骨软骨损伤不稳定的 4 项诊断标准：①5mm 以上位于骨软骨块与软骨下骨之间的线条状高信号影，提示骨软骨块与距骨整体分离；②位于病灶软骨下方，直径 5mm 以上圆形或类圆形均匀高信号影，提示软骨下骨囊肿形成；③局部 5mm 以上关节面软骨损伤或缺损，局部高信号影，提示软骨可能在关节腔内移位；④关节软骨处中断的高信号影，提示软骨有骨折，据 DeSmet 等统计，该诊断指标与手术过程中情况对比统计，发现其敏感度达 97%，特异度达 100%。同时 MRI 也能用来评价术后恢复情况，如自体膝关节骨软骨移植或异体骨软骨块移植治疗距骨骨软骨损伤后，若距骨内高信号消失，则提示骨软骨块间愈合生长良好。同时 MRI 能清晰显示软骨表面的完整性，能发现距骨软骨塌陷。MRI 对距骨的破坏性病损的诊断也有重要的意义。1989 年，Anderson 等人结合 Berndt&Harty 距骨骨软骨损伤分型提出临床 MRI 分型如下。

Ⅰ型：软骨下骨小梁压缩，主要表现为松质骨骨髓水肿，STIR 像上高信号。

Ⅱ型：骨软骨块不完全分离。

Ⅱ型：软骨下骨囊肿形成。

Ⅲ型：骨软骨块完全分离，但无移位。

Ⅳ A 型：骨软骨块完全分离，伴移位。

（2）应力性骨折：普通 X 线片很难观察到早期应力性骨折，MRI 对于急性期应力性骨折诊断敏感度高，可反映骨髓水肿、骨皮质、骨膜等细微变化 Arendt 和 Griffiths 根据 MRI 上表现的骨髓水肿，骨皮质及骨膜累及程度对应力性骨分为 5 级（0～4 级）。

0 级：正常。

1 级：骨外膜轻度水肿，骨髓水肿改变。

2 级：骨外膜、骨髓水肿。

3 级：骨外膜、骨髓水肿更明显。

4 级：可见到骨折线。

## 七、手术方法

### （一）麻醉方法选择

麻醉的目的是使切口无痛，同时要使踝关节周围肌肉肌腱松弛，便于手术显露和分离，降低切口牵开张力，以减少切口皮肤坏死概率。

连续硬脊膜外神经阻滞麻醉，可以达到上述目的，手术时间，一般 1.5～3.0h 可以完成全部手术。这种局部区域性麻醉技术及其可控性等诸多优点，而得到广泛应用。

蛛网膜下隙阻滞麻醉（简称腰麻），也可满意地达到上述目的，但宜在 2h 内完成手术。受到有效时程的催促。

全身麻醉（静脉），对手术显示精神过于紧张，肺部没有炎症或无潜在肺部炎症和心脏严重疾病，无中枢神经疾病者，适于全身麻醉，并气管内插管。对精神过于紧张的患者适于这种麻醉方法。

对于体胖、颈短、项粗者或颈椎强直、下颌张口受限者等，预估全身麻醉插管不顺畅或困难者，宜选择椎管内麻醉。

骨髓内麻醉、骶管麻醉、坐骨神经阻滞麻醉等，一般不适合行人工全踝关节置换术。因为，神经阻滞不完全，会引起恐惧、疼痛和躁动，影响手术顺利进行。

### （二）手术器械和假体准备

严格无菌技术。手术开始前，手术器械和踝关节假体如数展示在器械台上，按手术常用和非常用、手术操作顺序摆放；按普通器械和专门器械，分门别类摆放一定位置，常需两个器械桌展示。器械上覆盖无菌单巾。用在踝关节假体的专门器械包在需用时最后打开，清点排列后，仍用无菌敷料遮盖，减少空气中微尘、细菌的降落污染。

电动工具，术前夜充电；采用熏蒸 24h 或高压蒸汽灭菌；或γ射线照射。消毒物件有的需严密无菌包扎，如电动工具的电池手柄。万一有污染接触者，无菌覆盖物即予以更换。一般至少覆盖无菌手套或干布类两层。

手术者与助手戴两副手套。

### （三）气囊止血带应用

大腿环扎电动气囊止血带前，先在大腿根部环敷软布二层，然后再扎气囊止血带。成年人大腿充压达 500～600mmHg（66.6～79.92kPa）就可以良好止血。需要或不需要驱血带驱血，视患肢情况决定。当患肢切口外于于膝以下有感染灶或有潜在感染灶时，不宜用驱血带驱血。血液高凝状态，须经治疗缓解后再施手术，可以不用止血带。不用止血带时，可将患肢抬高 80°～90°，5min 后止血带充气。有广泛大隐静脉、小隐静脉曲张患者用止血带时，易发生浅、深静脉血栓形成之虞。

止血带结扎在低小腿肌腹时，有时效果良好，有时效果欠佳，尤其是消瘦者。

再次读片，确认患者下肢力线无异常，其踝关节病变的正、侧位 X 线片和 CT 片确凿无疑。必要时提供 MRI 影像，有助于隐性的距骨早期缺血坏死和骨肿瘤的剔除。

认识人工踝关节置换专门器械，并在手术操作过程中熟习和强化。

用切口标识笔，画出踝前切口走向，并做消毒处理。

膝以下严密消毒后，用无菌透明薄膜包盖下段小腿和足部，有助于术中定位并时时确认骨性标志及足跟等方位。

（四）手术步骤

核对踝关节侧别，应与工具和假体侧别相符。

（1）于胫骨前嵴在踝关节平面以上5～6cm处起，向下向第1、第2趾间方向，做长6～9cm切口。下段切口也可向外侧倾斜，有助于外踝显露。

（2）纵向切开皮下脂肪和踝前支持带，将胫前肌腱和拇长伸肌腱牵向内侧，趾总伸肌腱和足背血管一并牵向外侧。切开胫骨骨膜，分离后显露胫骨远端3cm。向下即为踝关节囊并切开关节囊。

（3）用牵开器或固定钉牵开切创，将标杆固定在对准胫骨前嵴前方，远端套接限宽胫骨远端切骨导板，其下缘与胫骨远端平面的胫骨前唇以上8～9mm高位置平。

（4）切除踝关节前关节囊，完全显露胫骨远端、距骨关节面、内侧踝距关节间隙和外侧踝距关节间隙。

内、外侧用内六角扳手内、外侧旋转移动胫骨切骨导板使之正对胫骨远端前壁，而内、外踝不致被电动骨锯碰撞骨折。

（5）胫骨远端关节面截除。将电动骨锯紧贴导板附件下缘的平面，做垂直胫骨纵轴的横行切骨，切除胫骨远端在内、外踝之间的关节面。由于该关节面为穹顶样，顶部突入胫骨中心，故胫骨前缘切骨一般以8～10mm高度为限，除非个别患者胫骨远端穹顶殊高者，需再切除2mm，以切除所有软骨和软骨下骨为度。切至近内踝时，调骨锯稍做纵向切割，便可取出骨片。

检查胫骨远端切骨是否适当，切骨面是否适当的标志有三：①垂直胫骨纵轴切骨；②刚能把关节面包括穹顶关节面在内尽皆切除，切除最少的骨质，尽可能多地保留胫骨远端骨质为度；③从切骨后空间可以看到胫骨后方的软组织，并无胫骨皮质有台阶样高起。切除过多胫骨无助踝部稳定。

慎勿伤及内、外踝，避免术中内、外踝骨折。万一骨折，即刻以最简易、稳定的方式复位固定。

（6）选择合适厚度并安装距骨切骨导板，在胫骨切骨导板切骨完成基础上，选择并按插适当厚度（6mm或8mm）的距骨切骨导板，其标识数据就是拟切除距骨厚度。术中始终维持标杆于对准胫骨前嵴位。

（7）距骨切骨。助手将足强力背伸至0°位并维持此位置，沿距骨切骨导板下缘并紧贴此导板，做距骨切骨，距骨顶部关节面不超过8mm厚度做水平面切除。

检查距骨顶部切骨完善与否：关节球面应水平切除，并与胫骨纵轴垂直、与胫骨切骨面相平行，踝关节后方残骨应一一剔除，以减少异位骨化。尾骨不必刻意去除。

可暂时拆卸标杆和所有切骨导板。

（8）选择适当宽度的距骨内、外侧切骨导板，为内、外斜面连轴状，连轴上有4个孔，其中2个大孔可由夹持钳插入夹持，按前宽后窄、依距骨上切骨面插入正中，不要偏内或偏外，又恰可用电动往复锯，做距骨两侧2mm厚度关节面切除，向距面切下的深度内侧5mm，外侧7mm。不可切除过多。

（9）距骨前、后方切骨。该导板的安放正确的标志为：导板前缘恰为距骨上切骨面的前缘，其两侧斜板恰贴合在距骨两侧切骨面，导板位置应无倾斜。

用"Z"形电动小骨锯，做导板后面的距骨后方斜切骨，深约 2mm，其斜面约 5mm 宽。

仍用"Z"形电动骨锯，做导板前方斜行切骨，深约 2mm，斜面 5～6mm 宽，取除距骨切骨导板。

用长咬骨钳钳夹摘除踝关节后方碎骨、软组织，保护胫后血管和神经、肌腱、跟腱。顺便摘除距骨的尾骨。

检查：选择与距骨顶切骨面相当规格大小的距骨假体舵板开槽模板，骑放在距骨前、后、内、外和顶部 5 个切骨面上，并用固定钉固定，准备在距骨上面开舵槽。

（10）距骨假体舵槽开槽。使足距屈位，依距骨四向切骨面上，更换为距骨舵槽开槽模板，正确套入距骨五方位切骨部，用固定钉固定适当位置，钻深调节在刻度处。用限深电钻在距骨上开槽；于开槽孔部用舵板槽模子插入，锤击 3～5 下使其成形，至此距骨假体舵板固定槽成形。最后用距骨假体试模插入，检查适合与否。

全面清理胫骨、距骨切骨面，检查各切骨面合理与否，是否与活动轴要求相一致，清除碎骨屑，彻底冲洗切创。

重新安装胫骨标杆和胫骨远端钻孔导板及黑色牵张隔板。

（11）胫骨假体竹节柱固定孔钻孔，插入胫骨、距骨切骨间隙内隔离板（6mm 或 8mm 厚）作为保护。用专用骨孔钻（直径 10～12mm），依测深器测得胫骨切骨面前后径，调节打孔钻深度限制旋钮，依次经导板上的圆孔做 2 个垂直骨孔。留骨屑备用。强调隔板必须撑紧腔距间隙，不紧时用手推患足使其强制背伸于 0°位。

用骨孔开口器冲开胫骨孔的距侧，备假体击入。

（12）安装胫骨侧假体。取除标杆，足背伸挤紧隔板，持选定规格的胫骨侧假体，依前宽、后窄作为插入方向，经胫骨骨孔自前向后插入假体两个竹节柱，用双柱锤击棒锤击两竹节柱，使柱前端深陷胫骨孔内，而假体基板前缘恰与胫骨前面皮质平齐。万一骨孔破裂坍陷，可在竹节柱旁植入骨松质后再轻击锤入。植骨，覆盖两竹节柱前端裸露部使与胫骨平。

（13）距骨侧假体植入。取除隔板，助手使足充分距屈显露距骨切骨面，取术中选定的距骨四向切骨导板相匹配距骨假体规格，认准其宽的一侧为向前（向足趾），手指握持，窄侧插向后方。于假体穹顶和舵板两腋植入细骨粒。假体舵板插入槽内，植入距骨侧假体于距骨五方位切骨床上，并用距骨假体捶击棒捶击几下，使假体和舵板嵌入蛇槽内，假体内面及各边缘与距骨切面应密切接触。

若发现舵槽过于狭小或深度、方向尚欠理想，仍可取出假体重新钻磨、安装。切不可放弃重要细节于不顾，否则，必铸成大错而遗憾。

（14）滑动核试模测高。检查已装入胫、距骨假体的位置与深浅度，确认已经完全贴合切骨面后，令助手使足距屈位，显露距骨假体背面的突弧。

用专门夹持钳夹持滑动核试模。平面向胫骨假体基板，凹弧面向距骨假体突弧面，握足和跟部用力牵引患足，开大两侧假体间隙，塞入该间隙。被动伸屈踝关节，检查其松紧度，评估并选择滑动核高（厚）度。

滑动核植入。牵患足略微距屈位，取出滑动核试模。依松紧度，选择厚 6mm、7mm、

8mm、9mm、10mm 和 11mm 的高分子聚乙烯滑动核中适当高度 1 枚。于冲洗假体间腔后，牵开后将滑动核塞入假体间腔，其背（上）面适与胫骨假体光面相对，跗面（下）恰与距骨假体球面上的突弧相合。

令足背伸、跖屈活动，评估松紧度与认定补高适当后，冲洗切创。

（15）术中投照。摄 X 线片证明位置适当，即可结束手术。若位置欠佳，仍可修正。

（16）分层缝合切口。须让牵开的肌腱复位、理顺后，首先缝合踝前支持带（5～6 针），使伸腱获得良好功能而不致粘连。再缝合皮下和皮肤层。一般不做引流。若认为手术时间偏长或易于出血，也可以施行皮管引流术。

为减少切口皮肤坏死，手术切口牵开时，不宜用机械力长时间过于紧牵，同时须注意不使皮肤与皮下脂肪层分离。修复时妥善分层缝合。

### 八、手术操作中的注意事项

#### （一）术前准备

术前应进行踝关节的认真查体，仔细鉴别，以免发生误诊和遗漏。重点检查踝关节的稳定性，必要时拍摄踝关节内外翻的 X 线片。被动活动下检查踝关节的屈伸功能，鉴别小腿三头肌病变。通常在内外翻应力下，被动屈伸活动踝关节出现疼痛和摩擦感，即提示踝关节的软骨面已经出现病变。常规行踝关节的正侧位 X 线检查，评估踝关节退变程度和骨质疏松程度，注意观察距下关节的退变程度。对并发距下关节退变的患者术前行踝关节关节腔局麻药注射，以鉴别足踝部疼痛是否由踝关节关节炎造成的。对踝关节和足部的力线、肌力平衡和韧带平衡要仔细检查，并制订好重建这些平衡的手术计划。

#### （二）手术入路

采用踝关节前方入路，切口呈"S"形，起自踝关节上方 8～10cm，止于距舟关节处。切开皮肤、皮下组织和筋膜，纵向切开伸肌支持带；将趾长伸肌肌腱牵向外侧，胫前血管和其他肌腱牵向内侧，纵向切开关节囊，清理滑膜和增生的骨赘，充分显露踝关节。

#### （三）假体置换

以 STAR 假体为例：将定位杆固定于胫骨中线上，保持与胫骨轴线平行，否则胫骨截骨面会发生倾斜。首先在截骨板的内外侧用往复锯自关节面向近端截骨，注意截骨深度和宽度避免造成内外踝损伤；取下 5mm 的限深模具，用摆锯紧贴截骨板，垂直于胫骨轴线截骨，注意截骨的深度避免损伤跟腱，必要时可用小骨刀和锥板咬骨钳完成精细截骨：取下截骨块后，将 4mm 的限深模具安装到胫骨截骨板上，使踝关节背伸 90°，尽量使距骨贴近胫骨远端，贴紧 4mm 的限深模垂直向下在距骨上截骨；取下距骨上的截骨块，根据距骨的大小和内外径选择合适的距骨截骨板，于距骨的中央位置贴距骨的截骨面放入固定钉将距骨截骨板固定，沿距骨截骨板用往复锯截除距骨内外侧关节软骨，截骨深度 2mm；用持物钳夹住另一截骨板，将其放置在距骨截骨面的中央分别截除距骨后方、前方的骨质；放置并固定相应的距骨槽切模，用直径 3mm 钻头打出一沟槽；先安装距骨假体，然后置入垫片试模检查关节的松紧度，可避免在胫骨钻孔后再行胫骨截骨时破坏所钻的孔；用测深尺测出胫骨远端的前后径，用直径 6mm 的定位钻头通过胫骨截骨板的孔钻入胫骨远端，用一特制的半圆凿将胫骨远端的孔打开，注意避免劈裂性骨折；安装距骨假体，用专用的打入器打紧；打入胫骨假体，注意打入方向应与胫骨长轴垂直，胫骨假体的前缘不要低于胫骨截骨面的前缘；放入衬垫试模，检查踝关节的活动度和稳定性，植入合适厚度的衬垫，检查关节稳定性和屈伸活动度。踝关节的活动范围应在背伸15°至跖屈20°，如活动度受限可考虑适度踝关节后侧的软组织松解。逐层关闭切口。

**（四）踝关节置换术后康复指导**

术后患肢抬高2~3d，以利于消除肿胀；术后1周在行走石膏和助步器的保护下可部分负重行走，但每次不宜超过10min；术后4~6周可以考虑进行保持足跟着地的情况下的蹲起练习和以锻炼小腿肌肉为目的的踮脚尖练习；踝关节肿胀可能会持续到术后3~6月，在此期间患者在练习后或是夜间会感觉局部轻度疼痛，可以穿用弹力袜，将患肢抬高。患者手术后应在3个月、1年和2年复查X线；以后根据手术医生的要求长期定期随访。

**（五）踝关节置换的术后X线评定**

术后应常规拍踝关节正侧位X线片，并进行手术效果的评估。术后正位相显示：胫骨假体固定在胫骨远端的两个圆柱应显示为两个圆点；滑动核上的标志线与胫骨假体平行；距骨假体呈长方形，可以看到内外踝穴。术后侧位相显示：胫骨假体与胫骨截骨面完全吻合；仅可以看到距骨假体完整的外侧翼；胫骨假体与滑动核的标志线相平行。

## 九、并发症的处理

人工踝关节置换术术后发生DVT、PE的概率较小，但局部并发症发生率远高于人工髋关节置换术和人工膝关节置换术。以感染、切口愈合不良、假体松动和移位最为常见。

**（一）感染**

发生率约为2.7%，多由局部细菌侵入和其他部位感染灶血源性传播造成，类风湿患者更易发生感染。出现感染后，首先做伤口分泌物的细菌学检查和药敏试验，积极局部清创，冲洗伤口。对于假体稳定者，可在置管冲洗的同时抗生素治疗4~6周；一旦假体出现松动，需要取出假体、清创、行一期踝关节融合术或旷置术+二期踝关节翻修术。如反复发作的感染，难以控制，骨质破坏严重，可行截肢术。

**（二）切口愈合不良**

最为常见，发生率约为40%。由于踝关节局部血运较髋关节、膝关节差，易出现血供障碍引发切口愈合问题。应注意尽量避免手术中对局部软组织的牵拉，避免使用电刀。出现切口愈合不良时，视情况行皮肤移植、踝关节制动、预防感染等处理。

**（三）术后疼痛**

文献报道约有8%的患者在接受踝关节置换术后因非感染原因疼痛需行翻修术。假体与腓骨远端的撞击是引发疼痛的主要原因，适应证掌握不良也是原因之一，有时疼痛的原因并不明确，过多的胫骨截骨，造成距骨上移撞击腓骨远端，或是距骨外侧间隙过小，后足进行性外翻畸形都可能造成疼痛。可以通过部分腓骨远端截骨来缓解，但彻底解决疼痛常常需要行三关节融合。

**（四）假体松动**

假体松动是踝关节置换手术失败的重要原因之一，与骨组织的质量密切相关，与假体安放后的力线不良造成长期不正常应力作用也有关系。经4~5年的随访，假体松动率可达

10%～25%。如骨组织良好，可行一期翻修术或踝关节融合术。

（五）内外踝骨折

与手术操作不当有关。对于无移位的骨折，可行外固定6～8周；移位明显，手法复位不能纠正者，可采取切开复位内固定的方法解决。如出现术后的内外翻畸形，导致内外踝长期应力作用下的骨折，将引起假体松动和踝关节半脱位，是一个灾难性的结果。

（六）踝下综合征

医源性原因为主。术中截骨过多或植入假体高度不够，导致踝关节面上移，使得重力通过内外踝与距骨和跟骨的内外侧面直接传导，而不是通过假体传导；同时肌腱松弛，引起肌腱和踝关节的压力增高。可表现为关节肿胀、内外踝负重后的疼痛，而X线检查无松动表现。因此术中选择合适厚度的衬垫来恢复踝关节高度非常重要。更换较厚的衬垫症状多可消失。

（七）反应性交感神经营养不良

主要与术后骨质疏松和腓浅神经切断后形成神经瘤有关。对症处理可缓解。

（八）马蹄内翻足

术前的马蹄内翻足可通过跟腱延长和后关节囊松解来矫正。术后出现的马蹄内翻足多由长期跖屈位制动造成，同样采用跟腱延长术可矫正。

（九）踝关节置换术的补救手术

不论是感染、松动、关节不稳或是疼痛造成的踝关节置换手术失败，翻修手术效果并不令人满意。最好的补救方法是踝关节融合术。与普通的踝关节融合术不同的是，踝关节置换手术失败后的踝关节融合术面临的最大难题是骨质缺损，直接在截骨面上融合会导致严重的踝下综合征或功能障碍。关节间隙内植入髂骨块可以恢复踝关节高度和肢体长度，同时融合时应注意足与胫骨地对线，防止发生内外翻和足的旋转。术后要求患肢不负重直到骨愈合。

总之，由于踝关节的解剖和生物力学、运动学更为复杂，踝关节置换术比其他关节置换术要求更高。目前的进展令人鼓舞，但其学习曲线要高于其他手术，好需要进一步的研究和发展。如何获得长期满意的疗效，避免并发症发生，是踝关节置换术和假体研究的努力方向。

# 第八章　运动创伤的康复

运动创伤（sports injuries）指在体育运动中发生的创伤。部分因意外暴力如碰撞、跌落、摔倒等引起脑震荡、骨折、关节脱位等，其机制及病理与生活、交通、工业事故中发生的某些创伤类似。有统计这类损伤仅占运动创伤的 2%～3%，大多数的运动创伤与运动训练专项特点直接有关，并具有特殊的机制和病理改变，因而有运动技术病之称，为运动创伤防治研究的重点。其中有过大应力引起的肌肉、肌腱、韧带、软骨、骨、骨膜或神经组织的急性损伤，但更多的是过度使用引起的这些结构的慢性微小损伤。

## 第一节　运动创伤基本情况

### 一、运动创伤发生原因

可从两个方面来分析。

第一人体运动器官解剖结构不能适应运动训练的特殊要求，是运动创伤的潜在原因或解剖学原因，如下所述。

（1）运动器官不能适应过于频繁的运动应力，引起局部结构损伤，其中微小的组织损伤未及时愈合时可积累成慢性损伤，较为巨大的结构损伤则表现为急性损伤。

（2）运动器官不能适应体育训练中异常方式的运动应力负荷而引起局部结构损伤，例如体操运动中大量的手倒立动作使上肢异常负重，使肩、肘、腕等关节易受损伤。

（3）肌力软弱，不能保证关节的动态稳定时，易发生关节损伤。

（4）轻度结构异常如肘提携角或膝外翻角（Q 角）过大时，运动应力分布不匀，使关节易受损伤。

第二运动训练安排不当和训练及比赛组织不当，包括运动员选材不当，力量、速度、耐力、灵敏、柔韧、协调等基本运动素质训练不足，专项运动基本技术不正确，不会自我保护，训练强度和节奏安排不当，未遵守循序渐进原则，练习场地设备不合格，准备活动不充分，缺乏保护，天气剧变时缺乏相应措施等，是运动创伤的直接原因。

### 二、运动创伤的预防

针对以上原因，运动创伤的预防措施应如下。

（1）正确的选材。

（2）遵循训练的生理卫生原则，包括循序渐进、个别对待、重视全面的基本运动素质训练、掌握正确的运动技术及自我保护技术、重视准备活动和整理活动。

（3）正确使用各种防护用具。

（4）提供良好的运动环境和场地设备。

### 三、运动创伤的基本治疗

极少数运动创伤危及生命，需要紧急抢救。严重创伤如骨折、关节脱位、肌肉肌腱或韧带断裂等须按需要进行石膏固定或手术治疗。一般运动创伤的紧急处理是为了控制创伤反应以利愈合及康复。创伤情况允许时为了继续参加比赛，常需作临时处理，如局部冷疗、局部封闭及加压包扎等。

急性期治疗的措施通常是"RICE"常规，即局部休息、冰敷、加压包扎及抬高患肢。急性期后的治疗一般在48h后酌情作理疗、按摩，服用非类固醇类消炎止痛药物。必要时可用可的松类激素加局部麻醉剂作局部注射，作局部制动或用黏胶带保护。有明确指征时也需要手术治疗，为消除症状，恢复功能创造必要条件。

根据创伤的病理、病程及功能情况合理安排创伤后的运动训练是运动创伤治疗中的特别重要的一环。要保持一定的运动训练以防止肌肉萎缩、防止运动技术定型消退，以及心、肺、代谢功能的运动适应水平下降，又不致重复出现致伤动作，使伤情加重或拖延成慢性损伤。为此运动员、教练员与医生的密切合作往往是创伤治疗成功的关键。

## 第二节　运动创伤的康复评定

### 一、康复评定的目的

在伤后不同阶段进行康复评定有不同的目的。

1.初期评定

在康复治疗开始时进行。目的在了解运动功能损害的范围及程度，作为制定康复方案，选择康复疗法的依据。

2.中期评定

在康复治疗过程中定期进行。目的在评价治疗效果，判定康复进程，作为必要时修改康复方案的依据。

3.期末评定

在康复疗程结束时进行，作为判定疗效、安排日常训练及确定是否可以恢复正规训练或参加比赛的依据，又称参与前评定（pre-participation evaluation）。对防止再次损伤有很大意义。

### 二、康复评定项目内容

1.症状

特别是疼痛，除了询问静息状态及一般生活活动中疼痛情况外，要了解运动诱发疼痛的情况。各种关节稳定性试验、髌股关节损伤时的单腿半蹲试验都是模拟运动诱发疼痛的试验。运动时疼痛是运动影响创伤痊愈的信号。运动时疼痛并可破坏运动协调性和连贯性，导致新的创伤。各种负荷试验下无痛，才可恢复正规训练及比赛。

2.关节活动度（ROM）及肢体柔韧性

伤区关节的ROM可用量角器测定。有些较常用的衡量肢体柔韧性的方法，如在伸膝站立时弯腰，测量手指尖与足趾的距离以衡量躯干的柔韧性；用两手分别从肩上及腰背部在身后互相接近，测量两手手指间最小距离来衡量上肢的柔韧性；用跟臀试验衡量下肢的柔韧性。ROM及肢体柔韧性不佳也是引起重复损伤的重要因素，ROM及肢体柔韧性的充分恢复也是恢复正规训练及竞赛的必要条件。

### 3.肌肉功能测试

由于肌力恢复对运动成绩和防止再次损伤有密切关系，需要对肌力进行较精密的测试。等速肌力测试可提供最大肌力矩、爆发力、作功能力、肌肉耐力、拮抗肌力比等多种数据，可更好地反映运动素质，有特殊意义。

### 4.有氧能力测定

耐力项目运动员因创伤停训后，宜作有氧能力测试，包括最大摄氧量及无氧阈测定，了解有氧能力减退及恢复情况，供制定训练计划参考。

### 5.其他检查

如运动的灵敏性、协调性等。通常由教练员根据专项运动特殊要求来设计测试方法及评价标准，在运动场地上进行。

### 三、康复效果的评定

是否可恢复正规训练及参加体育竞赛的判定，是一个重要问题，也是一个较复杂的问题。从医学角度一般根据以下因素考虑。

### 1.伤肢基本功能恢复情况

一般认为关节活动度和肢体柔韧性须完全恢复，在运动中无僵硬、紧张或疼痛感觉。肌力须达正常的95%以上，且在负荷下活动时无疼痛。有时还须能经受较高难度的测试，例如膝部韧带损伤后能用单足作曲线跳跃而无疼痛。

### 2.创伤病理

如肌肉、韧带完全性断裂后运动训练的恢复应迟于部分性损伤。

### 3.专项运动特殊要求

一些专项运动中肢体的某些特定部位负荷特大，这些部位的损伤要求完善的愈合。例如跳高运动员的髌腱损伤时，专项训练的恢复宜较迟。

## 第三节　康复治疗的基本原则和方法

### 一、运动创伤康复治疗的基本原则

运动创伤康复的目的是使运动员尽快重上赛场。运动功能的恢复要快，尽量缩短中断训练的时间，以减轻体力及技术水平的减退，而且要达到高水平的恢复。在一般功能恢复的基础上要按照专项运动的特殊需要，对某些运动素质、某些肌肉功能及肢体柔韧性进行重点训练，为恢复专项训练做好准备。这就是康复训练的特殊适应原则。

由此可知运动创伤康复是一项困难的任务，处理不当常使运动员提前退役。为此必须做到治疗、康复与运动安排密切配合；运动员、教练员与医生密切配合，才能取得满意效果。

### 二、康复治疗的任务和方法

**1.维持整体运动训练水平**

运动员因伤停止运动训练可使心血管和代谢的运动适应性明显减退。一般经适当训练，可使最大摄氧量增加 5%～25%，停止运动 2 周后，增加的最大摄氧量开始消退，停训 4～12 周可消退 50%，停训 10 周至 8 个月可下降至训练前水平，要经几个月地再训练才能恢复至需要的水平。突然停训还可导致"停训综合征"，表现为胸闷、气短、心悸、食欲减退、胃部不适、出汗过多、情绪不稳、头痛、失眠等症状。心电图检查可见心律失常、ST-T 段改变，并可有血脂升高。常历时数周至数月。

为保持机体的运动适应，防止停训综合征，必须保持一定的健身运动，通常是适量的耐力运动。美国运动医学会建议做 60%～90%最大贮备心率或 50%～85%最大摄氧量的耐力运动，每次 15～60min，每周 3～5 次。可用健康肢体进行，如上肢伤者可作跑步、阻力自行车、登楼等运动；下肢伤者做拉力器、举哑铃、手摇功率计运动或徒手体操。可能时尽量选择与专项运动有关的运动方式进行。

**2.恢复关节活动度及肢体柔韧性**

愈合组织的挛缩和粘连、制动引起肌腱及关节韧带的失用性挛缩及肌肉缩短，都可引起关节活动度障碍及肢体柔韧性障碍。恢复关节活动度及柔韧性就要牵伸这些挛缩及粘连组织，使其逐渐延长。不可使用暴力撕裂粘连挛缩组织，以免造成新的损伤或骨化性肌炎等并发症。

恢复关节活动度的方法主要是进行关节活动练习，结合热疗与按摩进行。除恢复各关节活动度外，还要求恢复各肌肉包括多关节肌肉的伸展度，以恢复整个肢体的柔韧性。为此须作相邻关节的联合运动，以牵伸多关节肌肉，这种练习通常在运动场上作为准备活动的一部分，在教练员指导下进行，也可在治疗室内进行。

**3.恢复肌肉功能**

除肌肉直接受损外，创伤后制动及停止运动引起废用性肌萎缩。关节内损伤引起的疼痛及炎症可反射地抑制脊髓前角细胞，加速肌肉萎缩，称为关节源性肌萎缩。肌肉功能恢复不全不仅影响运动能力，且损害关节稳定，是引起关节重复损伤及发生创伤性关节炎，使运动员最终停止运动的重要因素，因此防止肌肉萎缩及消除疲劳十分重要。

预防肌肉萎缩的主要措施是在不影响创伤愈合的前提下尽可能不停止肌肉活动。伤肢在制动期间要进行肌肉的等长收缩练习或进行肌肉电刺激，同时应采取积极的措施消炎止痛。运动创伤如不伴神经损伤，多保持 4 级以上肌力，肌肉功能练习以各种抗阻练习为主。可酌情采用等长练习或等张练习，有条件时进行等速练习，其适应范围更广，效果更佳。

肌力练习不应引起明显疼痛，疼痛应视为伤区受到不良刺激，使愈合受妨碍的信号。经验证明引起疼痛的肌力练习也极难收效。应该选择不引起疼痛的肌肉练习方式，如等长练习、多点等长练习、短弧等速练习等。另一方面应积极进行相应的治疗以求尽快消炎止痛。

**4.恢复运动协调与专项运动技术定型**

伤后中止训练使运动技术定型消退，熟练的动作变得生疏。疼痛及肌力软弱使运动技术定型改变，动作变样，也是引起再次损伤的重要原因。在恢复正规训练及比赛前须作恢复运动协调及正确运动技术定型的训练。这种训练实际上是一个运动技术再学习过程，有时可需时数月。在教练员指导下在运动场上进行。

5.防护支持带及运动支架的使用

防护支持带和运动支架的作用在限制关节一定方向的活动度，加强关节稳定性，从而保护愈合未坚的韧带肌腱，保证其良好愈合，同时便利提早进行康复性训练及技术性训练，从而加速恢复运动能力，减少创伤再发的机会。在很多关节韧带损伤中有重要作用。

防护支持带使用广泛，常用的有贴胶、弹力绷带、黏胶绷带、黏胶弹力绷带等。可用于手指、腕、膝、踝等关节。各种宽度及硬度的腰围可用于限制腰椎活动度。

运动支架多用于膝部。可限制膝屈伸范围，防止内外翻或旋转运动。两端用石膏模制的限幅运动支架能更可靠地控制膝前、后方不稳及旋转不稳。踝关节及距下关节不稳时可用模塑的塑料支具保护。

6.肾上腺皮质激素的局部应用

肾上腺皮质激素在运动创伤治疗中应用很广。利用其抗炎作用及对抗创伤和炎症产生的透明质酸酶的作用，可抑制机体对创伤的过度反应，加速创伤的恢复，同时消除与炎症有关的疼痛，便利康复训练及早期运动。用于腱鞘炎、滑囊炎、创伤性关节炎、肌肉和筋膜损伤后的纤维组织炎等可获良效。但实验发现皮质激素可使伤区成纤维细胞和新生血管的增殖受抑制，可能影响组织恢复，还可抑制硫酸软骨素的合成，对软骨修复不利。故不能用于肌腱、肌肉、韧带断裂后的愈合期，关节软骨损伤时关节内注射皮质激素也应慎重考虑。

常用的皮质激素制剂为醋酸氢化可的松，泼尼松龙，近年多用曲安奈德，其效果为氢化可的松的 5～6 倍。局部注射时常与利多卡因等局部麻醉药物混合使用，一方面稀释激素制剂，扩大其扩散范围；一方面作为药剂是否浸润到伤区的标志。注射前应仔细判定炎症区域部位、范围及深度，注射后要求局部疼痛及压痛完全或大部分消失。疼痛和压痛范围过广或不易明确定位时不宜使用这一疗法。

7.理疗的应用

理疗在运动创伤时应用很广，常用的有如下疗法。

（1）冷疗（cryotherapy）：局部降温可即刻使血管收缩，毛细血管通透性降低，降低局部代谢，制止组织内部出血、水肿及炎症，并麻醉止痛。故发生轻度软组织损伤时，常临场使用，借以继续完成比赛。近来发现冷疗即时反应过后，局部温度明显上升，血流量增加，也有消炎作用。寒冷还可使肌梭反应性降低，痛阈提高，有解痉镇痛作用。因而也用于软组织损伤的后继治疗。

冷疗常用方法有制冷剂如氯乙烷或氟利昂制剂喷雾，常用于临场治疗。使用时须防止冻伤，应距离皮肤 30cm 左右喷射，至皮肤稍变白即止，可间断喷射数次。在后继治疗时常用冰按摩，即用布袋盛碎冰在体表移动按摩。

（2）温热疗法（thermotherapy）：温热疗法使局部温度升高、代谢活跃、血液循环增加、促进炎症消除及组织愈合，并能提高感觉神经兴奋阈、解痉止痛。广泛用于多种运动创伤。急性创伤需在 24～48h 后使用，以免增加出血及渗出，加剧创伤反应。常用方法有红外线或白炽灯照射、热敷、蜡疗等。

纤维组织挛缩粘连引起关节活动度受限时，在牵伸治疗的同时进行热疗，可增强纤维组织的可塑性，显著地提高牵伸效果。

（3）低频脉冲及中频电疗：低频脉冲电疗中的感应电疗法、断续直流电疗法；中频电疗中的干扰电疗法能引起骨骼肌兴奋，常用于防治失用性肌萎缩及周围神经损伤引起的肌萎缩。肌肉随意收缩能力越弱，电刺激的治疗价值越大。

经皮神经刺激疗法（TENS）用低频脉冲电流兴奋周围神经中的粗纤维，可阻断痛觉的传入，对缓解各种疼痛有较好作用。

（4）高频电疗：运动创伤的治疗中常用短波疗法及超短波电疗的热效应及非热效应来消炎止痛，促进组织愈合。急性损伤时宜在伤后 24～48h 开始，以免增加出血倾向。

（5）超声波疗法：可利用超声的机械、温热及化学作用，以助消肿、消炎及促进愈合，并可使疤痕软化，加强其吸收及松解，故广泛用于软组织损伤及纤维组织粘连挛缩时。

8.中医治疗

按摩、针灸、中药外敷等疗法在运动创伤中应用很广。

9.运动创伤康复治疗的一般程序

与其他创伤的康复基本相同，大致如下。

（1）创伤后急性期或手术后愈合期：积极控制炎症和疼痛，在必要的局部休息或制动的同时，尽量保持全身性保健运动，进行伤肢未受累关节大幅度运动及肌肉的动力或静力性收缩练习。

（2）创伤基本愈合后，依次进行恢复关节活动度及肢体柔韧性、增强肌力及肌肉耐力的练习。这些练习常重叠进行，在不同阶段有不同的侧重。进行恢复心血管和代谢功能的耐力性练习。

（3）按 SAID 原则进行专项运动需要的运动素质训练，做运动协调训练，以及专项技术训练，逐步过渡到正规训练。经过康复评价合格，才能正式恢复训练及比赛。

10.防止再次损伤的考虑

运动员重返赛场后，存在着再次损伤的严重危险。反复创伤是导致运动员过早退役的常见原因。防止再次损伤是一个复杂而困难的问题，需要医生、教练员和运动员的共同努力。应该考虑的问题如下：

（1）遵从循序渐进原则，使运动员机体重新适应紧张剧烈的运动要求。

（2）不嫌其烦地采用必要的防护措施。

（3）分析创伤的发生原因，采取相应措施。不少运动技术病的发生与运动技术不良及训练安排不当有关，应吸取教训，认真改进。

（4）重视恢复正规训练前的康复评定即参与前评定，发现薄弱环节先行补正。

## 第四节　常见运动创伤的康复

### 一、韧带损伤

（一）一般情况

据北京运动医学研究所 1982 年资料，韧带损伤占全部运动创伤的 17.54%，多见于膝部及踝部。处理不当常遗留关节不稳，导致反复损伤，最后发生骨关节炎病变，使运动员丧失运动能力。

韧带损伤后的愈合过程一般分3期：第一期为伤后1～7d，病理改变以出血、炎症为主，韧带受损部分抗张强度基本丧失；第二期为纤维组织增殖期，伤后2～3周达高峰，伤部胶原纤维逐渐积聚，机械强度也逐步提高；第三期为成熟期或重塑形期，此期胶原纤维逐步更新及重新排列，使韧带机械强度缓慢地进一步提高，此时期可持续数月至1年以上。第三期早期受运动影响较大，适当的运动应力刺激可增加胶原纤维密度，并使其排列更加整齐，因而使韧带的强度及刚度恢复得更好。

韧带损伤的一般处理是视损伤的严重程度而定。轻度（Ⅰ度）损伤只有少数纤维断裂，表现为局部疼痛、压痛及轻度肿胀，关节稳定性未受损害，一般对症治疗后愈合良好。中度（Ⅱ度）损伤时有局部肿胀、压痛，作相应的张力试验时疼痛，并可有轻度关节不稳，提示韧带的部分纤维断裂，宜早期采用局部休息、冰敷、加压包扎及抬高患肢治疗（RICE常规），以后在贴胶保护下运动，一般也可愈合良好；关节不稳较明显时宜固定3～4周以改善愈合质量。重度（Ⅲ度）损伤有明显关节失稳，明显血肿和关节积血，提示韧带完全断裂，此时韧带断端常回缩分离，愈合韧带松弛，使关节不稳持续存在。其治疗特别是在膝部韧带完全断裂时，一般主张早期手术，2周内行手术修复愈合较快，远期效果也较好。陈旧性韧带断裂致关节不稳时，也需手术修复或做韧带重建，但关节的稳定性常不易完善的恢复，远期发生骨关节炎机会较多。作张力位关节X线检查有助于确定手术指征及判断疗效。

（二）韧带损伤后的康复

1.基本原则

韧带损伤后不管手术或非手术治疗，康复的目标是早期开始医疗性及竞技性运动训练，但又不能过早对愈合未坚的韧带施加不适当的应力。为此要根据伤情及愈合进程选择合适的运动方式，在固定期间即应开始肌肉等长练习，去除固定后要认真进行关节周围各组肌肉训练，使其尽快恢复甚至超过正常水平，以重建关节的稳定性。恢复运动时，必要时用贴胶或支架保护关节和韧带。考虑到韧带损伤或失用性改变后可能需数个月才能恢复正常强度，较长期使用贴胶保护是合理的。

贴胶在关节韧带损伤时应用很广。胶布须有足够的长度和宽度，常用数条部分重叠粘贴，从上至下越过关节，外加弹性包扎以限制引起韧带紧张的动作。粘贴后可作关节稳定性测试以确认其保护作用，避免虚假安全感。

2.膝部韧带损伤的康复特点

膝关节各主要韧带中内侧副韧带最易受损，次为前叉韧带，再次为后叉韧带，而外侧副韧带最少受损。韧带损伤可为单独发生或伴发其他韧带及半月板损伤。如在膝部承受外翻暴力时，首先损伤内侧副韧带，暴力增大时可依次损伤内侧半月板、前叉韧带，最后是后叉韧带。伴半月板或膝叉韧带损伤时，后期发生骨关节炎机会较多，治疗及康复时应更加重视。

实验显示膝内侧副韧带在膝屈曲20°～60°范围内不承受张力，外侧副韧带在20°～130°，前叉韧带在20°～80°、后叉韧带在20°～100°时不承受张力。提示可在这些角度范围内进行关节活动，包括负重及抗阻练习而不干扰韧带的愈合。故各种韧带损伤时，都可用限幅运动支架限定膝屈伸幅度在20°～60°范围，同时防止侧向及旋转运动，早期进行膝部运动。

韧带修复或重建后用夹板将膝关节固定于屈曲 20°姿位，立即开始股四头肌等长收缩练习；术后 2～3d 小心屈膝至 60°，此时也可开始在屈曲 20°～60°范围内用器械作膝关节连续被动运动（CPM）。术后 10d 装上限幅运动石膏（LMC），在 20°～60°范围内运动，可作抗阻练习及站立步行。5 周后去除 LMC，做进一步的 ROM 及肌力练习。

前叉韧带损伤后早期不宜做充分伸膝的练习，因其可使胫骨前移增加新愈合的韧带的张力。宜使腘绳肌的恢复领先于股四头肌。也有人主张先使腘绳肌恢复至健侧水平，再行股四头肌练习。后叉韧带损伤及内侧副韧带损伤后重点进行股四头肌的练习。

3.踝部韧带损伤后的康复

踝关节韧带损伤在韧带损伤中发病率最高，其中约 70%为距腓前韧带损伤。Ⅰ度损伤多为距腓前韧带单独损伤，有局限性肿胀、压痛，无关节不稳。在贴胶及弹性绷带保护下可继续运动，但须避免引起疼痛的动作。局部症状消除缓慢时可作可的松类激素局部注射或理疗。继以 ROM 练习及肌力练习，应特别着重腓骨肌练习。

Ⅱ度损伤早期按 RICE 常规进行治疗。关节轻度不稳时可在贴胶保护下早期运动，有明显关节不稳的Ⅱ、Ⅲ度韧带损伤宜用带跟的石膏靴固定踝关节 2～3 周，同时作等长肌肉练习及步行活动。去石膏后再用贴胶保护 3 周，继续进行肌力练习。外侧副韧带损伤时着重腓骨肌练习，内侧副韧带损伤时着重胫前肌、胫后肌练习。停用贴胶保护带后作 ROM 练习。本体感觉反射恢复不佳可能是踝关节重复损伤的重要原因之一，因此有人主张进行恢复本体反射的专门练习。其法可在平衡板即上面为平面，下面呈球面凸起的圆木板上进行站立及活动练习。经治疗仍有明显关节不稳或存在陈旧性关节不稳时须行韧带重建手术。

**二、腱肌单位损伤**

腱肌单位包括肌腹、肌腱和肌筋膜，以及腱止结构及其附属结构如腱鞘和腱围。据北京运动医学研究所 1982 年报道，在 2725 例运动创伤中，肌肉与筋膜损伤占 22.01%，肌腱和腱鞘损伤占 12.03%，另有肩袖损伤占 5.1%，3 项合计达 39.14%。

1.肌肉损伤

肌肉可因直接暴力打击或过大应力撕拉致伤，前者致肌肉挫伤，可有肌纤维断裂、肌肉内血肿，以后纤维化。后者常因肌肉爆发性用力收缩时遭受强大阻力引起。较常见于股四头肌、小腿三头肌及肱二头肌。轻度或Ⅰ度拉伤时有少数肌纤维断裂，局部疼痛压痛、轻度肿胀。中度或Ⅱ度拉伤时部分肌纤维断裂，局部症状及体征较著、肌肉功能障碍。严重或Ⅲ度拉伤时肌腹完全断裂，局部先有凹陷，以后可被血肿掩盖，肌肉功能丧失。

肌肉愈合力强，在断端接触良好或经手术缝合，可获得肌肉愈合；断端分离或有血肿间隔时则形成较多疤痕组织，影响肌肉功能。同时因肌肉组织与疤痕组织力学特性不同，运动时可因受力不匀而重复受伤。

肌肉挫伤及轻、中度拉伤早期按 RICE 常规治疗。较大的血肿特别是筋膜腔内血肿要及时穿刺抽吸或引流减压，必要时手术止血，避免形成过多疤痕组织，防止因局部高压造成肌肉缺血性坏死或肌间隔综合征。症状消退时早期开始肌肉练习。可先作等长练习，继作等张练习。在无痛范围内逐步加大负荷。要特别注意逐步牵伸受伤肌肉，防止其缩短，充分恢复肢体的柔韧性以免重复拉伤。断裂范围较大时宜在肌肉伸长位作短期固定，以防挛缩。酌情作按摩、热疗或其他理疗。

运动员发生完全性肌肉断裂时应立即手术修复，术后固定 3～4 周，再行牵伸肌肉的练习及肌力练习。

2.肌腱损伤

肌腱主要由排列整齐的胶原纤维构成，其最大抗拉强度为 50～100N/mm²。当肌腱被拉伸约 4% 时，胶原纤维的波状皱曲被拉直，拉伸 4%～8% 时，胶原分子间的横腱联合开始断裂。纤维间互相滑动，被拉伸至 8%～10% 时纤维开始断裂。

肌腱损伤好发于跟腱、冈上肌腱、肱二头肌腱、股四头肌腱及髌腱。特别是在肌腱血供不佳部位，如跟腱上方 2～5cm 处，冈上肌止点以上 1～2cm 处。完全性肌腱断裂常在过度使用引起的肌腱退行性改变的基础上发生。

肌腱损伤同样分轻度、中度及重度（Ⅰ度、Ⅱ度、Ⅲ度）。轻、中度损伤酌情按 RICE 常规治疗，继以冷疗、热疗、按摩或肾上腺皮质激素腱周围注射等治疗。撕裂较严重也可固定 3 周，以后进行 ROM 练习及肌力练习。须保护受伤肌腱避免过早承受大力牵拉，例如在跟腱部分损伤时宜先扶拐行走，并将鞋跟垫高 1～2cm，5～6 周后逐渐放平。进而进行牵伸跟腱的练习，即垫高前足掌的放松站立练习。作增强腓肠肌及下肢各组肌肉练习。

完全性肌腱断裂一般都须行手术修复，术后固定 4～6 周，例如跟腱断裂修复后先用长腿石膏固定于膝微屈及踝轻度跖屈位，3 周后改用短腿石膏托，4 周后每日去石膏托练习不负重的踝屈伸运动，6 周后垫高鞋跟扶拐行走，以后逐渐放低鞋跟，做踝 ROM 练习，牵伸腓肠肌练习及肌力练习。术后 3 个月开始练跑，6 个月开始跳跃练习。

3.创伤性腱围炎和腱鞘炎

腱围及腱鞘为肌腱周围的润滑结构，在反复紧张的摩擦下易受损伤引起炎症及粘连。表现为局部肿胀、疼痛及有摩擦音。可伴有肌腱变性硬化甚至断裂，其机制可能与过度使用或血管损伤致营养障碍有关。常见的有跟腱、髌腱腱围炎，肱二头肌长头及腕部、踝部各肌腱的腱鞘炎等。

发病早期经局部休息及理疗多可消除症状。肾上腺皮质激素局部注射常有良效。症状消除后进行小负荷主动活动及无痛的肌力练习，逐步增加负荷。如在跟腱腱围炎时可练全足着地的放松慢跑，逐渐延长距离，可用贴胶保护。慢性病例常用按摩、激光、超短波、微波、超声、音频电疗、直流电碘离子导入等方法改善局部血液循环及营养，以促进修复。组织粘连及增厚致疗效不著者可行手术切除粘连及变性增厚的腱鞘或腱围组织，再做理疗及运动训练。肌腱增粗变硬时应避免过大的应力负荷，例如跟腱受累时在踝背屈姿位下突然用力起跳，可导致跟腱断裂。

4.腱止结构损伤

又称末端病（enthesiopathy）。指肌腱在骨上附丽处的慢性损伤。此处柔软的肌腱组织与坚硬的骨组织相连，虽有骨组织－钙化软骨带－潮线－纤维软骨带－腱纤维等几种不同硬度的组织逐步过渡，运动中仍容易因应力过大和过度集中而引起过度使用性损伤。表现为局部肿、痛、压痛，可严重妨碍运动。病理变化有腱及腱围充血、增厚、变性、粘连、腱止点钙化软骨层断裂或消失、潮线下移、新骨增生等现象。此类损伤见于髌腱髌骨附着点者称跳跃者膝；见于肘部伸肌总起点者称肱外上髁炎，或网球肘；见于第三腰椎横突的肌肉附着区者称第三腰椎横突综合征。其他常见部位有内收肌耻骨起点，跟腱止点，跖筋膜跟骨起点等。

常用的治疗是肾上腺皮质激素局部注射、理疗、按摩等，作无痛的肌力练习并作牵伸受累肌肉的练习，以防止肌萎缩及挛缩粘连并改善局部血液循环和营养，促进修复。慢性损伤反复发作久治不愈者宜行手术剥离并切除粘连增厚的腱围组织，酌情结扎怒张血管，切除增生骨片，松解肌腱或纵行切开肌腱表层以改善血液循环。组织愈合后进行活动度及肌力练习。如切除增生的髌尖，应固定3周。3个月后开始练跑，半年后开始练跳。

5.肩袖损伤

统指肩袖肌腱损伤及继发的肩峰下滑囊炎，有报道约占运动创伤的5.1%，占肩区运动损伤的75%。肩袖由冈上肌、冈下肌、小圆肌及肩胛下肌肌腱构成，其中冈上肌腱在肩外展外旋时易被肩峰碾压而受损，引起变性及断裂。可有急性或慢性表现。其特征是肩主动或被动外展至60°～120°时疼痛，外旋时疼痛加重，外展超过120°时疼痛减轻或消失。

急性期治疗为局部休息，作理疗。用肾上腺皮质激素作痛点及肩峰下滑囊内注射常有良效。症状缓解后作无痛的ROM练习及肌肉练习，着重三角肌的等张或等长练习。慢性病例可从事一般运动，但须避免致痛动作。约90%病例可治愈，少数久治无效者可行手术将肩峰做部分切除，术后经康复治疗常仍可从事体育训练。

6.腰背部肌肉筋膜炎

约占运动员慢性腰痛的60%。顽固的疼痛可能与筋膜裂隙处脂肪疝、神经粘连或受卡压、肌痉挛、神经周围组织慢性炎症等因素有关。有时也可能与筋膜在髂嵴或腰椎横突上附着处的末端病性变化有关。常用治疗是理疗、按摩、局部皮质激素注射、口服抗炎药物、短期的腰围支持等。宜同时进行无痛的腰腹肌练习，着重牵伸腰背筋膜的练习及腰椎活动度练习。顽固难愈者可行手术治疗，酌情松解粘连，修补筋膜裂隙，切除受累的皮神经分支等。组织愈合后作腰部活动度练习及腰腹肌练习。

### 三、关节软骨损伤

关节软骨损伤十分多见。有急性损伤及慢性过度使用性损伤，前者如膝半月板损伤，后者如髌骨软骨病。

1.膝半月板损伤

据北京运动医学研究所1982年资料占运动创伤的3.8%，常见于篮球、排球、足球、体操及田径运动员。可在半月板体部、边缘部、前角或后角发生撕裂，裂隙可呈横行、斜行或水平方向。损伤时突发疼痛，有关节积液，慢性期常有弹响伴疼痛及突然膝软，可有关节交锁现象。

急性期治疗以处理关节积血及损伤性滑膜炎为主。可抽出关节积液后加压包扎，局部休息2～3周。2～3d后开始超声波治疗。半月板边缘区损伤经此治疗可能自行愈合。慢性期如无症状，可在密切观察下继续运动。有症状者，特别在体操、篮排足三大球项目运动员，宜及时手术以免半月板碎片卡压损伤关节软骨。关节镜内手术可减少手术损伤，加速康复。可酌情进行碎片摘除，半月板修整、半月板部分切除或全切除。

不管手术与否，都要十分重视防治失用性及关节源性肌萎缩，力求肌力的充分恢复。急性期初步治疗后或手术后次日应即开始股四头肌等长收缩练习。并逐渐增加负荷。传统的直腿抬高练习阻力负荷不够大，只可供初期应用。肿胀疼痛消失后作渐进抗阻练习。如运动至某一关节角度有疼痛时，可避开此角度作短弧等张或等速练习或多点等长练习。术后 2 周可扶拐行走，3 周后正常行走，3 个月后如下蹲起立无痛无响声可开始准备性训练。经循序渐进的跑步、变速跑、8 字形跑、突停、跳跃等训练，不引起疼痛或肿胀，关节活动度充分恢复，肌力恢复至 90%以上，才能参加正规训练。

2.髌骨软骨病

髌骨软骨病（chondromalacia patella，CP），指主要因过度使用引起的髌骨软骨退行性改变。可累及对应的股骨髁表面软骨，又称髌股关节退行性改变。据报道可占各种运动创伤的 10.51%。表现为髌骨后方疼痛，特别是半蹲时疼痛，伴膝软无力，股四头肌萎缩，髌骨周围压痛，推动髌骨时有摩擦音。也可有关节积液。X 线片上有时可见髌骨软骨下骨质增白，或髌骨上下极骨赘增生。随着病情进展，具体观察可见软骨表面失泽、粗糙、龟裂、软化、起泡或脱落。临床上可按症状轻重分 3 型：轻型指运动中有膝软，但不痛、髌骨边缘可有压痛；中型指上下楼、半蹲或做某些动作时有疼痛，作准备活动后疼痛减轻或消失，训练后又加重，有明显压痛，可有轻度关节积液；病变发展至重型时，各种症状体征加重，步行时也有疼痛，丧失体育运动能力。

由于关节软骨无再生修复能力，非手术治疗作用在于消除伴发的炎症，控制症状。常用理疗，皮质激素关节外痛点注射，用活血化瘀中药制剂外敷等。轻型病例可获良效，重型病例常需手术治疗。手术方法多为切除软骨软化病灶并在骨床上钻孔以促进肉芽修复。术后 2 周开始做连续被动运动（CPM），以多次反复的摩擦应力刺激促进修复区的软骨化生。4～5 周可以负重。此外，有髌骨钻孔减压术、髌骨部分或全部切除术、髌骨外侧张腱松解术及胫骨结节垫高或内移术等，较少应用。

轻症病例可继续运动训练，但须使运动方式多样化，避免"单打一"。尽量避免引起疼痛的动作。中型病例应停止导致症状发生的专项训练。避免半蹲发力等引起疼痛的动作。重症病例则应停止一般体育运动。

由于废用及"关节源性"因素，患者常有明显的股四头肌萎缩，使膝关节稳定性受损，进一步加重软骨磨损，形成恶性循环。故保持及恢复膝部肌力，特别是股四头肌肌力有特殊重要意义。对中、重度病例宜采用避开痛点的短弧等张或等速练习，或多点等长练习。常用的站桩法，选数个无痛角度依次练习，也是一种多点等长练习。肌力练习负荷不宜太大，负荷的增加宜缓，练习时应无痛、无摩擦感，同时密切观察症状及体征改变。

由于股四头肌的拉力线与髌韧带中轴线间有一定的角度，称为角，股四头肌收缩时可将髌骨向外牵拉，而股四头肌内侧头对抗伸膝时髌骨外移倾向，维持髌股关节应力的正常分布有特殊作用，须特别注意加强。为此要做最后 30°的抗阻伸膝练习。这一姿位用力伸膝时髌股关节受力较小，对髌骨软骨病患者也特别适宜。也有人认为股内收肌止点与股四头肌内侧头有关，内收肌软弱可使内侧头功能受损，故主张髌骨软骨病时应同时加强内收肌。

CPM 治疗通过低负荷的反复加压和减压，促进软骨基质液与关节滑液的交换，改善软骨营养，可能对防治本病有一定价值。也宜在无痛幅度内进行。

### 四、应力性骨膜炎及应力性骨折

应力性骨膜炎（stress periostitis）及应力性骨折（stress fracture），又称疲劳性骨膜炎及疲劳性骨折。据北京运动医学研究所资料，约占运动创伤的 5.6%。多见于跑项运动员，次为跳项、体操及篮球运动员。好发于胫骨、腓骨、跖骨，也见于桡骨及尺骨。应力性骨折也见于椎弓峡部。其发病机制未全阐明，一般认为应力性骨膜炎主要因骨膜上肌肉、筋膜附着处受过于频繁的应力牵扯，引起骨膜微小损伤所致；应力性骨折则为过度应力引起微小骨折超过通过骨折重塑形而自行修复的能力而逐渐积累所致。

一般表现为渐发或突发的局部疼痛、压痛和肿胀。局部有骨膜增厚。X 线片上有骨膜反应或骨皮质增厚。早期的应力性骨折 X 线片上骨折线常不明显，应密切随访。同位素扫描有助于早期诊断。

治疗主要为局部休息，辅以抗感染治疗。可用热疗，或热疗与冷疗交替进行，中药外敷，肾上腺皮质激素骨膜外注射等。

胫、腓骨受累时，应停止致伤的跑、跳等专项运动 3～8 周，但可进行自行车、游泳等小腿肌肉负荷较小的运动。症状缓解后作牵伸及增强小腿肌肉的练习。胫骨前区疼痛时应加强前方肌肉，牵伸后方肌肉；胫骨后方疼痛时则应牵伸前方肌肉，加强后方肌肉。以后缓慢地逐步地恢复专项运动。

胫骨上端出现轻微的不完全的骨裂缝时休息 1～2 个月后多可愈合；胫骨中段骨裂宜做石膏固定 2～6 周，同时扶拐行走。胫骨中下段骨折形成鸟喙样变化者不易愈合，经手术植骨虽可愈合，但难以恢复原有强度，易于再发。不宜再作原来的专项运动。预防再发的措施在改进跑鞋及跑道表面质量，在恢复训练时须严格循序渐进。有人认为强有力的肌肉可吸收地面冲击应力，并可对骨骼施加预应力以增加其机械强度，从而防止应力损伤，因此十分强调下肢肌力训练。

椎弓峡部应力性骨折多见于举重、体操、技巧等运动员，因频繁的过度伸腰引起，也有人认为与过度屈曲有关。其表现为顽固的下腰痛。两侧骨折损害腰椎稳定性，上部椎体可向前滑脱，严重时可引起马尾神经受压。

新发的腰椎峡部骨折的处理通常是卧床休息 2 周，然后做石膏背心固定 1～1.5 个月，有望愈合。陈旧性骨折不易愈合，无症状时只需改进运动技术，避免腰过伸动作，同时增强腰背肌及腹肌以改善脊柱的稳定性。有症状病例应停止专项运动，进行增强腹肌、臀肌及牵伸腰骶部肌肉韧带的练习（Williams 体操），其目的在减少腰椎前凸及骨盆前倾角度，从而改善腰椎的稳定性，防止滑脱。椎体 Ⅱ 度滑脱，即上一椎体前移距离超过椎体前后径的 1/4 时，滑脱幅度逐渐增加时，或有马尾神经受压症状时，应作椎体固定手术。

### 五、周围神经微小损伤

运动训练中可发生一些周围神经微小损伤，不及时发现及处理，可累积成严重的功能损害。此类损伤多见于肩部经常做大幅度用力动作的运动员，例如乒乓运动员大力挥臂扣球、游泳运动员大力挥臂划水，可使臂丛血管神经束在喙突下被反复挤压摩擦，导致神经损伤。多表现为不同程度的正中神经或尺神经麻痹。排球运动员反复举臂扣球，体操运动员的吊环回环及转肩动作可损伤肩胛上神经，引起冈下肌萎缩。体操、网球、举重、游泳等运动员可发生胸长神经损伤引起前锯肌瘫痪，发生翼状肩。此外，自行车运动员可因车把压迫豌豆骨及小鱼际部尺神经手掌支引起爪形手及手部尺神经支配区感觉丧失。射击运动员也可因腕部长时间受枪支压迫或肘部在支持物上长时受压而致尺神经损伤。

　　此类周围神经损伤的处理首先在于去除致伤因素，包括改进运动技术、控制运动量及训练频度、改进运动器械如改造自行车把手。同时做适当的肌力练习或肌肉电刺激，辅以按摩、理疗及神经营养药物如维生素 B 族、地巴唑等。一般可恢复良好。长期不恢复者宜做手术探查，酌情做神经松解、修复，必要时做肘部尺神经前移等手术。

# 参考文献

[1]伯恩斯坦.骨科教程肌肉骨骼疾病[M].北京：人民军医出版社，2010.

[2]何天佐.何氏骨科学[M].北京：人民卫生出版社，2009.

[3]孙树椿.今日中医骨伤科[M].北京：人民卫生出版社，2011.

[4]邱贵兴.骨科诊疗常规[M].北京：中国医药科技出版社，2013.

[5]杨冬山，蔡建辉，李凤山，等.外科规范化诊疗[M].武汉：华中科技大学出版社，2009.

[6]李盛华.骨伤科微创技术[M].北京：人民卫生出版社，2009.

[7]温建民.骨伤科手术学[M].北京：北京科学技术出版社，2010.

[8]董福慧.实用骨伤科系列丛书骨折与关节损伤[M].北京：人民卫生出版社，2010.

[9]彭昊.骨科伤病诊断治疗技巧[M].北京：人民军医出版社，2012.

[10]林建华.杨迪生，杨建业，等.骨病与骨肿瘤[M].上海：第二军医大学出版社，2009.

[11]威塞尔.Wiesel骨科手术学[M].上海：上海科学技术出版社，2013.

[12]陈峥峰.现代骨科学[M].上海：复旦大学出版社，2010.

[13]陈志龙，王想福.实用骨科临床检查与诊断技术[M].兰州：甘肃科学技术出版社，2009.

[14]邹本贵.骨伤科疾病中西医诊疗技术[M].北京：科学出版社，2009.

[15]赵定麟.现代骨科手术学[M].上海：上海世界图书出版公司，2012.

[16]姜保国.创伤骨科核心知识[M].北京：人民卫生出版社，2009.

[17]温建民.手法治疗骨科软组织损伤图释[M].北京：科学出版社，2012.

[18]郑光峰，林先军.创伤骨科救治护理[M].北京：人民军医出版社，2012.

[19]刘联群.骨伤科微创技术案例评析[M].北京：人民卫生出版社，2009.

[20]田慧中.骨科手术要点与图解[M].北京：人民卫生出版社，2009.

[21]史晓林.实用骨伤科临床诊查法[M].杭州：浙江大学出版社，2008.

[22]卢敏.中西医临床用药手册-骨伤科分册[M].长沙：湖南科学技术出版社，2010.

[23]李东升.骨伤科案例评析.骨病[M].北京：人民卫生出版社，2010.

[24]张洪.简明骨科治疗学[M].北京：人民卫生出版社，2010.

[25]张世明.中医骨伤科诊疗学[M].成都：四川科学技术出版社，2011.

[26]宋修军.临床骨科药物学[M].北京：人民军医出版社，2010.

[27]公茂琪，蒋协远，创伤骨科[M].北京：中国医药科技出版社，2013.

[28]王满宜.创伤骨科教程[M].北京：人民卫生出版社，2012.

[29]王和鸣.骨伤科基础学[M].北京：北京科学技术出版社，2010.

[30]冯华，姜春岩.实用骨科运动损伤临床诊断[M].北京：人民卫生出版社，2010.

[31]施密斯.创伤骨科手术技术[M].北京：北京大学医学出版社，2012.